U0236654

★终极版★

这书能让你
永久戒烟

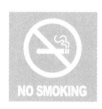

THE ONLY WAY TO
STOP
SMOKING
PERMANENTLY

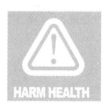

[英] 亚伦·卡尔(Allen Carr) 著　聂传炎 译

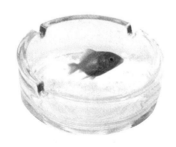

北京联合出版公司
Beijing United Publishing Co.,Ltd.

图书在版编目（CIP）数据

这书能让你永久戒烟：终极版 / (英) 亚伦·卡尔著；聂传炎译.
-- 北京：北京联合出版公司, 2018.1（2024.9重印）
ISBN 978-7-5596-0466-8

Ⅰ.①这… Ⅱ.①亚…②聂… Ⅲ.①戒烟—基本知识 Ⅳ.①R163.2②C913.8

中国版本图书馆CIP数据核字(2017)第126000号

THE ONLY WAY TO STOP SMOKING PERMANENTLY
by Allen Carr
Original Text Copyright © Allen Carr's Easyway (International) Limited, 1994, 1995
This edition arranged with ARCTURUS PUBLISHING LIMITED through Big Apple Agency, Inc., Labuan, Malaysia.
Simplified Chinese edition copyright:
2021 Beijing ZhengQingYuanLiu Culture Development Co., Ltd
All rights reserved.

北京市版权局著作权合同登记号：图字01-2017-3427号

这书能让你永久戒烟：终极版
THE ONLY WAY TO STOP SMOKING PERMANENTLY

著　　者：[英]亚伦·卡尔
译　　者：聂传炎
责任编辑：喻　静
封面设计：门乃婷
装帧设计：季　群

北京联合出版公司出版
（北京市西城区德外大街83号楼9层　100088）
北京联合天畅发行公司发行
北京天宇万达印刷有限公司印刷　新华书店经销
字数400千字　710毫米×1000毫米　1/16　26印张
2018年1月第1版　2024年9月第5次印刷
ISBN 978-7-5596-0466-8
定价：52.00元

版权所有，侵权必究

未经书面许可，不得以任何方式转载、复制、翻印本书部分或全部内容。

本书若有质量问题，请与本公司图书销售中心联系调换。电话：（010）64243832

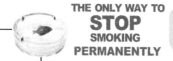

目录

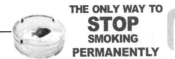

目 录

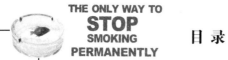

THE ONLY WAY TO
STOP
SMOKING
PERMANENTLY

目 录

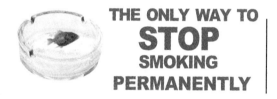

THE ONLY WAY TO
STOP
SMOKING
PERMANENTLY

第1部分

在那神奇的一刻我戒掉了烟瘾

我陶醉在"仙境"里

"天哪！你在干什么？"

"我在吞云吐雾呢。"

问话的是我的妻子乔伊斯。她曾经尝试过吸烟，发现它气味难闻，此后就再也没想过这件事。像她那样的人真是幸运儿。

然而，不吸烟的人又怎能了解吸烟所带来的巨大快乐和满足呢？

我此时正像电影明星亨弗莱·鲍嘉那样叼着烟。尽管烟上浸透了血液，满足感却丝毫没有因此而减弱！烟上沾的是我的鼻血，这已经是我在一个小时之内第二次流鼻血了。

第一次流鼻血时我流了很多。通常，我每天早晨起来会先抽支烟，但今天我刚抽上一口便一阵猛咳，然后我就开始流鼻血（最近，流鼻血已经成了家常便饭）。于是，乔伊斯又给我做了"吸烟有害健康"的例行讲座。但她的话从我左耳进，大概是因为没受到什么阻碍，又直接从右耳朵出来了。

我明白，无论怎么说，吸烟都是在毒害我。但她这样唠唠叨叨，只会让我更加觉得自己是个蠢货——而这恰恰让我更加离不开烟。

其实，并不是我不想戒烟，而是我知道自己根本无法戒掉！我已经接受了这个事实，甚至懒得去尝试再戒。

第一次流鼻血终于止住后，我换好衣服，出门钻进了车里。我沮丧地坐在

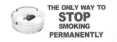

那里，心里痛苦不堪。我想：如果说香烟是我生活中的小拐杖，那么，没有它，我就无法生活！

我非常想再抽根烟，但我知道，那样只会让我再次流鼻血。我已经被刚才那次吓坏了：我估计至少流了1品脱血。我可不想再失去更多。

所有瘾君子在离不开香烟的同时，又都在与内心的恐惧激烈地搏斗着。而这个星期一早晨尤其糟糕，这种矛盾达到了极端：我非常害怕吸烟会毁掉我的健康，同时却又在想，再美美地吸上一口，该是多么惬意呀！

很快，我那对香烟着魔的脑子，就想到了消解这个矛盾的办法。读中学的时候，我感兴趣的课程为数寥寥，但生物课荣列其中。我知道，人体内大约有8品脱血。流掉1品脱后，血肯定降到了鼻子以下。刚才能止住鼻血，显然就是因为这个原因。所以，我可以安然无恙地再抽根烟。不用说，我真的这样做了。

我认为自己是个相当聪明的人。我清楚地记得"献血者"（喜剧《汉库克》中的一集）中，当别人告诉托尼·汉库克，希望他捐出整整1品脱血时，他那惊恐的表情和经典的回答："1品脱！那几乎是整条胳膊的血！我可不愿意为此整天耷拉着一条胳膊走来走去！"

我十分清楚血液在体内循环的过程，尤其知道，大脑持续不断地需要血液供应。但在烟民的眼里，却有着很多"应该吸烟"的理由，我们会用尽聪明才智去寻找各种软弱无力的借口，以便能"再抽一根"。

我刚抽了一口，血立刻再次喷涌出来。一时间，除了自身的痛苦，我无暇顾及其他任何事情。突然，我发现乔伊斯正透过车窗盯着我。于是便有本文开头的那句问话。她焦虑不安的神情让我害怕。我咬着牙，等候着她的再次训斥。

但她没有。我想，乔伊斯终于意识到，对瘾君子讲大道理，根本就是浪费时间。她发挥女性特有的感性，将自己的感情尽情宣泄了出来。

那时，她一直在看一部影片。影片讲的是一对夫妻，他们的孩子得了白血病，正一步步走向死亡。他们忍受着痛苦，为他们的孩子，也为他们自己，努力营造着积极向上的生活。单单是电影情节就足以令人伤心了，可这样的事如果发生在现实生活中，必然更让人痛苦千万倍。

乔伊斯说："你觉得你能应付那样的情况吗？"我承认，当时我沉溺于自身的小烦恼里，全然没注意到他人的苦痛。

她继续说："那对夫妻肯定非常痛苦。但至少，他们知道自己已经竭尽所能，而且这病不是人为造成的。反过来再看看你，明明知道吸烟不能给自己带来任何好处，却还是要花很多钱来买罪受。你知道我看着所爱的人在慢慢毁掉自己，要比他们难受多少倍吗？你知道你给我和孩子造成了多大痛苦吗？你认识到自己有多自私吗？如果我也像你那样，不拿自己的身体当回事，你会怎样想？"

我终于从"尼古丁监狱"逃了出来

心灵暗室开启

就像"芝麻开门"这句神奇的咒语为阿里巴巴打开了岩洞一样，乔伊斯就这样最终打开了宝库，让我拥有了无尽的宝藏，甚至比阿里巴巴所见的还要多得多。这宝藏就是：我从尼古丁的终身奴役中得以解脱出来。当时，我没想到，她的话引发了一系列连锁反应。我相信，人类历史进程将因之而改变，并且我非常希望能活着见证这一改变。

在我内心深处，有一个上了锁的黑暗房间，它就像一只巨大的蛤蜊，拒绝被撬开。打开它的关键词就是"自私"。在那之前，我始终认为吸烟是我个人的事。我知道它正在蚕食我的身体，但如果我心甘情愿过这样的人生，又与他人有什么关系呢？我当时相信，有烟相伴的人生即便可能更加短暂，但也会更加美妙。

但此刻，我心灵深处中那扇紧闭的大门开启了。随着光线透入房间，多年来的黑暗、绝望和虚无开始烟消云散。在那以前，我总是从孤立的角度来看待我吸烟这件事情。每当我感到有人试图劝阻我吸烟时，我就会举起自我辩解之盾。如果对方语含批评之意，我甚至会予以反击。但现在，我似乎突然从身心的藩篱里解脱出来，能够像不吸烟的人那样观察自己了。正如我所预料的那样，我的观察对象并不让我觉得很骄傲。

我试着想象乔伊斯吸烟而我不吸烟的情景。我能够想到她成为"女烟鬼"后的样子：她做饭时咳喘个不停，嘴里叼着烟，烟灰足有 1 英寸长，眼看着就要掉进锅里了；她眼神黯淡，脸色苍白，手指、牙齿和嘴唇上的烟渍清晰可见，呼吸中裹挟着难闻的烟味。在想象中，我确信，因为非常爱她，我忍受了她的邋遢模样，容忍她花很多钱买烟，甚至容忍她为了替自己的愚蠢行为辩解而编造各种虚假的理由——我希望自己就像她在过去无数暗无天日的岁月里对待我那样，对她充满了宽容。但是，要我看着她忍受我所经历的那些苦难，我做不到！

我想到了那些生来就患有唐氏综合征或发育畸形的人们，想象他们是如何超越这些障碍的。如果你终生要在轮椅上度过，你觉得自己有多大机会谋求到很体面的工作呢？然而，瘫痪并没有阻碍富兰克林·罗斯福当上美国总统。西蒙·威斯顿也是如此，他是个士兵，在马岛战争中全身多处烧伤。如果你曾经不小心碰到点燃的烟头，你就会知道，即便是轻微的灼伤也能引起剧烈的疼痛。我们几乎难以想象他必须承受的疼痛、恐惧、不适和彻底的绝望。但他被这种不幸击倒了吗？绝对没有！他后来结了婚，并成为电视明星和当代的民族英雄。

另一个典型例子就是克里斯托弗·诺兰。他是个爱尔兰人，在 15 岁之前，始终是个植物人。由于身体状况极其糟糕，他无法与人交流。自然，人们总是拿他当白痴。但在这个残缺的身体内，却有着极聪慧的大脑。最终，他将细棒绑在额头上，学会了打字，并通过这种方式与人交流。他甚至写了一本畅销书。有些批评家十分善意地评论说："书写得不错，但形容词稍有点多。"他的母亲回应说："如果他们看到了他在敲打每个单词时所付出的努力，就会知道，字字都是珠玑。但他们看不到他的成就，这是他们自身的问题，而不是克里斯托弗的过错。"

你能想象你自己实际上非常聪慧，却无法与人交流，以至在 15 年里始终被当作植物人的痛苦吗？你可能认为，克里斯托弗学会交流后，说的第一句话会是："请让我安静地睡去。"但事实并非如此。地球上所有的生物，无论在别人眼中显得多么低贱、残缺或丑陋，都必须应对大自然的首要法则：生存！克里斯托弗想要活下去。因为无论我们是否认同，生命始终是最珍贵的。不幸的是，克里斯托弗已经离开了我们。但我希望无论他身处何方，都能意识到，他给人类树立的榜样，乃是多么可贵的遗产！

我突然意识到，自己长期以来的所作所为完全是愚蠢之举。这世界上有很多人，就像克里斯托弗·诺兰那样，尽管天生就有重大的残疾，却设法克服了这些障碍。而我呢，不仅幸运地降生到这世界上，而且生下来就非常幸运地拥有健康完好的身心。但我却对造物主说："谢谢你赐给我健康的身体。但你为什么不将它赐予克里斯托弗·诺兰呢？我相信他会满怀感激。你为什么要徒费心神，将它赐给我这样的人呢？我大部分时间都在寻找巧妙的借口，为自己的烟瘾辩护，以便心安理得地将生命葬送在自己主动选择的烟瘾上。"这简直就是在掴造物主的耳光！

我找到了戒烟的"魔法按钮"

多年来，乔伊斯始终恳求我去配合戒烟治疗，但我都顽固地拒绝了。之所以这样，并不是因为我太骄傲而不愿求助，而是因为我知道，要是真能戒掉，我早就这样做了。

我知道，大多数读者，尤其是年轻的烟民或偶尔吸烟的人，看到我描述自己以前很严重的烟瘾时，也许会自我安慰："我绝不会上瘾到那种程度，即使真成了那样，我也能戒掉。"我也知道，你也许会觉得这本书充斥着血腥和暴力，而我不过是在吓唬你，想让你戒烟。但事实并非如此。如果威吓战术能让我成功戒烟，我会毫不犹豫地这样做，而事实上，它们对我毫无效果。而且，如果它们对你有用，你恐怕早就已经不吸烟了，我保证，我告诉你的都是戒烟的最好方法，此外别无其他。我想让你知道的是：为什么烟民们虽然知道不戒烟就会死掉，却还是继续吸烟。因为，除非你此刻就弄清自己吸烟的真正原因，否则永远也戒不掉！

你或许还会觉得，乔伊斯开启我心灵的真正钥匙就是：她让我猛然意识到我正在摧残自己的身体。但事实上，我过去就已经充分意识到，吸烟正在葬送我的生命，只是我对它视而不见而已。

你也许还会想到，使我戒烟的决定性因素，是我意识到了自己的自私，尽管我过去并不愿意放弃这个嗜好来挽救自己的生命，现在却愿意为了妻子儿女而无私地这样做。我当然希望赢得高尚而无私的美誉，但我怀疑事实上，烟民们甚至都不能为了自身的利益而强迫自己戒烟，更不用说为了其他人。坦白地说，到此阶段，妻子的话根本没有改变我对吸烟的看法，只是刺痛了我的良知，使我同意寻求帮助。

我知道，那些催眠治疗师们不可能帮助我，但我心想，只要走完过场，就能心安理得地回家，告诉妻子说："你看，这完全是在浪费时间和金钱。你现在就接受事实吧！不管我愿不愿意，反正我永远都无法戒掉烟瘾了！"

那些认识乔伊斯的人都能证明，乔伊斯（Joyce）人如其名。她生性乐观，从不气馁。但我相信，她也料想到我戒烟不会有什么好结果。

我想，她此后肯定不会再唠唠叨叨地让我戒烟了。但即便如此，每当想到戒烟失败会让她感到痛苦时，我心里都会很难受。

我在 1983 年 7 月 15 日拜访了催眠治疗师，这是我生命中最重要的日子。在随后的章节中，我将这天称为"独立日"。就在那次诊疗之后，我确信自己以后再也不会吸烟了。你也许恨不得马上跑到最近的催眠治疗师那儿去，但请你不要这样做！我不想贬低我所咨询的那个催眠治疗师，如果不去拜访他，我现在肯定已经离开了人世，但我戒烟的成功并不是缘于这次拜访。

尽管我没有完全理解那天发生在我身上的所有事情，但我很清楚，我发现了所有烟民们暗地里都在寻找的东西——一个"魔法按钮"。只要轻松地按下去，第二天早上醒来你就会发现：你再也不想抽烟了。但我要澄清，我并没有特异功能。电话对石器时代的人来说充满魔力，但世界上其实并没有魔法。"魔法"这个词仅仅意味着："我不知道它如何发挥效力。"我的戒烟疗法的魔力在于：你只要知道"密码"，就能打开"保险柜"。

你肯定很难相信，在掐灭最后那根烟之前，我就已经不再是个烟民，并且已经知道，我永远无须吸烟，也不想再吸烟了。请注意，尽管我那时就知道自己永远不再需要吸烟，但并不认为戒烟的过程会很容易。但后来发生的事情非

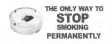

常奇妙：戒烟不仅异常容易，事实上，从灭掉最后那根烟开始，我就很享受整个戒烟的过程。不需要任何意志力，我也没感受到任何戒烟的痛苦，从那天起没再想抽一根烟。此外还有个收获，在灭掉最后那根烟之后 6 个月，我不仅没有变胖，体重反而减轻了 28 磅。

更令人难以置信的是，我发明的这个戒烟方法对所有烟民都同样有效，包括你在内。事实上，这个方法对于戒除酒精和海洛因等瘾症，也同样有效。

我要治愈世界上所有的烟民！

"我要治愈世界上所有的烟民！"

这是我那次就诊以后，回到家见到乔伊斯时说的第一句话。但她的反应真令人失望，就算我用锤子砸她的膝盖，她大概也不会显得更加惊愕。过去，每逢我咳嗽和气喘的时候，她的脸色就够难看的了，但这次变本加厉。她没有说话，但她的表情清楚地传达了这个意思："你完全精神失常了。"但我当时情绪太过激动，无法理解她怀疑的原因。

如今回想起这些事情的时候，我也奇怪她居然没有当场认定我精神失常。她肯定以为，催眠治疗师让我进入了某种神志恍惚的状态，却忘了将我唤醒。我猜想，即便在我戒掉烟瘾并成功地治愈成千上万烟民之后的很多年里，她仍然担心，有一天我会从那种神志恍惚中醒过来，嘴里再次叼起那可憎的玩意儿。

她的怀疑情有可原，因为她已经目睹我无数次戒烟失败。我曾直视着她的眼睛，大言不惭地撒谎说我已经戒掉了香烟，然而却又背着她偷偷吸烟。而且，两年前我最后那次戒烟坚持了 6 个月。在戒烟期间，我脾气暴躁，生活沮丧而无精打采。最终，那次戒烟眼泪汪汪地收场了。因为我知道，如果当时无法戒烟，我就永远没有意志力和决心，重新来熬过那种痛苦时光；我就会像父亲那样，至死都是个烟鬼。但奇怪的是，我从来没有特别担心自己会因为吸烟而死。我相信是自己选择了承担这种风险，因为我憎恨那种"香烟控制了我的生命，使我永远无法摆脱"的想法。

我当时的情形是：1 小时以前，在我认识的人中，我还是最严重的瘾君子；

而 1 小时以后，我就想洗心革面，不仅自己获得解脱，还要治愈全世界其他的瘾君子！我相信你能理解乔伊斯为什么会对我充满怀疑了。

不过，这并没有动摇我推广戒烟方法的信念。我花了数月时间，在朋友和亲人身上试验这种方法，结果屡试不爽。最终，我做出了一个重大决定：辞去注册会计师工作，并在雷恩斯公园成立全职诊所，帮助其他人摆脱尼古丁的奴役。我担任治疗师，乔伊斯则负责打字、接电话、接待客户，并包揽了其他杂活。

起初，我在地方报纸上做了小广告。第一个前来付费戒烟的客户是彼得·默里，他是著名的电台音乐节目主持人和电视明星。我最初并不知道，他就是著名的"6.5 特别节目"中的彼得·默里。当我看见他向家门口走来时，全身颤抖得如同风中的树叶。整个治疗过程犹如噩梦，我声音小得自己都听不见，精神也高度紧张。我不敢想象他会怎样看待这次治疗，我也始终没有勇气给他打电话，询问治疗效果。我只知道，本来应该是我让客户放松，但这次却反过来了，事后我沮丧不已。我真的相信，要不是他那样友好可亲，我肯定没有勇气继续下去。如果他没有戒烟成功，我希望他知道，他间接地帮助了我，让我最终帮助成千上万的其他烟民摆脱了困境，这也许会让他略感欣慰。

尽管开始很不顺利，但我的信心却逐渐增长，客户戒烟的成功率也越来越高。很快，我发现根本无须做广告了。来自世界各地的烟民纷纷拥向我的诊所，而这仅仅是因为那些戒烟成功的客户将我推荐给了他们。

我本来想，大约需要 4 年时间，才能证明我的方法就是烟民们渴盼已久的神奇疗法，但我过于谨慎了。事实上，在两年之内，我们就实现了这个目标。两年之后，我们的诊所已经应接不暇，无法逐一治疗前来求助的众多烟民，因此，我开始着手写书，介绍我的戒烟方法。这本书就是《这书能让你戒烟》。

这本书由企鹅出版社出版，出版之初就很畅销，而且此后年年如此。我对这本书的唯一期望就是，它能帮助吸烟者逃脱尼古丁的陷阱。后来戒烟成功的读者及其家人给我写来了上千封感谢信，这真让我喜出望外。毕竟，尽管我力图让语言诙谐有趣，但它实际上就是本说明书，而我猜想，说明书作者只可能收到抱怨信。但我却极少收到阅读这本书后戒烟失败的烟民写来的信，出乎意

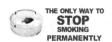

料的是，就算戒烟失败者写给我的信里也充满了赞许之词，仅有的批评意见也主要限于如何使这本书更加完善。

现在，假定我发现了治愈肺癌的简单而有效的疗法，而且这种疗法经过了最严格的检验，被证明确实有效，你认为这个消息需要多久才能传遍人类世界？ 10 年？更可能的答案是 10 小时！因为吸烟导致的早夭人数，比肺癌多 10 倍，同时吸烟也是患肺癌最主要的诱因。事实上，如今每年都有 250 万人死于吸烟，吸烟无疑已经成为了西方世界的头号杀手。

人们经常问我："你必定从工作中获得了极大的满足吧？"他们无疑是对的。我不喜欢做会计师，却喜欢帮助烟民摆脱尼古丁的诱惑。这不仅是我的职业和使命，也是我的爱好。我并不是想表白自己有多么高贵和博爱的动机，我这样做纯粹是出于自私的原因：我每次听说有烟民成功戒烟时，就会感到极大的快乐。即使我并没有提供任何帮助，也同样会很快乐。

如今，距离"独立日"已经快 10 年了。这是我生命中最幸福的时光，我对这段时光充满了真诚的感激。在《这书能让你戒烟》的最后那段话中，我说："社会风气正在转变，仿佛斜坡上滚下的小小雪球，很快会引发一场雪崩。我真心希望这本书能够成为推动雪崩的助力。你也可以尽自己的一份力量——只要把这本书推荐给更多的人。"

通过私人联系和信件，我知道成千上万的读者正在这样做。我真正感受到了你们的支持，并对此深怀感激。但在吸烟盛行的全球大环境中，我们的共同努力仍然只是大海中的涓滴之劳。

戒烟的最大障碍来自对戒烟本身的恐惧

既然我在两年之内已经证实了神奇疗法的效用，那为什么这种疗法未能在全世界迅速传播开呢？为什么两千万烟民不得不早早地结束他们的生命？为什么还有几乎同样多的青少年前赴后继，加入到烟民的队伍中来呢？

你会说答案很明显：亚伦·卡尔只是个江湖郎中，是个疯子，他的那套疗法，根本不像他所鼓吹得那样奏效。但如果答案真是如此，为什么 BBC 著名的节目主持人用他的方法戒烟成功了呢？为什么那些著名的新闻节目组的数名员工用这种方法戒烟成功了呢？如果亚伦·卡尔是江湖郎中和疯子，他们为什么不予以揭发？既然亚伦·卡尔没有做广告，世界各地的烟民为什么会乘坐飞机前来寻求他的帮助呢？毕竟，他只是单枪匹马，并没有英国医药协会、无烟健康行动协会和戒烟协会那些巨大的招牌。他连医生也不是。其实，这个问题的答案很简单，就是：他的那套戒烟方法确实有效！

那么，问题出在哪里？我曾经预测要花 10 年时间来治愈全世界的烟民，当时我根本没想到首先必须让烟民本人，当然还有非烟民们相信：烟民并非自己选择了要吸烟，而是因为掉进了陷阱之中无法脱身。事实上，这个陷阱的主要巧妙之处在于，你在很多年后才会意识到自己已经身处其中。

我当时天真地认为，如果有一个魔法按钮，吸烟者按下去后，次日醒来就能变得好像从未抽过烟那样，那么，所有的吸烟者都会和我一样，按下这个按钮。但我很快发现，青少年烟民和偶尔吸烟的人，往往确信他们能够控制自己。

我又花了更多时间才了解到：即便吸烟者已经意识到自己身处陷阱之中，出于恐惧，他们也不情愿按下按钮。他们就像那些大半生都在僵死的制度下生活的人，虽然憎恨那些制度，但是已经离不开它。他们又像图谋越狱的囚犯，多年以来都梦想着自由，但当他们最终获得自由时，却完全不知所措。我听说，很多长期徒刑的囚犯被释放以后会再次犯罪，他们并非相信犯罪有好处，而是因为，只有回到监狱，他们才有安全感。

囚犯的比喻有助于非烟民、青少年烟民和偶尔吸烟的人了解，为什么咳嗽很严重的烟民显然不能从吸烟中享受到任何乐趣，却仍要继续吸烟。对这样的烟民来说，继续被囚禁并没有刑满出狱那样可怕。打个不恰当的比方，长期被体制化的人，事实上可能在体制内生活要好得多。但我要说明：烟民离开尼古丁的监狱后，会感受到更多的幸福和安全。

所以，尽管前来寻求帮助的烟民不少，甚至超过了我们的接待能力，但我的戒烟良方并没有像森林大火那样蔓延开去。很多我们成功治愈的烟民都曾经打电话表示感谢，并告诉我："我已经将你推荐给了数百名亲戚和同事，你肯定会忙晕。"奇怪的是，有些时候，这数百人里只有少数几个会前来寻求帮助。为

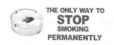

什么听从推荐的人如此之少呢？

原因就是，尽管所有烟民都想戒烟，但那个狡猾的陷阱却欺骗他们说："是的，我想戒烟，终有一天我会戒掉它，但不是今天，今天不合适。"我本应该早点明白这一点。当初，我们的诊所每当客户太多，应接不暇时，我们偶尔会撤掉地方报纸上的广告。但每到此时，咨询的人反而更多。最终，地方报纸只好免费为我们刊登广告，因为我们的戒烟广告一撤掉，他们的电话就会整天响个不停。

现在，我明白造成这种反常现象的原因了。读者每周都会看到我们的广告，他们因此确信自己可以随时得到帮助。但当我们撤掉广告时，他们就会产生恐慌。我想，艾玛·弗洛伊德在介绍我的录像节目时，很好地总结了这种现象。她说："我的 7 个朋友向这个人咨询后，在一夜之间悄无声息地戒烟了，他们的体重甚至没有增加。从那时起，我就再也不能忽略这个人了。"

在介绍我之前，她解释说她痛恨自己是个烟民。既然如此，她为什么想要忽略我呢？为什么烟民们整整一生都在想方设法编造各种否定戒烟的强大理由，为"再抽一根"寻找各种软弱无力的借口呢？答案就是：恐惧。

就像所有的毒瘾一样，吸烟只是恐惧的拔河比赛。在绳子的一端，是戒烟的强大队伍："它正在毁灭我，葬送我的前程。它可憎又可耻，正在控制我的生命。"而在绳子的另一端，恐惧的力量更胜一筹："如果失去了这种精神支柱，我怎能享受生命、应对压力呢？我有勇气和意志力来熬过戒烟时的巨大痛苦吗？我能够完全不再贪恋香烟吗？"

对于头脑理智的人来说，第一种恐惧似乎比第二种强大无数倍，无论对非烟民还是烟民都是如此。那么，为什么烟民们会让第二种恐惧主导他们的大部分生命呢？

这是因为，第一种恐惧是对未来的恐惧。吸烟不会今天就害死我，我会在被害死之前戒烟。虽然烟民们一生大概要花掉 3 万英镑买烟，但我并不打算抽一辈子烟，而且，已经花掉的钱也没办法再捞回来。尽管我容忍它主宰我现在的生活，但我一旦决定戒烟，这个问题就能解决。但是，如果我今天就戒烟，就再也享受不到社交聚会的乐趣，无法应对压力和集中注意力，就得忍受痛苦的煎熬，沮丧不已。对不起，总有一天我会戒烟，但别让我今天就戒烟！

我们总是在尽量推迟那个磨难日的到来，出于同样的原因，我们也拖延着不肯去看牙科医生。烟民们没有意识到，这两种恐惧都是由吸烟而起，而戒烟的最大好处就是能消除这种恐慌和不安。

真正的难题在于公众对于吸烟的态度。尽管人们普遍担心吸烟会危害健康，但他们仍然只是将吸烟看作一种不良的生活习惯，也就是说，它可能危及烟民的健康，也可能不会。至于到底是否值得冒险吸烟，全靠烟民自己来权衡。

你知道吗？吸烟本身就是一种疾病

让我们来想象一下：100 年以后，世界上只剩下为数不多的烟民，他们就像如今的吸鼻烟者一样，被视为老古董。于是，一个历史系学生和他的老师展开了一场如下的对话：

"先生，我叔叔就是你刚才谈到的那种偷偷吸烟的人。我昨天试着抽了根烟，太难受了，让我想吐。在西方社会，真的曾有 60% 的成年人都对烟上瘾吗？"

"是的。"

"真有 1/4 的人死于吸烟吗？"

"是的。"

"你说，仅仅在三代以内，因吸烟而死的人，就比包括纳粹大屠杀在内的所有战争杀死的人还多。真的是这样吗？"

"是的。"

"如今，吸烟仍然合法吗？"

"不仅合法，而且人们每年会花掉一亿英镑来推销烟草！"

"但就在昨天，你还告诉我们，这些烟民智商极高，在 20 世纪 60 年代就将一个人送上了月球。"

"这也是真的。"

"但为什么这些人那么聪明，却又不可思议地愚蠢呢？他们肯定能发明出戒

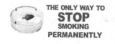

烟的疗法，对吧？"

"事实上，有个名叫亚伦·卡尔的人在 1983 年就发现了简单有效的戒烟方法。"

"那为什么到 90 年代，人们还在吸烟呢？"

"小史密斯，这很难解释。尽管大家都知道吸烟能诱发致命的疾病，但一般不会将吸烟本身看作是一种病。大多数人都没意识到，它其实就是尼古丁上瘾。甚至大多数烟民自己也相信，吸烟是他们主动选择的，因为他们从中享受到某种乐趣或安慰。当吸烟对健康的影响并不明显时，他们不想戒烟；等到想戒烟时，他们才意识到自己已经上瘾了，但此时已经太迟了。他们的父母曾经警告过他们吸烟会成瘾，但他们却对此充耳不闻。所以，他们会觉得自己非常愚蠢，因此努力说服自己和他人，他们只是出于喜欢而吸烟。"

"但他们怎可能骗得了自己呢！居然还让别人相信吸烟很有趣！他们肯定愚蠢至极。"

"他们自己也这样想。但事实上，他们并不愚蠢。这是个极难察觉的陷阱，他们只是做了一件蠢事。"

"是什么，先生？"

"和你一样，他们试着抽了一根烟。但千万别犯傻，别再抽第二根！"

"别担心，先生。我绝不会上瘾的。那么，真正的问题在于：亚伦·卡尔发明了一种戒烟的简单疗法，但大多数人竟然不知道它的存在！"

这就是我真正的难题。尽管现在吸烟已经成为西方世界的头号杀手，但大众仍然认为，吸烟只是个不太好的习惯，它可能会缩短吸烟者的寿命。既然烟民们都知道那些风险，而这又是个民主社会，到底吸烟与否，他们可以自由选择。

但在我所说的这些话中，让你感到有理由质疑的或许是这几句：

1. 烟民并未从吸烟中获取真正的安慰或乐趣。

2. 烟民别无选择。

当我将吸烟称为疾病时，你也许会提出更微妙的疑问。你也许以为我的意思是说，吸烟这一习惯本身以及它所带来的精神安慰或乐趣，只是其他疾病的病因，甚至也许是附带病因。你理解错了。我说的是：吸烟本身就是疾病，这种疾病叫作尼古丁上瘾。我还要说，天底下根本没有为吸烟而吸烟这回事，而尼古丁上瘾并不只是吸烟带来的副作用，相反，它是人们吸烟的唯一原因。我也要说，烟民从未在吸烟中获得任何真正的乐趣或益处。当他们挡不住诱惑，试抽了第一根以后，就像咬钩的鱼，已经没有选择的余地了。

你也许会对此有所怀疑，不过没关系。在结束本书之前，我将打消你的全部疑虑，向你证明：我说的话全都是真的。但此刻，请你暂且相信我所说的话。抛开它可能诱发多种疾病不说，吸烟本身就是一种病，而且是人类有史以来所承受的最可怕的灾难，甚至超过战争、饥荒和其他疾病。我们为什么还要对黑死病满怀恐惧呢？就死亡人数而言，它根本就不能与吸烟相提并论。

当科学家预测说，每年将有数千名英国公民死于艾滋病时，我们就惊呼人类的生存受到了威胁。但多年以来，死于吸烟的英国人每个星期就有 2000 左右，而每年因吸食海洛因死亡的英国人则不足 300。这不禁让人疑惑，为何家长们害怕他们的子女沾染毒品，却对自身已经陷入头号杀手——吸烟的陷阱中，而无动于衷呢？

《这书能让你戒烟》虽然帮助了很多人戒除了烟瘾，但它没有解决真正的难题。事实上，我、追随者、戒烟成功者和支持者们聚集起全部力量，也未触及问题的皮毛。

我写作本书的目的之一，就是为了让全社会认识到吸烟的本质。到那时，所有烟民就会意识到，他们正在遭受着疾病的折磨，而这种病是他们自己引起的。

第二个目的是让所有烟民们知道，这个世间确实存在着治疗这种疾病的无痛疗法。

任何读过《这书能让你戒烟》以后戒烟失败的人，在阅读过《这书能让你永久戒烟》之后，都必然能成功。当然，如果烟民太愚蠢，不能遵从书中的全部教导，那就另当别论了。

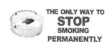

在此，我们要搞清楚两个重要问题：

问题 1 :《这书能让你永久戒烟》是完全不同的疗法吗？

答：不。它只是同一个根本疗法的更详尽而全面的版本，能够让那些阅读《这书能让你戒烟》以后戒烟失败的烟民永久戒掉烟瘾。

问题 2 : 那些利用《这书能让你戒烟》戒烟成功后又旧瘾复发的人，为什么不能重新阅读这本书呢？

答：很多人这样做了，虽然有人成功了，但也有的人失败了。我会在第五章中解释失败的原因。

要实现这些目标，究竟需要多长时间呢？我没有估算过。但我已经证明了我的疗法确实有效，我原本估计要用 4 年时间才能证明这点，结果却只花了两年。我相信，不久的将来，这个消息就会像野火一样蔓延到全球各地！

在那神奇的一刻我戒掉了烟瘾

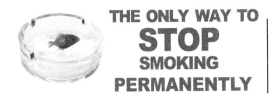

THE ONLY WAY TO
STOP
SMOKING
PERMANENTLY

第2部分

戒烟没有这么难

你为什么要吸烟

你真的喜欢吸烟吗？

如果你询问一个烟民吸烟的理由是什么，他十有八九会告诉你吸烟是因为喜欢。因此，我们错误地以为：只要我们不喜欢吸烟，就不会上瘾。结果，我们不知不觉地上了瘾。然后，在余生之中，我们就只能像鸵鸟那样，将脑袋埋进沙丘里，努力忘掉我们吸烟的事实。偶尔，我们会想要戒烟，并告诉我们的孩子不要做这种傻事。如今，每天平均抽 20 根香烟的烟民，一生吸烟的支出是 3 万英镑。这是很大的一笔钱！但就连那些穷得快抽不起烟的人也会说："我并不在乎烟钱。"他们果真不在乎钱吗？那么，当他们为了攒下买烟钱而节衣缩食地省下 1 英镑时，为何那么在乎呢？

但真正可怕的是，我们花掉了这些钱，却有可能染上可怕的疾病。当然，我们可以自我安慰说，这种事不会发生在我身上；或者心想，在染上疾病之前，我们能够戒掉香烟。但即便我们侥幸没有得病，也会一辈子口气难闻，牙齿焦黄，精神委靡不振。

为什么我们从未意识到自己完全处于奴役之中？甚至在绝大多数情况下，当我们吸烟时，我们根本没意识到自己正在吸烟。事实上，只有当我们咳嗽、哮喘，并期望自己从未吸过烟之时；或者，当我们将烟气喷到他人脸上，觉得自己有损公德的时候，我们才会意识到自己正在吸烟。此外，当我们因吸烟而意志消沉，并开始感到恐慌的时候；或者，在禁烟的公共场所，我们感到被剥夺了权利而痛苦万分的时候；我们才会意识到：我们是烟民。

烟民一生都会被他人嫌弃或鄙视，但让烟民感到最糟糕的是：他们原本可以一辈子聪明、幸福、健康并充满魅力，却因为吸烟的缘故，每逢囊中羞涩、恐惧癌症的时候，每逢家人的神色表现得痛苦不安的时候，每逢他们无法吸烟的时候，或者每逢他们独自置身于不吸烟的人群中间，感到自己行为不检、粗俗或愚蠢的时候，他们就会自轻自贱。从这种使我们丧失健康、金钱和自尊的奴役中，我们所获得的巨大回报只是幻影而已。吸烟对你根本没有任何益处！

我知道，你很可能会质疑我说过的某些话。然而，我将使你心悦诚服地相信，我说的每句话都是真的。我还建议你永远记下上面这四段话。在将来，如果你受到引诱，羡慕那些烟民，或者仅仅想试抽几口，请重读这几段话。如果你此刻承认事实就如我说的这样，我们就不会说这样可笑的话：人们其实喜欢做烟民，或者，烟民的生活是很幸福的。

也许你一直感到迷惑不解的是：烟草业界是怎样说服世世代代的人们开始抽烟的。我会在后文中充分解释：它并没有。意想不到的是，在我反抗吸烟行为的战斗中，受到烟草行业的阻力是最小的。人们经常对我说："你反对吸烟的做法干得漂亮。"但真正的谜团在于：为何说我干得漂亮？别忘了，我贩售的是一种奇妙的产品：非烟民的生活。我在出售健康、活力、财富、自由和幸福，而我唯一的竞争者就是烟草业，他们出售的是疾病、委靡、奴役、贫穷、不幸和死亡。我的产品是免费的，而他们的产品则需要花点钱。因此，我的产品无可匹敌。问题在于，我的竞争对手拥有巨大的金融资源，因此能够维护那高高在上的扭曲的假象，让全社会都相信。

"再来一根。"

"幸福就是一支哈姆莱特牌雪茄烟。"

"没有卡斯特纳牌香烟，你就无法享受1品脱啤酒。"

烟草产业在发现吸烟会导致肺癌后，不仅不愿意瓦解这个产业，反而大肆包装宣传，使这种可憎的毒品显得更加诱人。他们极为确信，烟民无法逃脱尼古丁瘾这个狡猾的陷阱，所以他们的态度简直算得上嚣张。事实上，本森—赫奇斯烟草公司就利用官方的卫生警告来推销他们的毒品。他们甚至傲慢地告诉那些不幸的烟民们，你们已经被引诱上钩了。那么，最初的钓饵是什么呢？

好莱坞的骗局

你是否会认为，某个小伙子看到流浪汉从阴沟里捡起一个烟蒂，看到一个老男人又咳又喘，或看到一个典型的"女烟鬼"之后，会受到诱惑而点燃第一根烟呢？当然不会，那些人是接近尼古丁深渊底部的人，年轻人怎么可能想要效仿他们呢！事实上，社会正在为年轻人描绘另一种图景：年轻、健壮、高雅、富有、成功和有魅力的人们抽着烟，潇洒至极。我要讲的也不是香烟广告，而是那些真实、鲜活而富有智慧的人们——影视明星、歌星和运动明星们。显然，年轻人会受到美妙图景的影响，但他们没有意识到这是骗人的，完全是假象！

让我们看看这些图景之一：一位正在吸烟的美丽、尊贵而高雅的女士，或者一位颇具英雄气概的、方下巴的成功男士。现在，请用手指挡住烟，这位女士会因此显得不那么高雅了吗？这位男士的英雄气概有丝毫减弱吗？这根烟并不高雅，高雅的是这位女士，她在向你推荐毒品！

又咳又喘的老头以及"女烟鬼"，才是香烟创造的真实场景。

当电视节目中充斥着吸烟场景时，严禁电视台播放烟草广告又有何意义？如果只是鲍嘉主演的那种老片，问题还不很严重，但如果是乔安娜·拉姆利那样迷人而高贵的人在电视上吸烟，只要一个镜头，就能比一千个烟草广告产生更大的破坏性。

到底是谁坚持认为，每个场景里都不能少了香烟？是作家、制片人还是导演？还是演员们烟瘾太大，以至没有烟就不能演戏？也可能是烟草公司施加了影响。毕竟，如果我们一直禁止那些没用的烟草广告，烟草商就必须花更多钱，用更巧妙和有效的方式去推销他们污秽的产品。你或许认为，他们不会屈尊至这种地步。你别天真了！

毫无疑问，好莱坞电影对于香烟的推广起到了重大作用。它们不仅使无数

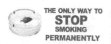

人染上烟瘾，还创造了有关吸烟的经典画面。我毫不怀疑，我自己以及朋友们染上烟瘾，都是受它的影响所致。很多前来看诊的女士都坦承，她们曾花费数小时站在镜子前，模仿玛琳·黛德丽或劳伦·芭考尔的吸烟姿势。

毫无疑问，鲍嘉吸烟的形象促使我落入了尼古丁陷阱，但我很快就成熟了，摆脱了早期那些明星的影响。不久，我就开始鄙视那些嘴上叼着烟的烟民。然而，我仍然是烟民一个，这是因为在我们成长的过程中，总有源源不断的偶像对我们产生着类似的影响。

我现在意识到，无论吸烟的人是不是天才，他们吸烟的原因都一样，那就是上瘾了。我的偶像福尔摩斯曾经对我产生了巨大的影响。尽管柯南·道尔自己就是个医生，我并未将他与故事中的华生医生联系起来。但由于故事情节是由他创造的，我认为他和福尔摩斯一样具有杰出的智慧和推理能力。他说："要解决这个问题，我得抽三管烟！"对我来说，这无疑证明吸烟有助于集中注意力。

我不知道当时是否意识到，鲍嘉、罗素、福尔摩斯、丹尼斯·康普顿和很多其他大人物对我的生命产生了这样的影响，但我的大脑告诉我："我不可能那样愚蠢，其他人也在这样做，他们都是各行业里的佼佼者。吸烟肯定对他们有利无害，不然他们也不会吸烟。"

我说过，让年轻人染上烟瘾的不是烟草广告。我相信，广告真正的坏处在于，它抵消了那些本可以阻止年轻人上瘾的因素。车座安全带每年拯救了多少人的性命？3个人，还是3000人？但这无关紧要，我们的领导人都非常关心民众生死。他们要确保我们不会自取灭亡，不管我们自身是否乐意承受这种风险。在大约5个人死于沙门氏菌后，整个鸡蛋产业都被暂时叫停。因此，医疗专家一直唠叨的那些有关吸烟的数据不可能是真的，否则，我们那关注民生的政府肯定不仅会禁止烟草广告，还会禁止香烟销售。

我们需要意识到偶像对我们和子孙所产生的影响。连大力水手之类的卡通人物嘴里都叼着烟斗，我们还能指望孩子们看到香烟的本来面目吗？除了延续"吸烟是种正常而自然的活动"这种神话以外，那个烟斗还有其他任何作用吗？

也许有些人一直抱持着这种观点：电视上大量的吸毒、性和暴力场面，并不会影响年轻人的行为，节目只是反映了社会的现实。如果你相信这种观点，那你也必然相信，所有的通讯手段都完全不起作用，所有的广告都只是浪费钱财，而无数60年代的年轻人都开始留着"披头士"头，也纯粹是一种巧合。

这种观点显然非常荒唐可笑。它意味着，环境和其他教育对我们没有任何影响，我们的全部知识、观点和行为都只是本能。它也意味着，一对英国夫妇在英格兰生下的孩子，如果被住在俄罗斯的一对俄罗斯夫妻领养，他们长大后会讲完美的英语，而不懂俄语。它意味着学校教育完全是浪费时间，我们可以完全凭本能制造出劳斯莱斯轿车或宇宙飞船。

而事实上，我们大多数知识、观点和行为，无论真假善恶，都直接源于我们从外界接收的各种信息。你真的相信吸烟是自然行为吗？相信造物主本意如此？当然不！你现在吸烟，只是因为你接收到了虚假的信息。事实上，纠正这种局面就是本书的意义所在。

撼山易，撼人心难

也许你认为，各种公共机构是我最坚定的盟友，可以帮助人们抵制香烟的诱惑。事实上，那些貌似关注此事的机构，比如英国医药协会、无烟健康行动协会、戒烟协会、政府部门、媒体和那些所谓的专家，不仅没有帮助可怜的烟民们获得自由，反而坚持不懈地向烟民们提供着一些几乎能让他们永远沦为奴隶的神话。这些神话包括：吸烟是习惯使然，是为了寻求乐趣和安慰；烟民是因为喜欢才抽烟的。其中，最大的神话就是：戒烟很难！

这真是讽刺至极！我知道，所有烟民都感到很愚蠢，而我的大半辈子生活比其余的烟民们更加愚蠢。但是，如果我们继续欺骗自己和他人：抽烟是出于情愿或喜欢，我们就只是给烟草公司、国库和所有其他既得利益者带来了好处。这些人都从悲惨的烟民手中牟取了利益。

如果你不相信我的话，就让我们来看看英国议会于1988年7月22日公布的统计数据。这只是1987年有关英格兰和威尔士的数据。

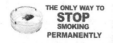

死因	死亡人数	开支（英镑）
毒品	221	9,780,771
酒精	3,145	553,756
吸烟	99,432	216,200

你可能以为我又要谈及吸烟的不良后果，但我向你保证我不会。我列出这些统计数据，只是想表明公众对吸烟的反常态度。

这些数据的真正含义是：政府准备花 44,000 英镑来拯救 1 个海洛因吸食者，而酗酒者的生命注定只值 176 英镑，至于吸烟者呢，才 2.2 英镑——大约等于一盒 20 支装香烟的价格！这真是令人费解。如果你再想想海洛因吸食者在法律上被认为是罪犯，而吸烟者每年上缴给国库约 70 亿英镑，你就会觉得这些统计数据简直是可耻至极！

烟草公司可能会辩解说，这都是可恶的谎言，那些统计数据全都是假的。但我知道，那些数据的来源都是经得起检验的，而且这些数据不但没有夸大其词，反而显得有些保守。我们不必对此纠缠不休，即便将那些数据减去一个零，事实仍然骇人听闻。

然而最让人不解的，并不在于统计数据本身，而在于它们几乎没有受到关注。我们将《这书能让你戒烟》的复印稿分送给有名望的人物和组织，希望他们乐意传播这种疗法。其中有个人名叫埃德温娜·库利，她是当时的英国卫生大臣。最后，我只收到了一封她的私人秘书代为回复的信，措辞委婉，但毫无意义。我知道不应该奢望库利女士能亲自回信，这似乎太不近人情了：也许那天她至少有 10 封信要回复，每封信都是探讨至少挽救 10 万个英国人性命的相关问题。我承认我当时非常失望，尤其，我本来觉得，埃德温娜属于真正重视民生的极少数官员之一。

除开埃德温娜·库利以外，我还给《泰晤士报》的编辑写过信。我收到的答复是：他们最近已经委托他人撰写了戒烟的长文。我再次回复说，我读过那篇文章，它就如同媒体多年以来不断发布的大量信息，空洞而毫无价值。我说，我发明了戒烟的神奇疗法！但他们并不感兴趣。

我想：也许 BBC 的老婶婶们会好些，他们并不依赖烟草广告为生，所以肯定会感兴趣。于是，我给他们的董事长写了一封信，但得到的答复却是：你的信函已经转交给相关部门了。毋庸置疑，相关部门似乎并不感兴趣。我洽谈过的其他所有有权势者也是如此。我想，如果给狮身人面的怪物斯芬克斯写信，或许还能得到更多回应。

我如今还生动地记得童年时的噩梦：我梦见自己从噩梦中醒来，冲下楼梯，跑到坐在扶手椅上烤火的父母身边。我恐惧地大声呼喊他们，但他们似乎没有听见。于是我声嘶力竭地大叫，他们这才极其缓慢地将脑袋转过来，脸上毫无表情，显得极为茫然。我当时为什么感到如此害怕呢？因为我在梦中以为我是醒着的！

我如今发现，自己当初的遭遇与此十分相似。多年以来，我始终生活在噩梦般的魔幻世界中——瘾君子的黑暗世界。乔伊斯帮助我逃往"仙境"，也就是真实、自由、阳光灿烂而又充满幸福的世界。如今，我感到自己正悄然遁入另一个噩梦之中。这个噩梦里的人比"疯帽子"和"红心女王"更加疯狂。这个噩梦也比刚才那个可怕得多，因为它并不是幻想：这些人都是真实的！

我大约花 4 个小时，就能说服前来寻求帮助的绝大多数烟民相信我的话。然而，9 年多以来，我经过以头撞墙般的痛苦努力后，却没有说服公共机构的那些聪明而有教养的领导者。这样的人就像噩梦中面无表情的父母。

最终，在"全国无烟日"那天发生了一件事，使我确信自己纯粹在浪费时间。我和其他几个参与到戒烟之战中的名流，都受邀在基尔洛电视节目中露面。在此以前，我在数个电视节目中都亮过相，但这次却是我首次有机会和戒烟领域中的其他优秀人物同台露脸。

节目开始以前，我们聚集在一起。有个年轻医生主动和我攀谈起来。他说，他曾经受到一个名望不逊于世界卫生组织的机构委托，撰写一本小册子。这本小册子在全国的医师中间流通，内容是建议他们应该怎样帮助那些想要戒烟的患者。当然，这本小册子中包含着种种陈词滥调，就和癌症与吸烟的联系被揭露后，那些医学专家们说的话并无二致。

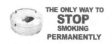

然而，这位医生却讲了两个让我觉得不可思议的观点。他说，他们建议医生不要告诉患者，吸烟只是尼古丁上瘾。难道他当真相信，这些信息会使戒烟更加困难？毫无疑问，你渴望逃出监狱的必要条件，就是意识到自己实际上身处牢狱之中。

他的第二个观点更让我困惑。他说："我听说过你的著作，也听说它十分有效。在写这本小册子前，我曾想去买一册，但所有书店都卖完了。"多么不可思议的奉献精神！你能够想象吗？某个医生受到委托来指导全世界的医生治疗肺癌，但在得知有人发明了确实有效的疗法以后，却不肯费神来了解这种疗法。

现在，你能够想象到我有多沮丧！代表着世界卫生组织的医生，原本应该是我的主要盟友，却不肯费神或者不肯主动地来买我的书籍。我发明了简单、便宜、无痛而且几乎能立刻见效的戒烟疗法，但社会却拒绝了它。这本身就够糟糕的了，何况当你知道"烟瘾不仅存在，而且正折磨着全球至少 1/3 以上的人口"时，这种沮丧不知要强烈多少倍！

雪球会越滚越大

我花了 30 多年时间，才逃脱了尼古丁监狱。我本来想，我已经走过了最艰难的部分，剩下的都是些简单任务，即向世界上的其他人证实这种方法的效果。这自然会很轻松。我所需要做的，就是撒播种子，肯定会有种子落在有远见卓识的人心中，落在那些能凭借其影响力来传播这种疗法的人心中。

但在基尔洛节目以后，我逐渐明白：我仍然面临着和找到疗法本身同样巨大的难题。我承认自己不能解决这个难题，但我并不是知难而退的人，我一直在冥思苦想，竭尽我全部的聪明才智来解决这个难题。

当我最初发现"魔法按钮"时，我料想，要说服任何智力健全的烟民放弃吸烟，大约需要 5 分钟时间。在这 5 分钟时间里，我只向他们解释这个事实：烟民点燃香烟时感受到的唯一快乐和安慰，就是能重新回到平静与安宁之中，而不吸烟的人一生都在体验这种平静和安宁。而且，他们点燃的每根烟都远远不能缓解烟瘾发作时的痛苦，事实上，它只会带来这些痛苦，因此，即便吸烟带来的片刻的快乐和安慰也是虚幻的。

虽然经历了一连串打击，但我只坚信两个事实：

1. 所有烟民暗地里都想戒烟，无论他们自己或其他人是否承认这一点；

2. 我拥有让他们获得解脱的钥匙。

你也许觉得，着手治愈全世界的烟民是个相当吓人的任务。但我有信心，如果有 10 年的光阴，我能够在 10 年之内很好地实现这个目标。作为一名前会计师，我很清楚"雪球效应"或"多米诺效应"，或者数学家们所说的等比数列。这类事情就像：

如果你将 1 粒麦子放在棋盘的第 1 格上、2 粒麦子放在第 2 格上、4 粒麦子放在第 3 格上，以此类推，全世界的麦子不够放满全部 64 个方格。千万别去尝试，否则你会抓狂的。你得有整个美国那样大的棋盘。

再比如，一开始只有 2 只能够繁衍后代的老鼠，而且，它们和它们的后代都要到老年才会死去。那么，仅仅在一年之内，老鼠的重量就会超过整个地球。如果你想试试，千万要记住：最初选用的老鼠应该是一雄一雌。

3 年以后，即便我们只进行分组治疗，雷恩斯公园诊所依然应接不暇。我们每年能成功地治愈 2000 多名烟民。我们从烟民的来信中得知，这本书也帮助了其他许多烟民。我们无法估算治愈的确切人数，但可以确信的是：每一个热忱的来信者背后还有很多没有写信的痊愈者。

我们还将神奇疗法做成了视频和音频。我们无法精确地估算有多少人从中受益，但所引起的反响却与这本书一样大。事实上，录像制作团队中有 20 个烟民，录像还没完成，这 20 个人就都戒掉了烟瘾。最终，书和录像被翻译成多国语言。令我惊讶的是，我竟然变成了大名人，无论走到哪里，都会有激动的戒烟者拦住我表示感谢。尤其让我感到荣幸的是，我的录像成了牛津大学非正式戒烟研习班的教材。

不过，我赢得的最大赞美却来自安东尼·霍普金斯，他一直是我最喜欢的演员和导演。其实，他多年以来都在宣传我的疗法，在我们录制帮助热线时，

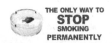

他同意帮我录制疗法介绍部分。也许你觉得如此成就非凡的人免费帮我做这些事情并不令人惊讶，但是，他那时正忙于拍摄《沉默的羔羊》这部电影，他能抽出时间来，真是极为慷慨。在录制帮助热线时，我十分盼望见到安东尼。然而抵达录制现场时，我很失望地从制片人口中得知，安东尼已经在前一天完成了他分内的工作。制片人说："安东尼很失望，他盼望着能够见到你。"我想：你完全说反了，应该是我十分盼望见到他。

就这样，我充分认识到：除了我们直接治愈的人外，那些成功戒烟的人也在积极地治疗着自己的朋友和亲人，这让我感到骄傲和幸福。我也获得了更大的成功：我在电视和广播节目中露面，报纸上的文章也频频提到我，成千上万个正凭借意志力辛苦戒烟的烟民也因此知道了我的疗法。我有种种理由相信，雪球已经越滚越大，并且将会很快引发雪崩。

戒烟的第一步——敞开心灵

戒烟时的痛苦主要是心理因素在作怪

自从发现了魔法按钮以后，我就十分确信，任何烟民都能轻松戒烟。我知道人多数人都会对此有所怀疑，但我敢保证，这是真的。如果你问我："过马路容易吗？"我会回答："是的。如果你视力良好、双腿健全、行事较为谨慎，而且从人行横道上穿过去，那就会异常容易。如果在下着暴风雪的午夜时分，车辆来来往往，而你又喝得醉醺醺的，倒退着穿过马路，那当然是不可能的。这时，你就将本来极容易的事情变成了不可能的事情，而这全都是由于你做事的方法不当。"

你也许认为这个类比荒谬而轻率，因为后者显而易见。但事实上，这个类比很恰当。只需想一下，为什么戒烟会很难呢，又没有任何人强迫我们吸烟。事实上，你甚至不必做任何事，只要不点燃下一根烟就行了。可是戒烟会引起可怕的肉体痛苦啊！别紧张，现在，就让我们彻底制伏这个妖怪吧。

我曾经试图估算，脱瘾症状的身体和心理因素孰大孰小。如果你在我靠意志力戒烟失败以后问我这个问题，我大概会说答案是五五开。我之所以说"大概"，是因为靠意志力戒烟失败以后，我从没有想到这个问题。我只知道自己失败了，到底是身体因素还是心理因素导致了失败，又有什么区别呢？

顺便说一句,我的戒烟法绝对不同于意志力戒烟法,但如果你不听从我的全部指导,这种方法就会成为意志力戒烟法。到那时,你很有可能就会戒烟失败。

当我发现了魔法按钮以后,我才开始认真考虑戒烟时是身体不适多一些,还是心里不适多一些,因为我发现这次并没有像以前那样,经历可怕的身体脱瘾症状。于是我意识到,脱瘾症状20%是身体问题,80%则是心理问题。

自从开办诊所接触了越来越多的戒烟案例以后,我发现正确的比例更可能是:5%是身体问题,95%是心理问题。不过,由于每个人的情况不同,可能会出现较大差异。有些人反馈说,他们根本没有任何脱瘾症状;另外有些人则说,前5天很难受;还有些人说前3周很难受;也有极少数人告诉我"那绝对是谋杀"!奇怪的是,当我问他们究竟哪里感到难受时,他们又一片茫然。

最初客户告诉我,他们的脱瘾症状十分严重时,我开始怀疑自己的记忆:我的戒烟过程果真像我记忆中那样轻松吗?或者,当我为逃脱尼古丁的陷阱而感到兴奋的时候,我是否美化了这段过程?在写这本书以前,我需要根据自身的体验,弄清楚身体脱瘾症状究竟有多么难受。因此,我决定开始再次吸烟。

结果大大出乎了我的意料!我总说,我比地球上其他任何人都更清楚吸烟是怎么回事,仅仅抽一口烟就能使你再次上瘾,更不要说整根香烟了。但这次我怎么都无法上瘾!大约1个月后,我增加到每天抽20根烟,但我仍然感觉不到想吸烟的欲望。这就如同青少年刚开始吸烟时的感受:你不是真的想吸烟,只是想要模仿他人的举止,感觉更成熟,或者能融入同伴中间。

于是我开始迫切地寻找其他原因。乔伊斯强烈反对我试图复吸的愚蠢行为。她尽量委婉地说:"你自称为聪明人,却为什么要玩火自焚呢?"我必须承认,当时我的确心存疑虑,担心这次不能重新戒掉,恐惧就如同无处不在的幽灵,在我的心灵深处时隐时现。然而,现在,我对我的疗法极有信心。我确信,一旦上瘾之后,只需要按下魔法按钮,就能再次获得自由。

忽然间,我找到了自己没有再次上瘾的原因,不仅消除了全部怀疑,而且,对我的那套疗法信心更足了。我真的永远不会再上瘾了!我甚至愿意尝试海洛因,以此证明任何毒品都无法使我上瘾。

经过这次尝试,我意识到:实际上,所谓的脱瘾症状更可能1%是身体作用，99% 是心理作用。因此，在《这书能让你戒烟》这本书中，我将脱瘾症状形容为：身体中的小恶魔和头脑中的大恶魔。戒烟后的数天之内，身体会渴望吸烟，此时，你绝对需要意识到：这个小恶魔正试图唤醒那个大恶魔。假如你已经知晓这点，并对此深信不疑，小恶魔就会变得微不足道，几乎很难被察觉，它也不会比你吸烟时更让你难受。

现在肯定有些人会这样想："我才不信亚伦·卡尔的话呢。我知道，戒烟的时候，身体就如同在地狱中煎熬。"我相信你说的是实话。当我试图靠意志力来戒烟时，也感受到难以忍受的身体痛苦，但我如今意识到：这是心理而非生理的感受。这些症状包括：敏感、暴躁、沮丧、失落、不安、空虚、局促、害怕，甚至是恐慌。我相信，这些心理状态有时确实会导致身体的不良反应，比如流冷汗、乏力，但身体不会感到疼痛。

戒掉尼古丁真正造成的肉体痛苦极为轻微，几乎觉察不到。你可以回想一下你试图戒烟时的情景。我相信你的确很痛苦，也很急躁不安，但真正的疼痛在哪里呢？你身体有哪个部位当真很难受？如果在你 5 岁的时候，我用锤子敲打了你的手肘，我敢肯定你到死都会准确地记得被击中的部位。所以说，戒烟所造成的可怕肉体痛苦，只是戒烟者为了给失败寻找借口，而凭空臆造出来的。

即使戒烟会引起严重的肉体痛苦，这种痛苦也是我们完全能承受的。在一场橄榄球比赛中，一个男人所忍受的肉体痛苦，要超过他在整整一生中因戒烟所产生的痛苦总和。而女人在一次怀孕中所承受的痛苦和恐惧，要超过一生中因戒烟而引起的痛苦的上千倍。然而，许多女人仍然愿意怀孕多次，甚至既不哭泣，也没有急躁不安。有些妇女甚至很享受整个过程。

为什么一个女人能够数次承受怀孕和分娩的痛苦与恐惧，但一想到生活中没有烟，就会恐惧得瑟瑟发抖？因为两者有所不同。女人知道怀孕是个自然过程，但我们在点燃第一根烟以前，就知道吸烟是可恶的、违背自然的，而我们的第一根烟证实了这种观念。女人很清楚地知道，在忍受 9 个月的恐惧和痛苦之后，她会得到回报，而烟民却知道他们只是缓慢地掉进了无底洞中。更重要的是，在怀孕时，女人知道，无论是好是坏，9 个月后她的疼痛和痛苦必然会终结；而烟民在戒烟时所忍受的可怕折磨，并不是身体上的痛苦，而是心理上

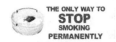

的恐惧——这是人类承受的最可怕的东西。他们害怕，如果没有这种小小的安慰或乐趣，就永远无法享受生活或应对压力；他们害怕，为了获得自由，不得不经历痛苦的时光；而最糟糕的是，他们害怕，永远不能获得自由；他们也担心，在他们的身体或心理中存在着某种缺陷，或者，吸引他们的毒品有着某种魔力，如果没有这种毒品，他们就无法活下去。

制伏痛苦的关键是敞开心灵

如果我们把烟民比做身处囚室的囚犯，那么，囚犯是否聪明无关紧要，只要我给了他们囚室的钥匙，他们就会用它。然而，吸烟陷阱的微妙之处在于，你需要有些想象力，才能意识到自己实际上已经身处陷阱之中。聪明人会质疑他们从出生以来就一直被灌输的思想，并不在乎是谁在告诉他们真相，是亚伦·卡尔还是其他哪个专家。他们自己会用脑子思考，判断我的论点的价值。

这就是魔法！这就是他们成功戒烟的原因！

此刻，我不希望你去担心自己是否足够聪明，聪明这个说法只是相对的，任何健康的人的大脑都惊人地聪明。如果你能聪明地来解读这本书，你也就能聪明地来理解它的含义。只有当你运用大脑时，大脑才对你有益。这就是我需要你做的事情。我并不在乎你初次读这本书的时候，是否理解或赞成我说的每句话；我也不在乎你是否会与其他人推敲书中的内容，或者你是否会读几十遍。我只需要你：敞开心灵！

当我最初估计，需要花 5 分钟时间来治愈相当聪明的烟民时，我还没有意识到：尽管迷恋尼古丁是烟民上瘾的实质，但它不能使他们始终沉迷其中。真正的肉体上瘾极为微弱，我们甚至意识不到它的存在。让烟民们始终沉迷于吸烟的是这一假象，即他们能够从吸烟中真正获得安慰和乐趣，或者像烟民所认为的那样，没有烟他们就无法享受生活或应对压力。此外，他们相信：要想获得自由，就必须经历可怕的痛苦。这也是他们沉溺的原因之一。

我要强调，在本书中，"香烟"这个词包括任何形式的烟草和任何含有尼古丁的产品，无论其吸用方式有何不同。

许多所谓的戒烟专家，试图将烟民分为不同的类型，如：

习惯性烟民；

重度烟民；

连续烟民；

不定期烟民；

偶尔烟民；

社交烟民；

压力烟民。

事实上，只有一种类型的烟民，即掉进尼古丁骗局的烟民。但每个烟民又都不相同，因为使烟民上瘾的原因是他们被灌输的思想，而每个烟民的思想都各不相同。

我们的诊所很少有真正失败的案例。仅有的戒烟失败的几个人，多数是父母强制其戒烟的青少年，或者想要避免配偶唠叨的丈夫或妻子。这些烟民怀着错误的动机来到这里，并认定自己不能戒烟成功。但令人惊讶的是，他们当中大多数人都戒掉了。

有个令我相当尴尬的经典案例：吸烟的丈夫带着妻子来到我的诊所。丈夫本来无意戒烟，但在等待妻子接受治疗的过程中，他纯粹出于无聊，读起了《这书能让你戒烟》，结果很快戒掉了烟瘾。但正如你已经猜到的，他的妻子却失败了。毋庸置疑，她大为恼火。戒烟对她来说是生死攸关的大事，她曾经花了不少钱去看"戒烟大师"，但都失败了；相反，她的丈夫无意戒烟，却不花钱就戒掉了烟瘾。我很难向她解释这件事情的原因。

然而，如果你理解了尼古丁陷阱，就会了然于心。假定有两个囚犯，看守交给每人 1 个难题。他对第一个囚犯说："试着解答出这个难题，让大家开心。我打赌你在 24 小时内无法成功。"他对第二个囚犯说："如果你不能在 24 小时内解答出来，我们就会砍掉你的脑袋。"这会导致不同的心理。第二个囚犯将会处于恐慌之中，更不可能解答出来。

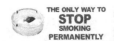

还有个经典案例，有个女士在治疗期间中途退场，这样的情况只出现过一次。那是我们开办诊所的早期，当时我只一对一地治疗烟民。她是我所遇见的人中，留下印象最深的人之一。她个子很高，举止优雅，容貌姣好，肤色白皙。前来诊所的大多数烟民都怀着不同程度的恐慌，这个女人也是如此，她曾经试过各种办法，包括咨询催眠治疗师、针灸医生、习惯纠正者，试过用意志力和戒烟口香糖来戒掉烟瘾。通常，我们能轻易分辨出那些尝试过多种戒烟方法的烟民，但这位女士却安静地坐在那里，脸上始终挂着微笑。这使我很担忧，因为她不属于那种常规模式，于是我开始怀疑她是烟草业界的密探。

治疗大概进行到一半的时候，她脸上的微笑忽然变成了恐惧。她站起身说："很抱歉，但我必须得走了。"这让我感到莫名其妙。我并没有说到肺癌或切除肢体，与此相反，我只是在说：逃脱烟草的奴役是多么美好。而更让我感到沮丧的是，我不能给她打电话来弄清发生的事情。因为，我刚开始治疗烟民的时候曾经热情地打电话给他们，以便了解他们的戒烟进展，但让我大为震惊的是，他们竟然偶尔会向我撒谎。于是我突然醒悟到：尽管我鼓励客户在需要的时候给我打电话，但我万万不能主动打电话给他们，因为这样一来，我在烟民眼中的角色就从生命的拯救者变成了迫害者，巨人蚌就会紧紧地合上蚌壳。鉴于这种情况，我当时只能假定，她突然想到离开时没关煤气，或者得去接孩子了。

幸好，数天以后，她打电话给我解释说："我万分抱歉。以往每隔一个月，我丈夫就会将我送到某个冒牌医生那里，帮助我戒烟。当初我来见你的时候，根本无意戒烟，而且觉得你无法使我戒烟。但你的话产生了作用，我突然明白，必须得戒掉烟瘾。这让我很恐慌，因为我还没做好思想准备。"我知道这只是推托之辞。每次，当听到烟民说"当我做好准备，我就会戒烟的，也许就是明天"，我就知道明天永远不会到来。

不过这位女士后来又来了。通过这一次，她轻松地戒掉了烟瘾。后来，她成了我最坚定的拥护者。正如我所说，戒烟99%是心理问题。如果心理问题没有解决，所有强有力的戒烟理由都只会引起恐慌、增强自我牺牲感，从而使戒烟过程更加困难。如果是身体问题，事情则会完全相反。两个醉汉的笑话充分阐释了我的观点：

　第2部分　PART 2
戒烟没有这么难

第一个醉汉沿着近路穿过墓地，跌进了敞开的空坟之中。他想要脱身，但尝试了数次都没有成功，最终精疲力竭地瘫倒在地上，不省人事。不久以后，第二个醉汉犯下了相同的错误，也跌进了这个坟墓之中。他以为地上躺着一个死人，自然更加拼命地想要逃出去。然而，在经过更长时间的努力之后，第二个醉汉也感到精疲力竭了。于是他得出结论：脱身完全是不可能的。正在这时，第一个醉汉醒过来，问："你在这儿做什么？"结果，第二个醉汉不费吹灰之力就脱身了。

你还在欺骗自己吗？

戒烟失败者通常会试图掩饰他们的尴尬：

"你知道吗，我甚至根本没意识到我在吸烟，只是不知不觉地点燃了烟。"

"但这根烟从哪里冒出来的呢？"

听到这个问题，他们通常就会停顿片刻，看着天花板，或者不想再说话，或者继续绕圈子。如果他们继续说："我喝了太多酒，有人将烟递给我，我不知不觉地就点燃了。"我说："这可以理解。我有时也会无意识地将双手探入沸水之中，当我意识到后，就会立刻将手取出来。但你既然意识到自己在吸烟，为什么还继续抽呢？"答案通常是："我已经上瘾了。"如果是更诚实的烟民，则会说："我不知道。"

尽管试用我的疗法后戒烟失败的烟民数量较少，但由于种种原因，每个失败者都让我感到惊愕。其中有个重要原因是：我知道，在他们向我寻求帮助之前，他们还拥有一种幸福——无知之乐。他们都清楚，当他们成为非烟民以后，生活会好得多；但他们也确信，他们从吸烟中获得了某种真实的安慰或乐趣。我的疗法消除了这些错觉。此后，如果他们戒掉烟瘾固然很好，但如果他们继续吸烟，他们就一无所有了，甚至比向我寻求帮助之前更加悲惨。

然而，这些失败案例让我极其沮丧的主要原因是：我确信，他们都有能力发现戒烟很容易，但我没能使他们洞察戒烟很容易，以及非烟民的生活很美好。

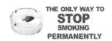

因此，失败不是他们的失败，而是我的失败。诚然，有些烟民很难相信这些。我猜想，这可能是因为他们心怀恐惧，而恐惧不利于良好的沟通，也可能是因为他们并非特别聪明。但原因往往恰好相反：他们通常是极聪明的人，终生都对别人灌输给他们的观点坚信不疑。他们认为我通过一种睿智的哲学，给他们提供一种帮助，一种新的看待吸烟的角度，其实在给他们洗脑。毕竟，我要求他们认可与某些观念极不相同的事实，而多年以来，这些观念在他们的心中早已根深蒂固。数百万吸烟多年的烟民们会这么容易地上当吗？看看我要求你接受的众多事实中的一小部分吧。

1. 烟民并没有主动选择吸烟。

2. 烟民并不享受吸烟。

3. 吸烟既不能缓解压力或消除疲倦，也不能帮助你放松或集中注意力。

4. 吸烟不是习惯。

5. 所有烟民继续吸烟的唯一原因是恐惧。

6. 根本不需要用意志力来戒烟。

7. 戒掉尼古丁时肉体痛苦的实际症状几乎让人觉察不到。

8. 吸烟并不能减少体重，实际上反而会导致肥胖。

9. 下面这些因素让所有烟民更难戒烟：

  A. 媒体、医学专家、政府、无烟健康行动协会和戒烟协会；

  B. 健康恐慌和反社会运动；

  C. 在公共场所或任何地方禁烟；

  D. 禁止吸烟广告；

  E. 香烟替代物，尤其是含有尼古丁的替代物；

  F. 全国无烟日。

10. 吸烟是对酒精、海洛因或其他毒品上瘾的主要原因。

11. 偶尔吸烟的年轻人比吸烟很长时间的重度烟民烟瘾更大、相对更难戒烟。

12. "一日吸烟，终身吸烟"或"烟瘾绝不能根除"的格言都是彻头彻尾的谎言。

13. 任何烟民都能非常容易地戒掉烟瘾。

14. 所有烟民都想戒烟。

15. 所有烟民都想继续吸烟。

最后两个观点无疑互相矛盾是吗？的确如此！但事实上，每个烟民的心里都自相矛盾。即便如此，除开那些采用神奇疗法成功戒烟的烟民以外，我猜想，这个星球上再也没有什么人会全部接受这 15 个事实。难道这些人都错了，所有其他专家也都错了，只有亚伦·卡尔是正确的？不管怎么说，我是对的！但是，在我说服你，然后你又帮助我说服其他人相信这些事实之前，吸烟、酗酒和其他毒瘾都会继续盛行。

我们的主要困难不是强大的既得利益集团，而在于社会对这些事实普遍无知。我们必须克服的真正问题是：封闭的心灵。即便极聪明的人也很难敞开他们的心灵，去质疑他们终生视为天经地义的事实。

我一生中犯下了许多错误，但我十分认同"永不犯错的人也永远毫无作为"这句话。我并不后悔自己曾犯下过错。恰恰相反，我确信，大多数错误都使我获益匪浅。我现在甚至没有因为点燃第一根香烟而责备自己，因为我知道，这个陷阱是如此巧妙，我迟早会掉入其中。

只有一个错误让我无法原谅自己。那就是我曾经认为，如果我无法靠意志力戒烟，就永远无法戒烟。因此，即使乔伊斯求我去戒烟，我也极为顽固而倔犟。当我想到自己没吸烟以前的生活质量，以及戒烟后的美妙生活时，当我回顾吸烟的那些年头，我的恐惧、不幸和极度愚蠢之时，我不禁自问："你这个笨蛋！当初为什么不寻求帮助呢？"

我确实认为自己毁掉了 30 多年的生活，而这段时光原本可能是我一生中最开心的日子。这都是因为这种愚蠢的态度："你是个男子汉，你必须自强自立。"

许多烟民因此拖延着不肯寻求帮助。如果你也为此而烦恼，请记住两件事：你的成就感不会因为你寻求帮助而减弱。科尔迪茨集中营的逃亡者难道会因为太骄傲就放弃寻求帮助吗？恰恰相反，你会因此获得更大的成就感。因为，分享痛苦会让痛苦减半，而分享胜利则会让幸福加倍。任何运动员都能证实，团

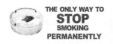

体赛获胜比单人赛获胜更让人快乐。然而，更重要的是：科尔迪茨集中营没有寻求到帮助的囚犯，最终也没有逃亡成功。你应该谨记这一点。

消灭心中的错觉

自从雷恩斯公园诊所成立 9 年以来，我从客户那里获得了很多反馈信息。此外，《这书能让你戒烟》出版 7 年以来，读者也提供了一些反馈信息。这让我有机会重新审视这本书，一方面补充一些新的见解，但另一方面推翻原书中一些过时的建议。

关于这本书，我从烟民读者那里获得的两种主要的批评意见是：

1. 你的语言有些重复。
2. 你的疗法对我无效。

这两种批评来自同样一群人，这就是问题的症结所在。尽管任何人都能轻易戒烟，但有些烟民极难意识到这点。我最初的诊断时间大约会持续 40 分钟，每次治疗失败后，我都会设法找出原因，并会考虑用其他办法治疗那个烟民。

后来，诊断时间逐渐延长至 1 小时，然后是 2 小时，现在的诊疗时间是 4 小时。每逢我增加诊断时间，我的妻子总会说："你不能让人们待那么久，他们会厌烦的。"这一直让我焦虑。因为如果人们感到厌烦，他们就会分散注意力，从而导致治疗失败。我们克服了许多困难，以便让诊断过程尽可能愉快而有趣。

本书中的再三重复，是为了消除烟民头脑中那些根深蒂固的观念：

"如果没有这种小小的安慰，生活会是什么样子呢？"

"它是我生命中剩下的唯一乐趣。"

"没有香烟，吃饭或喝酒还有什么乐趣呢？"

他们也会否定吸烟的恶果：

"你最终必然会死于某种东西。再说，如今他们会告诉你任何东西都会致癌。"

"如果不吸烟,我就会得溃疡。"

"我的医生比我吸烟更多。如果这些传闻中有任何真实的成分,他就不会吸烟。"

"如果戒烟的话,我就觉得生活太无聊了。"

"吸烟开销很大,但我担负得起,享受这种乐趣是值得的。无论如何,它让我不会把钱浪费在其他事情上。"

就像零食和新衣服能抚慰孩子一样,如果戒烟者正在经历不幸,他们旧瘾复发有任何令人奇怪之处吗?尤其是,如果他们被 6 个烟民包围着,而这些烟民都点着头,同意上面的那番高论,他们复吸就更不足为奇了。

我试着用不同方法阐述同样的观点,以免出现明显的重复。有些烟民不必我再三唠叨,要么是因为他们极聪明,要么是因为他们拥有很好的想象力,或者,因为他们和我相似,已经到达了低谷,不再相信"烟民是幸福而快乐的人们"这个错觉。有些烟民在治疗还未到达催眠疗法阶段时就会说:"你不必再说了,你已经帮助我看得很清楚了。我知道,我永远不应该再吸烟。"如果你确实觉得这种重复很恼人,请忍耐一下,也许很多生命会因此而得救,也请你记住:它甚至可能包括你自己的生命!

而在天平的那端,有些人说:"你的疗法对我无效。"我对他们说:"这不是真的,我的疗法对任何烟民都管用。如果你失败了,你可能没有采用我的方法。""不,我采用了,我理解你说的每句话。事实上,我已经相信你告诉我的每件事。"随后,通常就是类似于下文这样的简短问答:

问:你离开诊所以后感觉如何?

答:好几天,我都感到很美妙。然后,我和女友吵架了,不得不抽根香烟。

问:那能够平息争吵吗?

答:不能,我感到更糟糕。但是在吵架之后,我就忍不住想到吸烟。

问:我郑重地告诉过你,靠意志力来戒烟的最大错误,就是努力不再想它。但是,不管怎么说,如果香烟使你感到更糟糕,你为什么还要继续吸烟呢?

答:我痛苦万分,所以想要抽根烟。

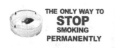

问：你知道自己为什么想抽根烟吗？

答：它只是习惯而已。令人欣慰之处是我每天只抽 5 根烟。但我体重增加了，因为我不停地吃东西。

真相在于：他们参加了 4 小时诊疗，对于自己吸烟的真正原因，却并没有了解更多。他们或许始终都在专心地聆听我讲话，但肯定没有理解这些话。在进行首次治疗时，我会至少告诉对方 3 次：烟民并不喜欢吸烟，吸烟也没有缓解压力，消除厌倦，帮助你放松或集中注意力。此外，诸如"吸烟对你根本没有任何益处！"这样的话也强调了多次。

我还会非常详细地解释，为什么任何减少或控制尼古丁摄入量的做法，最终都失败无疑，而使用烟草替代物，为何会更难戒烟。事实上，那些烟民既没有理解我说的所有的话，也没有遵从我的全部指令。他们实际上倒是做了相反的事情。因此，毫不奇怪，他们仍然身处陷阱之中。

怎样才能敞开心灵呢？

在烟民参加诊疗以前，我对他们说："从现在开始，到你们如约前来诊疗之前，当你吸烟的时候，请扪心自问：你真正喜欢的是什么。尤其是在那些特殊时刻，比如你吃完饭后吸烟时，更要这样自问。"当他们前来参加诊疗时，这些烟民通常会说："我照你所说的做了，你知道吗，我根本不喜欢香烟。"惊讶吗？太惊讶了！

而另外一些烟民，即使参加了 3 次诊疗，仍然会说："你总说我们没尝到任何乐趣，但我的确尝到了！"我说："我肯定说过这种话，而且对你说过至少几十次。每次诊疗刚开始时，我对你说，如果你不认同我说的话，就必须如实说出来。如果你觉得我正在剥夺你的某种乐趣，你怎么可能成为快乐的非烟民呢？因此，我们要设法弄清楚你到底有没有感受到乐趣。现在就点一根烟，用力吸 6口，注意感受烟气吸进肺部的过程。现在，给我形容一下你感受到的那种奇妙的愉悦，好让我觉得自己错失了美妙的体验。"

第2部分　PART 2
戒烟没有这么难

通常，烟民会拒绝点燃香烟，同时会说些诸如这样的话：

"我现在对抽这根烟没有乐趣，饭后吸烟才有乐趣。"

"可我们不是在谈论场合，而是仅仅在谈论感受。为什么饭后抽雪茄的感受会有所不同呢？"

我会在后文中解释，为什么饭后吸烟的感受显得更美妙。如果我能说服那个不幸的受害者点燃香烟，他们立刻就会觉得自己很愚蠢。尤其是在同组的其他成员以嘲笑的眼光看待这个受害者时，这种感受便会更加强烈。每逢这个关头，我会赶紧解释，我的目的不是想羞辱前来寻求帮助的烟民，恰恰相反，我强烈反对大众将烟民视为白痴。我只是想帮他戒掉烟瘾，而在此过程中，烟民必须消除"吸烟很快乐"的错觉。通常，只有轻度或偶尔吸烟的烟民才会认为自己享受这种乐趣。在吸过 6 口烟以后，受害者在感受愚蠢之外，还会开始感到头晕或恶心。

我开始明白，无论你用多少种方法去解释某件事，无论你想解释得多通俗易懂，有些人就是无法理解，这并不是因为他们头脑简单，缺乏想象力，而是因为他们的心灵不知为何关闭了。

渐渐地，我学会了辨识这些人的技巧，在初次看诊数分钟之内就能识别出他们。他们会扫视房间，或者看着其他的烟民。当我正讲到要点时，他们却在和同组的其他成员开小会。问题是，他们到这里来，并非为了戒烟，而是在某个亲友的劝说下才来的。既然诊所保证无效退款，他们又有什么损失呢！

他们的问题就是还没有戒烟的诱因，这个诱因可能是健康担忧、遭遇社交冷落、缺钱、怀孕或办公室禁烟等等。注意，不能将戒烟的诱因与原因混淆。上面列出的这些也可能是戒烟原因。到目前为止，前来接受治疗的烟民给出的最常见的戒烟原因是健康问题，但最常见的诱因却是，他们知道某个朋友、同事或亲人在就诊后轻易地戒了烟，这让他们觉得："既然对他们有用，肯定也对我有用。"所有烟民都想在将来某个时刻戒烟，而诱因就是真正促使他们去尝试戒烟的某个事件或者一系列事件。

自然，除非烟民已经受到了诱因的激励，否则他们就不会有正确的动机。假定你要组装一个套件，即便你极想去做这件事，说明书也会让你觉得厌烦，

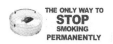

你只想直接去组装套件。现在，只要想象一下，如果你没有组装套件的欲望或意愿，结果会怎么样呢？对你来说，说明书不仅令人厌烦，而且还毫无意义。

在某个阶段，我曾经想过不让这样的烟民参加诊疗，或者一旦他们明显表现出缺乏兴趣，就让他们离开。因为他们会导致其他组员分心，并削弱后者的信心。在早期，我的看诊成功率也因此大受影响。但我们以让各种烟民成功戒烟为傲，因此并没有采用那样的策略。因为，第一次诊疗本身往往会激发烟民戒烟的欲望。

很多烟民在预约的时候想要戒烟，但到真正看诊那天却已经改变了主意。此时，我们就需要重新激发诱因，并加以强化，以便他们永远不会因社会上的大规模洗脑而改变主意。几个月前，就出现了一个这样的典型病例。一位女士和她的朋友一起来看诊，这个朋友显然没有戒烟的意图，完全没有留意我在说什么。但在诊疗进行到一半时，我无意中提到，我为了写《这书能让你戒烟》一书，曾经试图再次染上烟瘾，却没有成功。这时，这位朋友的眼睛突然发亮，说：

"那是不是意味着，如果愿意的话，你可以控制自己每天只抽 3 根烟？"

"当然不是，如果我还有 1 天抽 1 根的需要或欲望，就会有每天抽 100 根的需求和欲望。而我既不想，也不需要再将那种恶心的东西放进嘴里再给它点上火，就如同没有给自己注射海洛因的需求和欲望一样。"

从那时起，那位女士开始倾听我的话，毫无疑问她成功戒烟了。

我很高兴地宣布，尽管很多烟民到雷恩斯公园诊所来就诊时并不想戒烟，或者对我的戒烟方法心存怀疑，但在"无效退款"的前提下，诊所在整个 20 世纪 90 年代的戒烟成功率是 96%。我们不指望这个比率进一步升高，但我们会继续努力，因为我们知道，每个人都能很轻松地戒烟。据我们所知，没有戒烟失败的烟民，只有尚待戒烟成功的烟民。

还有一种批评意见认为，我用了太多比喻，我能理解他们的感受。然而，我发现，为了帮助烟民戒烟，使用比喻和小故事必不可少。

如果你无法理解某个比喻或小故事的意义，你就得留心了！我使用比喻或小故事的目的是帮助你认清烟瘾的本质。也许你没有遵循我最基本的建议：敞开心灵。请再仔细想想这句话的含义，它可能非常关键。

如果你对一个烟民说："担心健康问题，实际上会使你更难戒烟。"多数坐在我对面的烟民就会在暗暗地说："你以为我为啥要付钱来见你？"如果他们已经得了肺气肿，他们大概会大声地将这句话说出来，并夹杂一些脏话。但如果你接着问："为什么你还要吸烟？"他们会说："节食会让食物更难吃，还是更美味？"你可以这样来引导他们。尽管这不能使他们戒烟，却能让他们从此敞开心扉，并开始质疑那些有关吸烟的根深蒂固的观点。

与之类似，对于那些认为自己因为喜欢烟的味道或气味而吸烟的人，如果你说："烟是一种肮脏恶心的东西，味道和气味都很糟糕。"他们只会偏激地将你视为高傲的非烟民或伪善的前烟民而排除在外。相反，如果你说："你并没有吃烟，味道从何而来？""我喜欢玫瑰的香味，但如果将它当烟抽，我会觉得自己很傻。"或"对于那些你比较重视的吸烟场合，比如饭后烟，如果你找不到喜欢的牌子，只有另一种味道很不好的牌子，你会不会抽呢？"烟民就会说："你开玩笑吧？烟民宁愿抽骆驼粪，那总比没有强！"此时，烟民们就会敞开心扉。

为什么有人屡屡戒不了烟

轻度烟民其实比重度烟民更难戒烟

很多所谓的毒瘾治疗专家认为，在瘾君子们靠近或触及最低谷之前，劝说他们戒毒是毫无意义的。尽管我很理解他们的观点，而且能够理解他们的逻辑，但这种观点不仅没有根据，而且非常危险。暂时抛开我的方法不谈。你觉得，一般人们认为，是重度长期烟民的烟瘾更大，还是偶尔吸烟的年轻烟民的烟瘾更大呢？重度烟民会对青少年烟民说：

"你这个傻子！难道你想落得和我一样的下场？趁现在还来得及，赶紧戒吧！"

"应该戒烟的是你，你没看到自己快被烟毒害死了吗？我会在变成你这样之前戒烟的。"

他们都认为重度烟民的烟瘾更大。如果真的如此，为什么这些所谓的专家会认为，烟民们只有在落到谷底后才能尝试戒烟呢？重度烟民和青少年烟民之间真正的差异在于：前者知道自己身处牢狱之中，并认为自己不可能逃脱，而后者甚至没有意识到自己已经落网了。两者之中，谁的烟瘾更大呢？或者换个方式来说，谁更可能逃离尼古丁的囚禁？如果你知道自己被囚禁，而且想要逃出去，你可能会成功。但如果你没察觉到自己被囚禁了，或者即便你怀疑自己被囚禁，却不打算立刻逃出去，那么，你现在成功逃脱监狱的概率就是零。

假设你可以到天堂岛度假一整年。岛上存在所有你能想到的美妙之物。你在度假期间，非常幸运地又得到了一个假期。你渐渐发现，岛上其他人的假期也一直在不断延长。有些人在那里已经居住了40年，他们不停抱怨岛上的环境。你很奇怪，他们既然不喜欢，为什么要留在那里呢。这种想法让你感到不安，但并没有对你造成严重的影响。毕竟，你可以随时离开那里。

随着时光流逝，岛上的规矩在不知不觉中变得森严。当你最初登岛时，你可以在美丽的沙滩上躺卧任意长的时间。而现在，无论你愿意与否，你必须每天在太阳下躺6小时，而且这时间不知不觉地延长至7小时，后来甚至变成了8小时。最后，你突然明白，这并不是度假岛，而是一座监狱。但这又能怎样呢？生活仍然很美好，岛屿与陆地之间似乎只隔着1里之遥。你仍然年轻而健康，只要愿意，你可以随时逃走。你知道后来会发生什么事吗？你变成了一个干瘦的老人，每天都试图说服刚来的人趁着年轻赶紧离开这里。但他们为何要听从你这样的老家伙的建议呢？

烟瘾大的家长永远无法理解，他们的孩子为何会开始吸烟，染上烟瘾后又为何不戒烟。但孩子们为什么要戒呢？他们喜欢吸烟，或者说以为自己喜欢吸烟。不妨将吸烟想象成度假岛上的生活。即便年轻人后来发现自己已经上瘾，但因为尼古丁陷阱本身诡秘，会使他们尽量推迟戒烟时刻的到来。此时，那1英里宽的水域似乎就变成了5英里，而且波涛汹涌，冰冷刺骨。如果我真的逃跑，又会怎样呢？

大众对吸烟普遍存在着一种误解，即年轻烟民和轻度烟民比重度烟民更容易戒烟。但事实完全相反，因为前者拥有的戒烟理由更少，或者更确切地说，他们更能对戒烟的理由充耳不闻。因此，他们中大多数人很少会受到激励去戒烟。而已经吸了一辈子的烟民，无法再以"喜欢吸烟"来糊弄自己。他们已经彻底明白自己身处牢狱之中，因此拼命地寻找逃脱的途径。

我的方法就是一把钥匙，能够帮助烟民们逃离监狱。继续以度假岛作比。我的戒烟方法可以让岛上的居民登上船，并安全行驶4小时，离开小岛。但如果你仍然相信那是个度假岛，你就根本不愿意上船。即便我说服你上了船，你也会再搭乘第一班船回去。

美妙的启示性时刻

很多前来就诊的烟民已经吸烟多年，他们面色苍白，咳喘严重，牙齿焦黄且无精打采。他们中很多人已经尝试过这样或那样的戒烟方法，包括意志力戒烟法。很多人已经患上重病，如果不戒烟，就会很快死去。他们情绪紧张，通常十分惶恐，认为我们也帮不上忙。

因此，重度长期烟民非常渴望找到打开牢房的钥匙。他们仔细倾听并严格遵循我的所有建议，所以能迅速戒除烟瘾。很快，他们就会拥有更多能量，并发现奇迹已经发生：他们自由了！而且很轻易地就自由了！他们获得了一种美妙的体验：启示性时刻。

最近，我看到约翰·麦卡锡在被扣做人质 9 年之后，终获释放时，体验了这一时刻。但他具体是在什么时候体验到的？是在刚刚得知自己将被释放的时刻吗？我怀疑不是。是在被移交给友好的官员时吗？也不是。是在登上飞机时吗？即便在那时，他脑子里肯定还在怀疑，自己是否在做梦，这是否是个恶作剧。即使这是真实的，他还会想墨菲法则会不会应验，使飞机坠毁。大概直到飞机安全着陆，他重新和亲友团聚时，才接受了这个事实。说不定，就连在那时，他心中的石头也尚未落地。

启示性时刻是一种美妙的体验，因为这一时刻你意识到自己的确逃离了牢狱。我是个非常幸运的人，在一生中经历过很多难以忘怀的事。我记得，当通过最后的会计考试时，我在房间里手舞足蹈，心想：谢天谢地，我终于不用再夜以继日地啃这些乏味的东西了！

在我的妻子临产而住院时，我每天都会激动而满怀期盼地给医院打电话。每当对方告诉我孩子还没出生时，我就会悒悒不乐。最后，当超出了预产期 3 个星期才听到接线员说"你妻子生了个漂亮的男孩儿！"时，我恨不得马上跑过去看个究竟。

"你听清楚我的名字了吗？我是卡尔。"

"听清楚了。你有了一个可爱的儿子。"

"他有问题吗？"

"没有。完好无缺。"

"我妻子没事吧？"

"她有点疲倦，但安然无恙。你现在可以来看他们，他们都等着见你呢。"

当时，我在伦敦的一个公用电话亭里打电话。当我走出电话亭时，身旁有无数人走过。突然，过去数月的恐惧和紧张全都消失了。我感到自己有 10 英尺高。我想随便拦下一个人，拥抱他并对他说："我做爸爸了！"

我清楚地记得，那天我非常兴奋，就像我在生命中其他重要的时刻一样。然而，无论我对这些事情的细节记得多么清晰，我都无法再次体验当时的激动了。唯一的例外就是戒烟成功的那一次。即便在 10 年之后，我每次想到那一时刻，仍然会感到兴奋不已。如今，当我心情糟糕时，不必去想"还有人比我更倒霉"，我只要回望自己沦为尼古丁奴隶的那些可怕的日子，心里就会想："今天你可能感觉糟糕，但是，你是个幸运的人，你不再是个一辈子都要付出巨大代价熏呛自己的可怜烟民了。"从戒烟那一刻起，这件事就给我带来源源不断的快乐和鼓舞。

我在掐灭最后一根烟之前，就已经体验到了启示时刻。在前一章中，我描述了前来就诊的烟民通常会经历的过程。绝大多数使用我的方法戒烟的人，即便不能立刻体验到，也能在数日之内体验到这个时刻。有些前烟民从未体验到这一刻，尤其是那些采用意志力戒烟法的烟民更是如此。他们很高兴变成非烟民，但仍然容易受到诱惑，在余生之中都要努力抵抗旧时的欲望。事实上，我身边时常会有已经戒烟十来年的烟民，为了根除对香烟的渴望而前来就诊。

但为什么启示时刻会是一种神奇的体验呢？换句话说，做一个非烟民到底有什么美妙之处呢？事实上，做个非烟民并没有什么特别的好处。造物主从未打算让我们吸烟，如同他从来不想让我们每小时都用头撞墙一样。无须以头撞墙并没有让我们真正感到高兴。非烟民也许非常困惑，为什么烟民们会去吸烟。毫无疑问，他们因自己不吸烟而高兴，但也并没有为此特别兴奋。

那为什么戒烟会带来如此巨大的快乐？这种快乐是真实的，它与人质被最

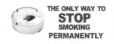

终释放时所感受到的兴奋和愉悦一样。你应该在余生中体会并谨记：你不喜欢做个烟民。你永远无法喜欢，也永远不会喜欢。这一点非常重要。我们在启示时刻感到巨大的愉悦，不是成为非烟民的愉悦，而是作为烟民的痛苦终结所带来的愉悦。

小心！1根烟的陷阱！

有些读者会问，既然戒烟能带来巨大的愉悦，为什么有些人还会复吸呢？我曾经以为有些人成功戒烟以后会旧瘾复发，追究其原因，要么是他们没有完全理解我的疗法，要么是他们过于愚蠢，没有完全听从我的指导。我以为这些人往往都是偶尔吸烟的年轻人。但令人不安的是，其中也有少数人，我以前确信他们永远不会再吸烟。

有个例子尤其动摇了我的信念。曾经有一个深夜打电话给我的人，哭泣着说："医生告诉我，如果我不戒掉烟瘾，就会失去双腿。如果你能让我戒烟一周，我愿意支付任何报酬。我知道，只要再坚持一周，我就没问题了。"

这个人确信我们帮不了他，但他还是参加了我们的分组疗程，结果他发现戒烟很容易。之后他给我写了一封真诚的感谢信，并将我推荐给了其他几个烟民。在实际诊疗中，我对离开诊所的戒烟者，最后都会扔出一句："记住，千万别再吸烟！"当我也对他说出这句话时，他回答说："别担心，亚伦，只要设法戒掉了烟瘾，我就绝不会再抽的。"

显而易见，他并没有将我的告诫牢记于心。我说："我知道你此刻是这样想，但6个月以后，你就会忘掉了。"

"亚伦，我绝不会再吸烟了。"

大约一年以后，我又接到了一个电话：

"亚伦，圣诞节的时候我抽了很小1根雪茄，如今，我每天又要抽40支了。"

"记得你第一次给我打电话的情形吗？你那时痛苦万分，说如果我能让你戒烟一周，你愿意付给我任何报酬。"

"我记得，我是不是很蠢？"

"你记得你写给我的那封信吗？吸烟时你感到多么痛苦，而自由的感觉又是多么美妙！"

"我知道，我知道。"

"你记得自己曾经向我许诺永远不再吸烟吗？"

"我知道自己是个傻瓜。"

这就好像你发现某些人身陷沼泽之中，已经淹到脖子了，并在继续向下沉。你将他们拉出来，他们对你千恩万谢，但在6个月后，他们却径直冲回那片沼泽去了。

意想不到的是，当这个人参加随后的治疗时，他说："你能相信吗？我主动提出，如果我儿子在21岁生日以前不吸烟的话，我会给他1000英镑。我准时付给他了，他现在22岁，抽起烟来就如同烟鬼。你能相信吗？当他看见我吸烟的后果以后，还会那样愚蠢地继续吸。"

我说："你认为他很愚蠢吗？至少，他在21年中避开了那个陷阱，没有尝到这样做的痛苦。而你在这个陷阱中待了40多年，但仅仅自由了1年！"

我很清楚，此刻很多读者会想："他并不自由。吸上烟以后，他就永远是烟民了。他只是在自我欺骗。"其实不是这样的，他是自由的。我知道，那些靠意志力来戒烟的人永远不能彻底自由。他们虽然戒烟以后很开心，但仍然偶尔会想抽根烟，因此他们始终是脆弱的。当痛苦降临到他们身上，或者仅仅是喝醉酒的时候，他们就会抽根烟，并发现味道并不好。他们心想："我不会再次上瘾的。"但他们其实已经再次上瘾了。

我对这个问题冥思苦想，最终意识到：我的那套疗法并不存在根本缺陷。我的教导之一就是永远不要再抽1根烟。如果你又抽了1根，你就没有听从我的全部指导！你也许会说："这有什么了不起的！"事实上，那是你成功戒烟需要遵从的唯一教导。然而，如果戒烟真的这么简单的话，任何烟民随时都能戒烟了。所以，我指定了其他条款，为的是让你开心地遵从那一条简单的指示。用其他疗法戒烟时，你会痛苦地挣扎，仍然想要吸烟。无论想吸烟的时刻多么少见，你都没有获得彻底的自由。但听从我的这套疗法，你任何时候都不会再想吸烟。当你灭掉最后那根香烟之时，你就成了个快乐的非烟民。我还可以向你保证，你的整个余生都会这样。但前提是：你听从了我全部的指导！

你也许会认为，我的那套疗法有个缺陷，因为它太有效，使整个戒烟过程过于轻松，所以，戒烟者们会不那么害怕再次上瘾。他们知道，如果再次上瘾，也总可以回到亚伦·卡尔那里。我相信的确是这样，但这不是我的疗法的缺点。

如果有个人去了妓院，染上了性病。专家们提供了各种各样的疗法，这些疗法费时很长，治疗不彻底，而且很痛苦。这时有个民间医生声称自己拥有即时、无痛的根治疗法。但前提是这个人不能再做这种蠢事，必须从此远离妓院，否则就会前功尽弃。如果那个男人对医生的建议置若罔闻，你会指责那个医生吗？

为什么复吸者经不起香烟的诱惑？

真相在于：无论烟民用哪套疗法来戒烟，无论他是向外界寻求帮助，还是单纯依靠意志力，或者两者兼用，他们总是很容易再次掉进陷阱之中。这种事情太常见了！

一旦烟民们摆脱了烟瘾，他们就会想："好，我解决了这个问题，那么接下来怎么办？"他们的生活恢复正常。但他们可能继续被烟草公司和其他烟民洗脑。尽管他们很高兴变成非烟民，但与烟民一起度假狂欢时，前烟民就会想："不对，狂欢的人应该是我，而不是他们。"前烟民忘记了这一点：烟民们之所以狂欢，并不是因为他们在吸烟，而是因为他们在度假，非烟民度假时也会很高兴。事实上，烟民可能根本没意识到自己在吸烟，否则他们就会感到不适和惭愧。他们想和前烟民一样，完全远离这个邪恶的梦魇。

你会羡慕盲人吗？显然不会，但请你不要草率作答。与你相比，盲人可能有某些优势。例如，他们无须在办公室里挥汗如雨。但你会为了那些好处而希望自己变成盲人吗？那样做非常愚蠢。如果你能看见东西，却希望自己没有被赋予这种能力，我会觉得你很可怜。而如果你的愿望成真，变成了盲人，你就会更加可怜，到那时，你就会意识到，能看见东西是件多么幸运的事。

正常人可能会羡慕盲人的某些优点或资本，但如果他们羡慕的是"眼盲"这一点，就真的不可思议。同样，前烟民如果羡慕烟民，就像正常人羡慕盲人一样可笑。每个烟民都希望他们从来未曾点燃过第一根烟，前烟民却忘记了这一点。他们忘记了烟民其实更羡慕自己。为什么大家都知道失明不值得羡慕，却不知道吸烟也是如此呢？这是因为，失明的损失显而易见：为了获取肤浅的利益，你必须付出难以想象的巨大代价。换句话说，从全局来看，你得到的好处远远不及坏处。但吸烟却不一样。你可以自我控制，偶尔抽几根所谓的"特别烟"，将好处和坏处剥离开来，或者更准确地说，烟民们认为他们可以做到这一点。

就是这种迷思，使烟民重新落入了陷阱之中。他们认为，偶尔抽根烟能带来乐趣，而且不会再次上瘾。但这是不可能的，我将在后文中解释其原因。但现在，前烟民发现自身处于一种不可能的境遇之中：他们因为一种迷思、一种不可能实现的状态而郁闷，为不能吸烟而痛苦不已，但他们如果真的抽了烟，却会更加痛苦。由于无法吸烟，他们感到被剥夺了自由。就像水龙头上的水滴无法抗拒重力作用而滴进水池一样，他们也无法抗拒吸烟的诱惑力。于是，他们抽了一根烟，烟的味道真糟糕，但此时尼古丁又开始进入他们体内。当他们扔掉烟蒂时，尼古丁开始消退，一个微弱的声音说："真难闻，但我还想抽一根。"另一个微弱的声音说："你不能再抽了，否则会再次上瘾。"于是，你安全地度过了一段时间。但下一次，当你又被诱惑时，你就会对自己说："我没有上瘾，所以我完全可以再抽一根。"

但事实上，你已经又上瘾了。你和年轻时一样，掉入了同一个陷阱。这个过程要么十分缓慢，要么瞬间就完成了。

假定当地政府为了节省成本，决定不再盖上检修孔。毕竟，我们是聪明的人类，遇到这种事会更加谨慎和留心，所以多数人肯定不会掉进孔中。但事实真的如此吗？究竟有多少人曾经掉进过检修孔呢？我猜想，大多数人都有过多次类似经历。有多少次，尽管检修孔标志完好，你还是掉进其中弄脏了衣服呢？

现在假定那些检修孔被设计成龙虾篓状，这样，掉进孔中的人需要有相当

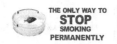

大的意志力才能爬出来。那么，你路过的每个检修孔里都会有人。更糟糕的是，政府会向他们征收极高的租金。你的朋友们看见你饥寒交迫，可怜无比，向你大喊道："你以前没掉进过检修孔吗？"

"当然不会！我在这里，是因为我喜欢居住在检修孔里。这里轻松自在！没有任何压力。商品琳琅满目，你永远不会感到厌倦！"

你也许觉得我在夸大其词，而事实上大多数人都会坦承他们掉进了陷阱。就像烟民们在和他们的孩子讨论吸烟时，都会承认自己乐意戒掉香烟一样，我毫不怀疑，很多身陷困境的人会坦承不讳。没有人想要显得很愚蠢，或承认自己意志软弱。发挥你的想象力吧。当你在众人面前跌倒的时候，你首先会做什么？你会赶紧爬起来，希望没人注意到你。但你没这么幸运，周围 4 英里内的所有人都会冲上前来，想把你扶起来。你向他们保证，你毫发无损。你尴尬得都没有注意到右腿膝关节受伤了，因为头部伤口的血流下来，遮住了你的眼睛，使你看不见腿部。

这与检修孔的例子完全相同。没有人希望自己掉进检修孔里，也没有一个戒烟者希望自己再陷入尼古丁的陷阱。如果他们是有意跳入曾经囚禁他们多年的陷阱里，他们会觉得更加愚蠢。尤其如果你已经掉进去 6 次的话！

尼古丁陷阱的隐蔽和巧妙性远远超过了敞开的检修孔。我想了解的奥秘，就是如何避免掉进尼古丁陷阱。复吸的烟民会半信半疑地尝试自己戒烟，失败几次之后，如果他们不觉得十分尴尬，最终就会再次到诊所来。

然而，当那些烟民返回诊所时，他们体内已经没有多年积聚的尼古丁。在心理上，他们也不会因担心无法戒烟而惶恐。他们认为，亚伦会挥起魔法棒，念起咒语，然后他们就会再次变成非烟民。我的确能够再次举起魔法棒，但他们真的愿意我这样做吗？他们现在就像处于天堂岛的年轻人。我的船已经靠岸，但他们真的愿意登船吗？我的戒烟方法对于复吸者似乎不那么奏效，原因就在于此。

为什么我不会再次上瘾

瓶子草陷阱

尼古丁陷阱俘获烟民的过程，在本质上与瓶子草诱捕飞虫非常接近。瓶子草形如水瓶，因此而得名。这种草叶的边缘和里面覆盖着黏液，其气味能够吸引昆虫。叶面上的茸毛都朝下生长，加上重力的作用，飞虫只能向下运动。但飞虫并不会因此而不安，因为它随时可以飞走，而且花蜜如此甜美，它还有什么可担心的呢？就这样，直到被植物根部的汁液吞噬时，飞虫才意识到，它不是在吃植物，而是被植物吃掉了。此时它才想飞走，但为时已晚！它已经被黏液浸透了，动弹不得，更甭说飞走了。

无论烟民年轻与否，烟瘾严重与否，他们都像飞虫一样，正在滑向瓶子草的根部，只是程度不同而已。显然，我们的主要目的是让他们免于落入这个陷阱，但我们的社会在这方面做得非常失败，难道我们还要眼睁睁地看着他们滑向谷底吗？别忘了，每年都有 2,500,000 人因为陷得太深而丧命。真的有必要让那些有幸能戒掉烟瘾的人，和我一样，在戒烟之前经历 30 年的痛苦吗？

我的戒烟疗法，能够使所有一息尚存的烟民轻易地逃脱瓶子草的陷阱。为了防止青少年染上烟瘾，社会花费了大量资源，宣传吸烟对健康的危害。当他们上瘾后，我们又斥责他们的愚蠢。其实愚蠢的是我们。健康风险怎能阻止他们"仅抽一根烟"的想法呢？只抽一根又不会害死他们。两根也不会，但如果他们抽了第二根，就必然会上瘾，就像飞虫无法逃脱瓶子草一样。

我们的孩子和我们一样聪明。如果我们能给他们解释瓶子草诱捕飞虫的详细过程，他们就会了解真相，并避开这个陷阱。即便尼古丁陷阱比瓶子草更巧妙，难道我们不应该在孩子们滑入陷阱之前，让他们了解陷阱的隐秘之处吗？如果他们已经滑进去了，难道我们不应该寻找一切机会，向他们解释：受毒瘾残害越深，就越会产生离不开毒品的幻觉？难道我们不应该尝试着让他们意识到：他们鄙视的那些重度烟民，也曾经和他们一样，如果他们现在不停止吸烟，也必然会变成那样的重度烟民？难道我们不应该让他们明白：身心受毒品摧残越严重，就越想对事实视而不见，并拼命地为"只再抽一根"寻找各种可笑的借口吗？

在布莱恩·海耶斯的直播热线节目中，有多名观众打进电话说："我为什么要戒烟？我喜欢吸烟！我知道吸烟有风险。但如果我愿意冒这些危险，就与其他人无关。"布莱恩说："没有人想让你戒烟。亚伦只是给那些想戒烟的人提供有用的建议。"布莱恩说错了。我知道，所有烟民都想戒烟。在开诊所初期，我们会问前来就诊的烟民："你想戒烟吗？"但很快我就意识到这是个愚蠢的问题。如果存在一个魔法按钮，烟民们按下去后，一觉醒来时，吸烟的过往就能一笔勾销。那么，第二天早上，唯一剩下的烟民就是那些刚开始尝试吸烟的年轻人。他们就像你我曾经那样，认为自己不会上瘾。这就解释了为什么所有家长都不喜欢孩子吸烟，而所有孩子也都讨厌父母吸烟；也解释了为什么所有烟民会本能地觉得自己很愚蠢。无论何时，当你将头从沙子中抬起，权衡吸烟的利弊，你最终会发现：你是个傻子！

与此同时，所有烟民也都想继续吸烟。毕竟，他们吸烟并不是被迫的。他们不明白自己为什么要吸烟，也希望自己未曾抽过烟，但他们仍然在吸烟。可以说，所有烟民都是精神分裂患者。

如我所说，所有烟民都想戒烟，但不是现在，而是明天。尼古丁陷阱的最狡猾之处就在于此。在找到好理由之前，我们就不会戒烟。在我们一生中，偶尔会有某件事情激起我们戒烟的想法。而这些诱因通常不外乎是身体不适、办公室禁烟、遭遇社交冷落或者缺钱。但这些情况的出现也恰恰造成了我们的不安全、沮丧和脆弱，这往往是我们最需要香烟这个小拐杖的时候，因而也就是最不可能成功戒烟的时候。一方面，我们更想戒烟，但同时我们也更想推迟那一天的到来。

我记得，在看诊初期，一个男人前来就诊。他说："我先把话说明。我真的很讨厌来向你求助，因为我的意志力很强：我自己做生意，也能控制生命中其他的一切。为什么在戒烟期间，我不能继续吸烟？"他接着说："我觉得，如果戒烟的时候别人容许我吸烟，我就能把烟戒掉。"

他的话听起来自相矛盾，但我明白他的意思。我们以为戒烟是非常困难的事情。当我们遇到难题时会依赖什么？我们的小拐杖。那时，我从未意识到我的疗法还有这种妙处：当你戒烟时，你事实上可以继续吸烟。你可以在根除所有的恐惧和疑问之后，再掐灭最后一根烟，此时，你已经变成了一个非烟民，并将在余生中享受非烟民的生活——只要你完全遵循我的指导。

我强调一下，正是恐惧使烟民继续吸烟。他们无法强迫自己戒烟，就如同你不能强迫幽闭恐惧症患者待在密闭空间里一样：他们相信自己会被憋死，但事实上不会。他们宁可杀死你，也不会被你逼进密闭空间。同样你也无法逼迫一个烟民戒烟。你能做的就是，用正确的方法激发他们戒烟的欲望。如果你告诉他们"吸烟会害死你""吸烟浪费钱""这种肮脏恶心的坏习惯会操控你的人生"等等，你就只是在白费口舌。他们其实早就明白了这些，并会继续把头埋在沙子里。你应该做的是消除他们的恐惧，并让他们明白，即便没了烟，他们也能释放压力，享受人生。

烟民的弱点

垂钓者或设陷阱捕兽的猎人都会告诉你，要钓到鱼或捕获猎物，有两个关键的因素。其中之一就是巧妙地设置陷阱，另外一个因素也必不可少，就是充分了解猎物的习性。

人们通常认为，聪明和意志力强大的人最能积聚财富，因而，最自信的骗

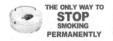

子会专门针对这些人进行诱骗活动。骗子正是利用目标对象的聪明这一特点来设置陷阱的，而陷阱的成功还依赖于人类的另一种天性：贪婪。他要诱捕的对象往往都具有这种特性。

烟瘾是人与自然共同设置的一个狡猾的陷阱。其中，尼古丁只是工具，它本身十分简单。使这个陷阱如此巧妙的是人类的本性，尤其是人类异常复杂的大脑。

我在上文中谈到了试着再次吸烟而没有上瘾的事情，某些成功地采纳我的方法的戒烟者一定会这样理解："太好了！我再也不可能上瘾了。"恕我直言，如果你试图再次上瘾，你不仅肯定会上瘾，而且将再也无法戒掉！

你也许会稍退一步想："我不会试图再次上瘾。但既然亚伦·卡尔想再次上瘾都做不到，那么，只要我使用他的方法戒烟，偶尔吸根烟肯定也无妨，绝对不会上瘾。"

我向你保证，你这样还是会上瘾。因为我知道，尽管我一再告诫，但很多开心地戒掉香烟的人还是又陷入到了尼古丁的陷阱之中。肯定还有些人觉得自己很愚蠢，不好意思告诉我自己又染上了烟瘾。所以，我要再一次申明：如果你想在余生中一直做个开心的非烟民，就需要彻底理解我的疗法。

我没有再次上瘾是因为我并没有真正想重新吸烟的欲望。我只是在重新经历这个过程，以便估量戒掉尼古丁能引起多大的肉体痛苦。毫无疑问，你会马上质疑："既然你能够这样做，我为什么就不能呢？"

因为我有正当的原因，而你仅仅只是借口。你为什么还想重新经历这个过程呢？你会仅仅为了证明有手比没有手更好，而将手伸入沸水中吗？如果你已经成功地戒烟，但仍然偶尔会产生吸烟的欲望，这就意味着，你没有完全理解我的疗法。我保证，当你读完这本书，你会理解的。此时，点燃香烟就像不带降落伞就从飞机上跳下来。如果你仍然对此心存怀疑，不妨扪心自问：如果有其他烟民已经成功地戒掉了香烟，但现在想再抽一根，尤其如果这个烟民是你的孩子、父母或配偶，你会给他什么样的建议呢？还需要我多说吗？

为什么我永远无法再上瘾，而有几个看似掌握了我的戒烟疗法的烟民，却再次上瘾？在思考其中的缘由时，我突然明白，这是因为我对尼古丁陷阱本身，以及烟民的本性和心理都有了深入的了解。《这书能让你戒烟》中没有充分讨论烟民的本性和心理，因此我在本书中将进行补充。既然设置陷阱的人需要理解所用的工具以及猎物，那么，猎物要逃出来并永远远离陷阱，也需要了解同样多的知识。

自"独立日"那天起，我就知道：无须实验，我的疗法对其他烟民也管用。因为我完全理解了陷阱的本质。但我怎会知道自己不再上瘾呢？我显然不知道，否则我也不会尝试复吸。只有在尝试以后，我才知道了这一点。因此，我们此时面临两个问题：

1. 如何发现戒烟很简单？
2. 如何避免再次上瘾？

第一个问题已经解决。既然如此，为什么还要担心再次上瘾呢？为什么不直接使用第一次戒烟的方法。我已经解释过了，这个陷阱的部分巧妙之处在于，当你再次上瘾时，你不会马上想要戒烟。但无论如何，我都愿意帮助前烟民避免再次上瘾，或那些已经第二次上瘾的烟民戒烟。

要做这件事并不容易。虽然尼古丁陷阱相同，但每个烟民被洗脑的程度不一样。而烟民们之所以无法戒除烟瘾，正是因为被洗脑了。因此，为了和我一样永得解脱，你不仅需要理解我的理论，还要践行它。

为什么有些似乎彻底理解了我的疗法、意志力顽强的高智商烟民，会再次上瘾呢？有个复吸的女烟民提供了重要线索，她是哭着回来的。我清楚地记得她，因为在两年之前，她也是哭着离开诊所的，但那次是解脱和喜悦之泪。这在我们诊所并不少见，当烟民意识到自己已经解脱的时候，就会流下热泪。毫不难为情地说，碰到这种场合，我也很难不流点眼泪。

这是个异常聪慧的女士。她和我一样，从掐灭最后一根烟的时刻起，就彻底戒烟了。自然，她对于戒烟失败感到非常尴尬和抱歉——"失败"是她说的，而不是我。细心的读者应该已经注意到，我并不会将这样的人称为"失败者"，而是称为"复吸者"。这只是因为，事实本来就是如此。我并不会根据

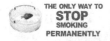

不吸烟的时间长短，来判定戒烟成功与否。有的烟民可能已经有30年不吸烟，但仍然感到被剥夺了某种乐趣，并且偶尔还会想吸烟。虽然我非常佩服他们的意志力，但我仍将他们视作失败者。因此，在我眼里，成功戒烟的前烟民必须满足以下条件：

1. 理解烟瘾的本质。
2. 认识到吸烟根本不能带来精神安慰或愉悦。
3. 意识到它只会引起空虚感，而不会填补空虚感。
4. 知道你以后无论经历什么事情，都再也不需要或想要吸烟，也无须刻意抵抗诱惑，从此以后你将做个快乐的非烟民。

也许你觉得我忽略了一个显著的条件：不吸烟。我并没有忽略，但很不幸，很多符合上面这些条件的前烟民忽略了。我认为他们不是失败者，而是被尼古丁陷阱重新俘获了。但他们肯定不知道，在余生做个非烟民是很快乐的事，否则他们就不会复吸。当我还年轻时，看见父亲咳嗽得狼狈至极，便知道自己永远不想变成烟民，但这并没有使我免于上瘾。尽管烟民能成功地戒烟，但也不一定会因此免于复吸。

这不就是本书所讲的东西吗？

再回头说那位女士。我问她复吸的原因，她解释说：她的丈夫在一场悲惨的事故中去世了。我问："吸烟减轻你的痛苦了吗？"她说："当然没有，愚蠢的是，我明知道它不能，却还是这样做了。事实上，我记得你警告过我，如果我复吸，就会感到更加糟糕，事实的确如此！"我说："是不是有人好心地递给了你一根烟？"她说："亚伦，是我自己向别人要的，我知道它不会带来一丁点儿好处，但那时候我只是想寻求一点安慰。我需要点什么东西！"

这就是线索。我记得，在我掐灭最后一根烟时，我所体味到的正是这样的恐惧。我知道我再也不会需要或想要吸烟，但我不知道，当我生命中遭遇重大的伤痛时，我会怎么面对。我会再次吸烟以寻求安慰吗？

为什么我永远不会再上瘾?

在我戒烟 6 个月后,发生了一件事。戒烟之前,我严重肥胖,但却无能为力。可笑的是,那时我整天都不愿意碰食物。在戒烟数天之后,我感到自己全身充满了力量,而且十分渴望健康。我妻子为我买了一套运动服,于是我每天清晨都练习慢跑。现在回想起来,我不知道当时怎么会有勇气去做这件事。每天,我穿着崭新的运动服离开家,大概跑出 10 步后,就会剧烈地咳嗽起来。我不敢想象邻居会怎样看我,但我下定决心坚持下去。我记得,当我第一次成功地围着街区跑完一圈后回到家里时,感觉就像刚刚赢得了奥林匹克马拉松比赛的冠军一样兴奋。两年前,我在一周之内跑了两场半程马拉松。如今,我并不太喜欢跑步,因为我觉得跑步十分单调,但我喜欢它带来的那种精神振奋的感觉。当身体开始分泌肾上腺素,准备好开始一天的生活时,你会感到活着真好!

6 个月之后,我减掉了大约 13 千克,但胸腔里长了个瘤。我认为这是典型的墨菲法则:我整整一生都想摆脱烟瘾,但当我最终成功戒烟时,却为时已晚。我曾看着父亲死于肺癌,因此下定决心,如果我得了肺癌,一定不会去皇家马斯登医院之类的地方。如果我疼痛难忍,就自杀。不疼的时候,我就会趁着一息尚存,继续享受生活。

但我根本没感到疼痛,相反,我觉得自己又变成了小伙子。但妻子察觉到我心神不安,便问我原因。

"我胸腔里长了一个瘤。"

"你需要看医生。"

"如果你坚持让我去看病,我会去。但我可以告诉你,如果诊断为肺癌,那就会毁掉我的生活。接下来,我唯一能做的事情就是准备死去。但如果不是肺癌,那又有什么好担心的呢?"

"好吧,如果你置之不理,我不强迫你。"

但她偷偷告诉了我哥哥,哥哥又向他的一个医生朋友描述了我的病情。我

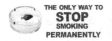

得到的回馈是，那个医生认为不是肺癌，并很乐意给我做一下检查。在那期间，每次电话响起，家人就会轻轻关上门，然后与对方严肃地小声通话。

渐渐地我意识到：无论我愿意与否，都必须面对这件事情，因为其他人都对此事非常紧张。

看诊时间约在一个星期之后。我记得，在那个星期中，我甚至都没想到吸烟的事，因此我显然并未因烟瘾困扰。看诊那天，乔伊斯和我来到预约的诊所。我们提前了一个小时。我记得，坐在候诊室里的时候，我还相信自己得了肺癌。我承认自己很害怕，但并不想吸烟。相反，我想："谢天谢地，我戒了烟，至少我感到自己很强壮，足以应对这种局面。"我并不是指身体强壮，而是心理。

香烟并不能给你带来勇气或信心，而这件事就是最终证明。随后开诊所的经历，更是千万遍地证明了这一点。

为避免你担心，我顺便报告一下诊断结果：我并没有得肺癌。这让我长出了一口气。尴尬的是，我根本就没有生病。现在你会说："所以这并不是真正的大创痛。"但请相信我，当时我真的很害怕。你可能会觉得我是胆小鬼，但人们常说：怀疑比确定更可怕。我很幸运没有得肺癌或其他致命病症，但怀疑已经足够折磨人了。我希望自己永远不用体验到"确定"到底有多可怕。

再回头说说那位需要在什么东西上寻求安慰的女士。我意识到，当烟民们戒烟时，他们失去的不是香烟本身，而是戒烟在他们生活中留下的空虚。在前烟民真正倍感压力、极其需要慰藉的时候，吸烟似乎是最不糟糕的选择。也许你会像某些专家那样，建议他们通过其他途径获得安慰。但我随后将解释，那只会使情况更糟糕。

关键是我从未感受到那种空虚。就像吸烟带来的愉悦只是一种幻觉一样，这种空虚也是假的。这种幻觉只是尼古丁陷阱中很小的诡秘之处。那我该如何应对生命中的压力呢？幸运的是，自从戒烟后，以前被我视为大创痛的多数事情，我都能将他们撇在身后，大踏步向前。在后续章节中，我将进一步解释这些事情。在读完"人体这台机器不需要尼古丁"之后，你将更易于领会它们。

人体这台机器不需要尼古丁

疼痛是人体发出的红色预警信号

很多烟民在前来就诊之前，曾经见过其他的治疗师。他们抱怨说，那些治疗师在看诊时追问他们的童年生活，真是让人讨厌，因为这种问题与戒烟毫无关系。事实上，治疗师们的做法绝对正确。为了充分理解尼古丁陷阱，我们甚至需要追溯至更早的时期：大约 30 亿年前。那时，地球上刚出现生命。人体是造物主经过 30 亿年反复试验的结果，可以说，人类是迄今为止地球上最复杂的生物。

我无法再上瘾的原因是：我发现人体这台机器不可思议地强大，尤其是人脑！

我完全相信，这台机器足以使我们应对任何境遇，而且无须毒品或类似的辅助。幸好，你也拥有这样一台不可思议的机器。我们每个人都有，就连克里斯托弗·诺兰那样的人也有。尽管他的身体不如我强壮，但这只是细节问题。每个人体都拥有庞大的生理和心理潜能。

人体就像空气、食物、自由、安全、健康、工作、爱和友谊等生存条件一样，尽管我们一刻也离不开它们，但当我们拥有它们时，又对它们视而不见，或抱怨它们不够好。只有在失去它们后，我们才会真正体会它们的重要性。当

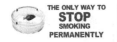

我 10 多岁时，我的身体拥有强大的体能和力量；但在我 48 岁时，它已经变得脆弱不堪。我知道吸烟太多不利于身体健康，但在心里，我又觉得这无关紧要。大自然的规律已经使我相信，年老本身就是一种绝症。

我发现，人体在生理和心灵上都异常强大。我之所以能认识到这一点，不仅因为戒烟带来了健康和活力，更是敞开心灵的结果。

在最近数百年中，我们对人体的了解突飞猛进。我们不仅可以移植器官，甚至还通过基因工程获取了更为奇妙的遗传信息。然而，这些领域的顶尖专家一定会承认，人类对于人体这台奇特机器的了解还是太少。从长期来看，我们对其有限的了解往往会引起更多的问题，甚至比因此而解决的问题更多。如果你的电脑出现了故障，你会让宠物猩猩去修理吗？

无论喜欢与否，造物主在我们的体内都灌输了某些引导力量，而其中最强大的引导力就是生存。这不仅包括个体的生存，甚至包括物种的传递。比如，当蚁窝和蜂巢受到威胁时，蚂蚁和蜜蜂会本能地牺牲自己。在某些蜘蛛种群中，雄蜘蛛明知会被"爱侣"吞食，却义无反顾地选择与对方交配。对于人类和低级动物来说，父母通常都会牺牲自己的生命，去挽救孩子。

为了生存下去，人类还被赋予了一种力量——恐惧。很多人认为恐惧是脆弱或胆怯的体现，但如果人类不怕火，不恐高，不怕溺水或被攻击，我们就无法生存。

在接待烟民时，我不时地会听到他们说："我神经紧张。"就好像神经紧张是一种病一样。如果房门砰地关上时，你被惊吓得蹦起两尺高，这只能说明你太敏感。看看椋鸟吃食的情景吧。它们看似对周围的动静浑然不觉，但即使最轻微的声音也能让它们立刻飞走。

我们认为疲倦和疼痛是不好的，但事实上，它们是人体发出的红色预警信号。如果身体感到疲倦，就是在告诉你，你需要休息；身体疼痛则在告诉你，你身体的某个部位遭到了攻击，必须采取补救措施。如果有人生来不会感到疼痛、紧张或恐惧，那么他们恐怕将难以生存。比如，一个人的胳膊碰到了火炉，在闻到皮肉烧焦的味道或看到胳膊冒出鲜血之前，他不会意识到自己被烧伤了。

当代医疗总是治标不治本。以我自己为例，在前半生中，我因为吸烟而伤害喉咙，后半生中则因总是谈论戒烟，也在伤害喉咙。由于我说话太多，每隔一段时间，我就会嗓子肿痛。乔伊斯为我买来了一些具有麻醉作用的喷剂或药片，我服下后，疼痛立刻就消失了。我想："这东西真是奇妙。"但事实并非如此，咽喉肿痛并不是问题的根本，那是我的身体在告诉我："让你的嗓子休息！否则就会引起更严重的问题。"

通过麻醉消除疼痛，事实上不过是拆除了油压警示灯，而不是把油箱加满。接下来，我做了不该做的事：继续不停地说话。因此，我的所作所为引起了更加严重的后果。在消灭症状的同时，我也消灭了身体发送给大脑的信号，这些信号本来可以激发我的免疫系统。就这样，我彻底否定了地球上最强大有效的治疗力量：人体免疫系统。

如今，很多医生发现，镇静药和安眠药引起的问题比它们所解决的还多。这些药物与酒精具有类似的功能，它们会使患者转移注意力，但不能彻底治愈。当药效退去，患者就需要再次服用药物。由于药物本身就是毒品，对身心具有副作用，因此身体会产生抗药性。这样，在原有的压力之上，患者又必须承担药物依赖所导致的身心压力。

最终，身体对药物产生充分的免疫力，药物便无法再创造出压力缓解的假象。此时，患者通常就得加大药物剂量和服药次数，或者改用更有效也更有害的药物。在这个过程中，患者也越来越快地沉入无底的深渊。

很多医生辩称，这些药物能使患者免于神经崩溃，但事实上，神经崩溃不是一种疾病。相反，它在某种程度上是一种疗愈措施，是又一种红色预警信号。这是天然的人体在宣告："我无法承受更多压力、责任和问题了。我一直撑到现在，需要休息了。我要小憩一下。"

问题是，意志力强大、处于支配地位的人往往承担了太多责任。当他们尚能控制和应对一切时，什么都非常顺利。事实上，他们喜欢这样。然而，每个人在生命中某些阶段都会同时遭遇多种问题。看看那些参加总统或首相竞选的政治家们，他们强大、理性、果断而积极，并拥有解决一切社会问题的简单方案。但他们一旦成功当选，几乎就像变了一个人。此时，他们担负着真正的职责，却变得被动而犹疑不决。

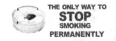

以顶尖的运动员约翰·麦肯罗为例，他显然是一个超级运动员。当他是世界头号网球选手时，他也显然是个精神十分强大、充满自信的人。后来，出于某些原因，他滑至第二三名。突然之间，他的自信就开始消退了。如果你没有见证他以前的光彩，你会以为他是个本性软弱的人。然而，世界第三本身仍然是很了不起的成就，绝大多数普通人甚至都不敢梦想自己能达到这样的高度。总的来说，麦肯罗是个非常强大的人，他只是遭遇了霉运。

无论我们多么强大或弱小，我们一生中总有倒霉的时候。在这些时候，人们的自然反应就是向我们传统的精神寄托——酒和烟寻求安慰。我说这是自然的反应，但事实上，它绝对不自然！我们从一出生就被洗脑，所以才会相信这些。很多堕落的偶像，尤其是顶尖的运动员身上充分地体现了这一现象：对化学品的依赖不仅没能帮助他们解决问题，相反，会使他们迅速堕落沉沦。

烟瘾麻痹了你体内的预警系统

消除压力的唯一途径就是根除压力的根源，假装压力不存在是没有意义的。无论压力是否真实存在，药物都只会使现状更糟糕，或让你觉得现状更糟。还有一个问题是，我们也被灌输了这样的观点：我们的生活充满压力。而事实上，现如今的人们已经成功地消除了压力的大部分根源。比如，每次离开家门的时候，我们已经不用再害怕会遭到野兽的攻击，绝大多数人无须担心下一顿饭的着落，也不用担心没有栖身之所。

你喜欢做一只兔子吗？试想，当你每次从洞穴中伸出头，不仅要为自己和家人寻找食物，还得避免成为其他动物的口中餐时，你心里承受的压力有多大！即便在洞穴中，你也不能完全放松，因为你还得担心洪水、猎人和无数其他的灾难。很多士兵在越南服役期间，就是因为压力巨大而染上毒瘾的。但他们的服役时间毕竟相对较短，而兔子在整整一生中，都得努力从"越南战场"活命，同时还要设法繁殖众多子女，并为它们寻找食物。但兔子看起来比人类要快乐得多，它们是怎样做到的？

兔子之所以能够每天忍受那些足以使普通人大伤元气的挫折，是因为它们能分泌肾上腺素，并拥有一些天然的药物。造物主还赋予它们视觉、嗅觉、听觉、触觉和直觉。事实上，它们拥有生存所需的一切。兔子是绝妙的生存机器，人类也是，而且是地球上最复杂的生存机器。

我们经过进化，已经能够控制机器部分组件。将这些组件合理地组织起来后，我们能减轻干旱、水灾和地震对我们的影响。我们其实只有一个重要的敌人，这就是：人类自身的愚蠢。

我们制订了想要达到的标准，而且极少数精英似乎达到了全部标准。这个世界的理查德·伯顿们和伊丽莎白·泰勒们看似能让一切为他们所用。他们身心强大，有什么能毁掉他们呢？他们的工作？衰老？平时生活中的压力？都不是。毁灭他们的是虚假的精神支柱：尼古丁、酒精和类似的毒品。

我们常常教导男孩子不要哭泣，却不知道此时我们又在试图消除痛苦的症状而不是根源。哭泣是释放焦虑的自然途径，所有人在哭泣后，都会感到稍稍放松。但在我们的教导下，男孩子们努力地压抑着眼泪。他们也许真能控制住眼泪，但那抽搐的下巴表明，他的问题不仅远远没有解决，反而变得更加严重了。

作为英国人，我被教导不要表露感情："绷紧上嘴唇。"因此我便抑制着感情，使它发酵膨胀，从鼹鼠丘变成火山一样大小，并最终喷发出来。但人的本性就应该是表露感情。当我们不能通过其他途径进行交流时，这就是一种必不可少的、本能的交流方式。试想哪个人让你印象更深，是滔滔不绝地向你表达感激之情的人，还是因为过于感激而说不出话来的人？

在治疗烟民时，我会问他们："你会咳嗽吗？"对方通常会回答："一咳嗽我就会停止吸烟。"咳嗽并不是疾病，相反，这是自然的另一种生存技巧。它有助于排除肺部的毒物，就像呕吐有助于排除胃中毒物一样。我曾经一直认为咳嗽会最终害死我，但现在我意识到，咳嗽只是在挽救我的生命，因为毒物伤害的正是肺部。烟民们认为咳嗽是一种疾病，便形成了浅呼吸的习惯，以免引起咳嗽。这种做法是错误的，最终患上肺癌的往往就是那些不咳嗽的烟民。

人体是由比我们聪明千万倍的造物主经过30亿年实验创造出来的。它的确是一台十分精妙的机器，它的每一种自然功能都是为了确保人类的生存。在充

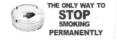

分了解其长短期效应之前，就盲目地使用各种药物和毒品干预这台机器的天然功能，就如同让猩猩胡乱摆弄电脑的功能按钮一样。每当我们胡乱干预人体的天然功能，却不去仔细探究其效应时，实际上就在说："我比创造我的那个人了解得更清楚。"此时，我们在扮演上帝！

如果你真的让猩猩去摆弄电脑，那么电脑在半个小时之后就会变得不可修复。为什么我们假扮上帝，却没有导致自我毁灭呢？这不是我们的功劳。我将在下一章中解释，人类在不顾一切地毁灭自己。人造计算机的确是一种脆弱而敏感的机器，猩猩能在 10 秒之内将其摧毁。但人体如此强大而精巧，就连我这样误入歧途的人，在超过 30 年的时间里对它大肆破坏，这台机器还是幸免于难。

就以吸烟为例：第一根烟味道糟糕。这是你身体发出的警告，它在说："毒药！别碰！"要是较低级的动物就会当心，但人类却被洗脑了，忽视了这个警告。然而，你的身体会因此听天由命吗？没有！它会发出其他的警告，使你开始咳嗽，感到恶心，甚至可能会呕吐。

如果你忽略了所有这些警告而继续吸烟，你的身体就会开始对毒品形成免疫机制。拉斯普京摄入的砒霜剂量足以毒死人 20 次，却没有丧命，就是因为他的身体建立了抗砒霜机制。如果给每一代老鼠注射华法林，只需三代，华法林就不能使之丧命了。

人体系统非常复杂，它担心你别无选择，只能继续吸烟，因此甚至能让你忘记香烟那令人厌恶的气味和味道。这很像在养猪场工作，过一阵子你就会闻不到恶臭。你能想象一个美丽的女士，花费大量时间和金钱沐浴、喷香水、梳妆打扮，装扮得美丽至极，最终却沾染了一身"马粪味"吗？这就是烟民对非烟民的所作所为。幸好，大多数非烟民都非常有礼貌，会假装没有留意到烟味。

如果停止吸烟，只需数日，那台精妙的机器就会察觉到这一事实，并开始排除前烟民体内积聚的毒素，使之像以前一样健康——只要不是太晚！尽管大量证据表明"吸烟有害健康"，但有些烟民仍然不承认这一点。我的身体为何能挺过多年以来我对它的残害，真的是一个谜。

有些人相信存在着一个全能的上帝，他创造了我们所有人，并赋予我们独特的使命。当我回望人生，我的整个存在似乎证明了这一点。事后来看，我生命中的每个阶段似乎都是在为这个目的作准备：解决吸烟之谜。

亚伯拉罕·林肯曾说，你无法一直欺骗所有人。就吸烟而言，我相信，在我找到光亮之前，吸烟的确欺骗了所有人，而我是第一个完全理解了尼古丁陷阱的真实本质的人。我想说这是因为我具有绝妙的推理能力，但事实上，这其实是因为我生命中的其他境遇。毫无疑问，自然选择之所以有效，其原因之一就是：自然向空中播撒了无数种子，希望有些种子能够找到合适的土壤。我相信，我只不过碰巧是那颗种子，碰巧具有解决尼古丁陷阱之谜所必需的经历。

我不认为自己了解造物主创造人类的动机，但我相信他赋予了我们每一个人必需的能力、工具和装备，以使我们能够生存，并能充分地享受生命。这些东西蕴藏在每个人体和大脑中，蕴藏在每一台不可思议的机器之中！

我们是否能充分利用这些天赋，全在自己。我无法再次上瘾的原因之一是：我现在意识到，我并非空虚、残缺或不完整的，只是现代社会灌输给我们的东西，连同尼古丁陷阱所引起的假象，使我相信自己是那样的。

当我回过头再看自己的人生之路时，我突然明白了：人体这台机器尽管非常精密，却有一个缺陷，这是我们聪慧的大脑带来的。

尼古丁是怎么打开人体机器的缺口的

直觉其实比理性更灵敏

　　人类之所以能进化至如此程度，远远超过其他动物，就是因为我们学会了储备知识并跨越时代、语言、种族和文化进行知识交流。其他动物主要依赖于本能。我们的部分大脑也依赖本能，但除此之外，我们还有一部分大脑具有推理功能。它能够利用过去的经验，并通过记忆、想象和实验，为新问题找到解决方案。

　　大脑的所谓"智能"部分使我们比其他物种具有更大优势，并使我们在过去两个世纪内获得了惊人的科技进展。讽刺的是，人体机器的缺陷也正在于这个聪慧的大脑。因为它，我们设计出了炸弹，使它们能够在眨眼之间摧毁人类以及地球上其他生物千百次。相比之下，我们却无法解决失业、污染、疾病、饥饿和战争等烦人的问题。我们每个人拥有的最珍贵的礼物，难道不就是生命吗？我们用足够的智慧设计炸弹，却显然无法控制和消除它。经过30亿年，生命才进化到现在的阶段，但我们只用几秒钟就能将它全部摧毁！这就是智慧吗？

　　过去，每当我的逻辑和直觉冲突时，我都会选择逻辑。但如今，我总是会选择直觉。因为我知道，我的直觉大脑比理性大脑要聪明很多倍。这可能看似矛盾，但事实就是如此。

这不仅因为直觉准确而可靠，更因为它是 30 亿年实验研究的产物。这不是理论上的修正，而是真正的反复试验。依靠直觉，鸟儿能构筑复杂的巢，蜘蛛能织出奇妙的网。你知道吗？就其粗细和轻重而言，蛛丝比人类织出的任何丝线都更加结实。本能让所有生物能够繁殖后代、进食并辨别食物与毒物。野兽无须和人类一样经历重大的麻烦，无须医生的帮助，就能生育后代。尽管它们不会读书写字，也没有学位证书，却丝毫没有受到影响。

以我家的猫为例。我们的前一只猫被卡车碾死了，我们因此十分悲痛，发誓再也不会养猫。但有一天，另一只猫突然出现了，我们不知道它来自何处。它也许和大多数猫一样有两三个主人，而每个主人都以为它只属于自己。当时，我们以为它是一只流浪猫，但后来发现，它其实并不在意我们，只是认定我们的房子对它有用。

我们开了一道小门，以便它能随意进出。晚上看电视时，它会坐在乔伊斯腿上。乔伊斯让我换台，因为猫显得如此舒适，她都不好意思打扰它。我当然谦卑地顺从了，但我的舒适不是比猫更重要吗？它无须整天辛苦工作来为我买食物，可以想做什么就做什么。在那些寒冷的冬日早晨，只有一件事能让我离开温暖的被窝，就是听见前门外传来猫叫声。尽管它的小门就在后门上，但这种叫声让我无法抗拒。而当我为它开门后，它会满怀感激地冲进来吗？绝对不会！它慢悠悠地从我身边经过，尾巴翘在空中，似乎我生存的唯一目的就是满足它的各种奇思怪想。当我关上门，冲回温暖的被窝时，却发现它已经抢先占领了我的地盘。当然，它呜呜的叫声表现出绝对的满足感，让我不忍心将它扔出去。请问，谁更聪明呢，我还是猫？

经过 30 亿年的实验，人类获得了巨大的进步。看看一个孩子学习扔球的过程吧。开始的时候他的动作完全不协调，而接球的时候情况更加糟糕。但现在看看普通的板球比赛，每次发球时，外野手只是将球慢悠悠地抛给投球手，而后者会伸出一只手去接球。抛球的人极少投歪，而接球的人也极少接空。就这样，一个投一个接，两人自然地传递着板球，十分默契。

现在，假定你设计了一个机器人，想让它模仿这个简单的动作。你会说，

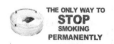

这其实已经变成现实了。有些机器能够以一定的速度，将板球抛向特定的点，或者以类似的方式发网球，其稳定性远远超过任何人。但它们无法独立完成发球，还需要人类将它们排列起来，并事先做好设置。即便在人类的帮助下，它们的活动能力也非常有限。

而人体这台机器必须能自行移动，还必须能够看清东西。它本身就是一个奇迹，不仅要能看清局势，而且还必须通过某种交流方式，将获取的信息传递至身体的各个部位，以便它们能采取行动。它必须判断球的大小、重量、形状和坚实度，并考虑到重力对下落速率的影响。它必须判断发球员应该何时收回手臂，判断球前进的速率和加速度、弧度和方向，以及各肌肉运动的形状，每个手指离开球的时间和顺序，风、空气对球速所产生的影响以及接球手移动的速度和方向。

发球这一简单动作实际上包含了获取、传递和协调信息等多个步骤，确实涉及了成千上万条信息。接球手每次接球，都必须重复同样的过程。然而，在反复过程中，发球和接球的人都没有进行过有意识的思考。同时，这台精妙的机器还在自动地呼吸，将血液、氧气和其他必需的化学物质输送至全身各处，消化食物，排泄废物和毒素，不停地调节体温。与此同时，人体还有无数种其他的必要机能也在运转，而这一切都发生在无意识之中。

你可能会说，接发板球无须进行思考，熟能生巧，儿时的练习使球手能够熟练地接发球。这没错，但儿童们在进行练习时，没有进行任何理性判断，他的大脑只负责发出命令"扔球"，而其余行为都是自发完成的，所有程序已经储备在这个精妙的设备之中。

人类已经制造出了许多惊人的机器，但没有一种机器可以独立工作，都需要在程序员或操作员的操控下，才能有效地运作。我用来写这本书的电脑是种了不起的机器。有了它，我的计算速度要比手写快上千倍，也能更准确地拼写单词，但这又能怎样？车轮和内燃机使人类的旅行速度提高了很多倍，但它们只是供我们使用的工具。我的电脑也是如此。没有我的帮助，它就无法运行。即便在我的帮助下，它也会犯一些极其荒唐的错误。

人体机器的缺陷就在于理性大脑制造的失落感

人类从 30 亿年的大自然历史中积累的一切知识只服务于一个目的：生存。在过去数百年中，人类通过使用直觉大脑和理性大脑，已经基本上解决了那些危及生存的问题。因此我们有时间将注意力和聪明才智用于休闲、艺术、音乐、商务，以及其他有利于生存的因素上。

当我们已经处于这一阶段时，其他较低级动物却仍然在为基本的生存而烦恼。相应地，它们在教育后代如何应对真正的生命危险时，我们却将孩子们层层保护起来，以避免他们遭遇严酷的生存现实中的挫折。我们为他们创造了一个充满着圣诞老人、精灵、仙女和神灯的虚幻世界，并告诉他们，有一个人站在高处，一直在注视着他们。他将保护他们，给予他们所需的一切。他们只需要祈祷，即便他们有罪，他也会宽恕他们。

小时候，我们对那些话深信不疑。但我们很快发现，世界上存在着很多种宗教，每一种宗教的领袖人物说话时的语气都无比坚定。起初，我们认为，只有自己所信仰的宗教的教义才是正确的。但后来我们才知道，直到今天，仍有一些残暴的人以宗教的名义胡作非为。同时我们发现，世界上没有所谓精灵或神灯。遗憾的是，造物主已经赋予了我们生存所必需的所有装备和工具，而我们却没有意识到这一点。欺骗和混乱使很多人不再相信宗教。

信仰的缺失使我们的生命中出现了一片空白。此时，我们会觉得，人类需要某个人的保护和支持，因此我们创造了超人、蜘蛛侠和蝙蝠侠之类的形象。但我们很快发现，他们也是假的。我们已经形成定识：缺少外界的某种支撑，我们就无法生存。于是，空白就形成了。事实上，直到此时，我们的主要支撑力量一直是父母，是他们供养我们，让我们拥有温暖、爱、安全感以及我们需要的其他所有东西。

然而，当进入青春期后，我们心理成熟了，并逐渐开始明白，父母并非如我们所想象的那样，是不可撼动的力量支柱。他们并不比同一街区的其他人力量强大。如果我们仔细地审视父母，童年时形成的高大形象就会瓦解。我们逐

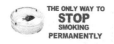

渐意识到：他们只是长大的小孩，与我们有着同样的脆弱和恐惧。在此阶段，他们通常显得比我们更加焦虑和缺乏安全感。

于是，我们往往会转而崇拜现实生活中的男女英雄们。我们开始以歌星、影星、电视名人或顶级运动员为偶像。此时，我们开始创造我们自己的幻想世界。我们将这些人神化，赋予他们各种优秀品质和技能，甚至远远超过了他们本身拥有的能力。在这些年里，我们本应该发展自己的技能和力量。然而，我们并没有以他们为榜样，一步步达到自己所期望的高度。相反，我们退缩了。我们试图沐浴在他们的光辉里。结果，我们没有变成完整、强大而独特的自我，而是成了他们的附庸和粉丝。我们仅仅是一个狂热分子。

这些都发生在我们一生中压力最大的时期：出生、童年和青春期。当较低级动物们在教育它们的儿女们如何应对生命中的实际问题时，人类却早早地将这种职责委托给了学校。

这样做有错吗？理论上说，没有。如果你希望儿子会打网球，那么，你不应该自己教他，从而把你的坏习惯也传授给他，而是应该把他送到专业人士那里。这个逻辑其实非常完美，但问题是，学校里的多数教师一生都待在学校里，从不了解外面的情况，而我们却愚蠢地将孩子委托给他们。你会让孩子跟着从未打过网球的专家学习打网球吗？

在我印象中，学校只是永恒的赛场或竞技场，其规则一清二楚。一边是可怜的老师们，他们的目标就是将知识灌输进学生们的脑袋；而另一边是学生们，他们的唯一职责就是采取一切措施，抵抗老师们的强行灌输，以免心灵受到污染。因此，根据我开戒烟诊所的经验，如果一个人不想接受某种知识和观点，你想要强行灌输给他，根本是不可能的。

我曾经一直在质疑自己为什么要上学，然而，没有人告诉过我答案。我甚至一度认为上学是怀恨在心的父母们强加在孩子们身上的一种苦行。他们或许想：我们必须要整天工作，孩子们却可以整天玩耍，这多不公平！直到小学四年级，我才开始明白，上学是为将来的生活作准备。

有些学生比我幸运，他们对知识充满渴望。然而，回想起当时的情景，我怀疑他们浪费的时间并不比我少。我们花费大量时间学习算术，就因为这是一种智力训练。难道我们的教育者都如此没有智慧，以至在上千年之后，他们仍然找不出某种既能训练智力，又具有实用价值的科目吗？我们还需要学习一种已经死亡了1000多年的语言。难道医生都需要懂拉丁语，学习用英语开处方，不是更实用吗？还是说这样就会让他们没有理由画鬼桃符了！

当我终于离开学校时，我甚至不会插电源插头或换保险丝，更不用说弄清房子或车辆的电路系统了。但我能完整地背出欧姆定律或波义耳定律，以及那些除了让我通过考试之外别无意义的其他知识。当其他动物在学习什么是生命、生存和享受时，我却在一生中最宝贵、最能拓展见识的10年里背道而行。

上学期间，我们不仅被误导了，而且在某种意义上被层层包裹起来，完全脱离了严酷的生活现实。当离开学校后，我们就要经历这突来的转变。尽管这可能不像化蛹成蝶那样明显和剧烈，但这种震动也是以前所未经历过的。严酷的社会现实，要求这些年轻人必须在一夜之间从沉溺在自我幻想当中，变成独立的人，并在几年之后能够担任起保护者的角色。

因此，失落感便由此产生。这些年轻人会不自觉地想抽一支烟，来从中获得一些安慰和动力。然而他们的家长却告诉他们吸烟是愚蠢的行为。家长不让孩子吸烟，而家长自己却一根接着一根地抽个不停，这是为什么呢？

难道年轻人为了填补那种失落感而试着抽一根烟，是很奇怪的事情吗？毕竟，你自己一直就是这样做的。为何他们就不能这样做呢？

我们需要消除这种失落感。我曾经听见一些正处于恢复期的酗酒者说："我经过20年时间变成这样，不可能在几个月内就完全戒掉酒瘾。"这是胡扯。我经过将近1/3个世纪才堕落到那种程度，但只在一秒之间就得以解脱了，那不过是转动钥匙打开锁孔的时间。你需要的时间稍长，但也不过是看完本书并消化其中的内容所需的时间。我会告诉你如何找到钥匙，它就藏在你大脑中某个地方。我一想到自己将帮你找到它，就异常兴奋。你明白自己将更加兴奋吗，还是仍然陷在恐惧之中，无法自拔呢？

假定你想学习滑翔。你非常聪明，但对此一无所知。由于你聪明，而且碰巧还很富有，于是明智地选择了去向顶尖专家学习。这位专家沉迷于滑翔已经30年有余。在你有偿地获得了专家的指导后，你会轻易地忽略他的意见

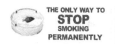

吗？尤其在关乎你的性命的情况下。当然不会！除非你有其他充分的理由，才会这样做。

此时，你可能会认为，我又在啰唆："你们应该完全听从我的指导！"其实不是。我可能比你愚笨很多，但我提出的建议来自30多年的亲身经历。人类拥有交流的能力，所以我们并非必须从自身的错误中学习，就像我们无须亲自盖房子或制造汽车。事实上，这意味着，每个人都能轻易地接触人类在历史上所积累的全部知识。这给我们带来了惊人的优势，但有一个前提：我们所交流的知识必须是正确的。

这就是缺陷所在。我们所接受到的信息往往不仅自相矛盾，而且与正确的信息完全相反。我们行进得太快，忙于变更我们的生活方式，却没有充分了解其长期效应。如果错误的信息是有关音乐、艺术或高尔夫球杆的，就无关紧要。但如果它有关生存，其后果就将是灾难性的。我们已经获取了有关生存的正确信息，尽管它只存在于本能或潜意识之中，却非常有用。而且，它经历了世世代代的沉淀和传承，并经由自然选择过程在不同物种间传播。这一过程持续了不止几千年。也许直到最近，我们才发现，这些信息已经通过祖先们的基因，被传递了亿万年。其实，你无须知道这一点。"知识是祸水"，而这就是一个典型例证。低级生物没有才智或想象力去质疑它们的本能，它们真幸运！它们别无选择，只能服从本能。

尼古丁陷阱钻了大脑的空子

我认为，聪慧的大脑是人体机器上的一个瑕疵。严格来说，这个瑕疵不在于大脑本身，而在于我们无法正确地使用这台机器。我们想要获得更多，结果却被截断了手臂。

我们的直觉大脑和理性大脑是没有理由相互争斗的，它们应该共同协作。然而，如果它们起了争端，你就必须明了自己在做什么。如果你任由理性大脑否定造物主和那30亿年大自然的历史，你就显得非常不明智！

那种曾经帮助人类在较短的时间内走出原始丛林的智慧，如今正使我们滑向困境，这个困境比人类祖先在丛林里生活时所必须面对的还要可怕得多。毕竟，人类祖先具备生存所必需的一切，他们世世代代都传承了红色预警信号。为什么其他哺乳动物天生就会游泳，而人类却需要学习游泳？想想蛇没有脚也会游泳。为什么狐狸能每天在我家的鱼塘里喝水，却一直安然无恙，而在某些国家，往饮料里加冰的做法都行不通？为什么其他大型哺乳动物在出生后几小时内，就能走路，而人类需要数个月？此外，制造出能够毁灭整个地球以及栖居其上的所有生物千百次的炸弹，真的是一种明智的行为吗？这样做的唯一正当理由就是预防战争，但我们聪慧的大脑就不能想出一个更好的办法吗？我们花费大量资源，发明和制造了这些炸弹，而现在，我们又在花钱清除它们。

即便清除了炸弹，制造炸弹的方法会就此消失吗？我们的子孙们不是将永远活在恐惧之中，担心被胁迫，或者因某个疯子的举动而灭绝吗？我们在几十年内，就将繁生着各种动植物的、拥有数百万年历史的雨林摧毁；并用光了地球上所有的化石燃料、矿物、金属、化学物质或其他养分，这难道是明智的做法吗？

如约翰·韦恩所说："枪只是一种工具，可以用来行善，也可以作恶。它不比携带者更好或更坏。"我们聪慧的大脑无疑也是如此，我们需要明智地使用它。我已经详细描述了现代医疗"治标不治本"的趋势。这种趋势就如同驾驶员单手掌握方向盘，以每小时 100 英里的速度，反向行驶在单行道上，并试图用另外一只手摁灭油压警告灯。这可能有点夸大其词，但我们的确需要检视这种以药物解决一切问题的倾向。对于我们认为纯粹是身体毛病的问题，一味用外部药物加以调整，本身就很值得怀疑。而为了解决纯粹的心理问题，滥用药物，从而扰乱人体的天然机能，无疑就是错上加错。

事实上，根本不存在纯粹的身体问题。我们所有的感情和情绪，无论痛苦还是快乐，都只能通过大脑传递。我曾经和一个医生同时参加某个电视节目，医生声称是治疗烟瘾的专家。他提倡使用含有尼古丁的替代品，以帮助戒烟。他在节目中曾解释尼古丁能使人感到无比愉悦。我意识到，这个信息将会对电视机前的年轻人产生很坏的影响。它不仅本身是错误的，更可怕的是，它来自一个医生。于是，我立即反驳他，这是在唆使大家使用更剧烈的毒品。结果，他像看疯子一样看着我，说："你服用过扑热息痛吗？"真是万幸，我从未头疼过，因此我坦率地回答说："从来没有。"如果我头疼，也许会认为扑热息痛能止痛，因此服用它。但是，在常常服用扑热息痛的人中，有多少人知道它有毒呢？如今，我们不得不要求食物供应商列出产品的成分。在一个理想社会里，我们是无须这样做的，因为食物供应商们不会制造有害的食品。但事实上，他们世世代代都在这样做。医生们本应该不一样的，他们没有赢利的动机，他们的天职是治愈病人，而不是害死他们。可事实上你会发现，每种处方药上都有这样的警示：切勿过量服用，请放在儿童不能触及的地方。这是为什么？因为它们有毒！

退一步来说，也许在某些时候，我们的确需要摄入毒药，以杀灭体内的病菌。但你不觉得，我们拥有知情权吗？毕竟，"药物"和"毒药"两个词似乎具有相反的作用。前者治病，而后者杀人。我不知道多少人真正意识到：每次服用阿司匹林时，他们其实是在服用毒药！我认为我们有权知道！

也许读者会问，这一切与戒烟有何关系呢？它其实非常重要。我要告诉你的是，要依赖你的直觉。但如今当你头疼时，你会自然地服用阿司匹林，不是吗？戴安娜王妃首次打破了王室女性在家生产的传统，如今又有多少母亲觉得在医院生产更加明智？问题是，一旦你的直觉大脑被错误信息污染，它就会变成程式的一部分。我们在掉进尼古丁陷阱之前无须吸烟，但一旦掉进去，我们似乎就终生难以脱逃。在戒烟数年之后，我们还会突然产生"我想吸烟"的感觉。我们完全明白，这是不合逻辑的，我们没有任何理由想要吸烟，这是一种直觉，因此我们最终又顺从直觉，点燃了一根烟。

那么，我们如何判别哪些直觉是有益的：是30亿年大自然知识累积的结果，还是理性大脑受到污染后产生的错误直觉？换句话说，我们怎样才能回到"不想也不需吸烟"的幸福状态？如何找到走出复杂迷宫的出路？只要你记得进去的路，就很简单。你需要理解直觉（潜意识）想法和理性（意识）想法。如果它们相互冲突，你需要分辨出哪个是错误的。

通常来说，要做到这一点并不简单。我的理性大脑告诉我，蜘蛛不可怕，但我就是害怕。我们可以通过思考和分析，将潜意识信息转化为意识。也许有人能对这种恐惧进行理性分析，但我始终未能理解自己讨厌蜘蛛的原因，这可能与我的祖先有关。弗洛伊德认为，这是因为蜘蛛形似女性的阴毛。我很佩服他的想象力，但不认同他的逻辑。为什么女人的阴毛会让男人感到害怕？即便真的如此，为什么女人通常似乎比男人更害怕蜘蛛？我想弗洛伊德只是对性着了迷。

直到如今，我仍然不明白自己为何害怕蜘蛛。我已经不再为此烦恼，只是接受了这个现实。还有很多人也承认怕蜘蛛，我一直怀疑那些证明自己不怕蜘蛛的人不够诚实。他们为何要把一个毛茸茸的怪物抓在手里？我不怕捏着方糖，但也不必为了证实这一事实，而真的将方糖捏在手里。如果天花板上有蜘蛛，我不会从它正下方走过。如果它在地上，我会跳过去。只有当你为此担心时，问题才是问题。如果你不得不担心吸烟有害健康，就应该采取措施改变现状。如果无法做到这一点，你只会因担心而使现状进一步恶化。

你肯定会因此说服自己：既然无法戒烟，就不要再为此焦虑，干脆继续吸烟。但你不能这样！我不知道蜘蛛恐惧症的原因何在，却知道吸烟恐惧症源于何处，因为我曾亲身体验过，而且至今记忆犹新。我能想起那些我不想也无须吸烟的日子，你肯定也能记得。你也和我一样，一定恢复到那种幸福的状态。尽管大自然制造了很多巧妙的陷阱，但你仍然可以辨别好的和坏的本能。自然选择和适者生存机制的精妙之处，部分就在于这些陷阱。有些昆虫看起来像花，有些花又酷似昆虫。然而，最巧妙的陷阱就是烟瘾。因为烟瘾只存在于潜意识之中。一旦你将其转化为意识，并理解其本质，它就会失去力量。事实上，此时它就不再存在了，就如同你理解魔术只是错觉之后，魔术师的魔力就会随之消失一样。

而这需要你敞开心扉。但即便是这样，有时我们也难以弄清这是事实还是幻觉。

第 9 章　CHAPTER 9

揭开吸烟的真相

真奇妙，你被大脑欺骗了

知道、理解和相信之间有着天壤之别，有些东西我们明明知道是对的，可感觉上还是很难接受。

请看看下面这幅图，尽情施展你的想象力吧，看看你是否能看出点什么。

X	AB	AB	SOS	X
X	AB	AB	SOS	X
AB	SOS SOS	STOP	TODAY	AB
AB	ILLUSION	TODAY	NOW	NOW
AB	TODAY	TIMING		STOP
AB	TODAY	PITCHER		PLANT
AB	ILLUSION	ESSENTIAL		PITCHER
AB	ILLUSION	STOP NOW		PITCHER
X	TIMING	AB		TIMING
X	TIMING	AB		TIMING

如果你看不出所以然，那么请把书放在桌子上，然后逐渐后退。你会看到：出现了"FLY"字样。如果你再缓缓走回去，这些字样仍然会非常清晰。但你为何一开始没有看到呢？这是错觉吗？在某种程度上，这的确是错觉，但被欺骗的不是你的眼睛，而是你的大脑。它想要从字母中，而不是字母之间的空隙里发现一些含义。你当时认为这张图以白色为背景，上面写着黑字，就自然而然地看起了字，而没有想到应该反过来看。

事实上，这是人体这个不可思议的机器的另一个巧妙之处。即使在看一幅巨大的全景画时，你也能注意到画中的一只小鸟。在你注视小鸟的那些瞬间，你已经将画面上其余部分全然抹去。耳朵也具有这种神奇的功能。即使在嘈杂的环境中，你也能专注于其中一个声音，而对其他的声音充耳不闻。眼睛和耳朵也都是极其复杂和高级的工具。但它们本身其实并没有这些功能，它们受大脑控制，是大脑欺骗了它们。

我们都知道世界是圆的，但在某一个时期，所有人都相信它是扁的。即便在今天，我们对"世界是圆的"这一观点的了解，也和前人对"世界的扁的"的观点的理解一样，十分肤浅。事实上，我们每个人所知道的都只是他人教给我们的。你也许会质疑这一点："但是我已经乘船游遍了全世界。"那我要问，你怎么知道自己游遍了全世界呢？也许你根本没有驶出去，而是回到了出发点。如果你在沙漠中行走，却没有导航装置，也许你只是兜了一个圈就返回了出发点，你能说自己周游世界了吗？

事实是，尽管我们知道世界是圆的，我们却仍然认为它是扁的。不是这样吗？如果你曾经去过美国或西班牙，你看到那里的居民是横立着的吗？你看见自由女神像是直立的，还是像比萨斜塔一样倾斜着？当你想象在澳大利亚举行的一场国际板球锦标赛时，你真的看见运动员们在倒立着奔跑吗？当我向别人谈起这一点时，他们说："但是你忽略了重力。"其实我没有忽略，正是因为重力，人们才会横立着。现在，想象世界只有你的房间那么大，西班牙人是直立的吗？

如果你仍然没被我说服，请试着以另一种方式看这个问题。当我从伦敦驾车前往北方的苏格兰时，如果忽略中间的弯弯绕绕和高低起伏，我会想象自己在逐渐向上爬。然而，当我驶向西方的威尔士，我感觉旅途大体上是平的。这是因为高地都在苏格兰，还是因为我们的地理知识主要来自于地图？地图上都说北方在上，那我们说上北方或下南方，是否就是源于此？如果你从伦敦前往苏格兰或威尔士，抛开其间的弯弯绕绕和高低起伏不谈，你只是在地球的圆周上画了一道柔和的曲线，你相信这样的说法吗？

让我们再看看另一个例子。假设我们站在帝国大厦楼顶，而我是你的父亲，你绝对信任我。此刻，我让你做一件很为难的事：我想让你从楼顶跳下，但我

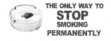

保证你只会飘在空中，不会摔下，你会跳吗？你当然不会。为什么呢？是因为你不相信或不完全信任我，还是因为你是个胆小鬼？或者，你会反问道："我又不是傻瓜，我为什么要跳？毕竟跳下去对我一点也没有好处，却可能让我丧生。"

现在，假设你已经看见有 20 个人跳下去后，只是飘在空中，没有危险，那么决定你最终会跳下的原因，要么是你特别信任你的父亲，要么你相当愚蠢，要么你勇气惊人。否则，我敢肯定，100 万人当中也不会有 1 个人跳下去。

我举这个奇怪的例子是为了说明：你的大脑根本无法作出判断，你之所以拒绝跳下，到底是因为你不够信任父亲，还是因为恐惧？事实上，这些因素很可能都在起作用。但即便真的如此，而且你的大脑也已经接受了这一事实，它也无法判定各个因素到底发挥了多大作用。问题在于，你根本不必进行逻辑思维。你之所以不跳，完全是出于本能。也就是说，你的祖先在亿万年前就已经替你作出了正确的决策。就像飞虫靠近时，你自然就会眨眼一样，你无须再作出任何决定。

什么是事实，什么是幻觉

拿我自己来说，当我十几岁时，我觉得大多数的女孩子都是丑小鸭。而现在，我又觉得似乎所有的女人都很漂亮。你会说这是变老的标志，也许吧，但我认为事实远不止如此，很有可能是好莱坞电影教会了我怎样寻找女人的完美。以前，我总是盯着女孩的缺点；而如今，我却总是看她们的长处。我只是换了一个角度，但这使我眼前出现了一个满是美女的世界，我的生活也因此变得更加有趣。

一个人眼中的美丽，在他人看来可能就是丑陋的，两者都没有对错。我们肯定都至少有过一次这样的经历：一开始我们会完全不顾某个人的外貌或品性的瑕疵，彻底为之倾倒。但时过境迁，我们却又搞不明白，自己当初怎么会被这样一个人迷住。

在下文中，我会讲到一个电影《十二怒汉》。在这个电影中，陪审团成员进入休息室时，都认为疑犯有罪，但当他们离开时，却又都认为他是无辜的。因为人类的大脑太复杂了，我们可能看到装有半瓶水的瓶子"一半是空的"，也可能看到它"一半是满的"。我们甚至可能被自己或他人欺骗，相信装满水的瓶子是空的，或空瓶子是满的。

我们是不是很幸运，有能力使世界看起来完全符合我们的期望。我们可以拿着一个空瓶子，却相信它装满了水，或者如鲍勃·霍普所说："只要你活得像个百万富翁，你无须真正成为一个百万富翁。"这是一种多么神奇的禀性啊！如果我们相信吸烟真的能使我们放松，给我们勇气，并有助于集中注意力，以及舒缓压力和倦意，那么，"吸烟事实上毫无益处"这一事实真的有那么重要吗？

你觉得这有点让人困惑吧！我能体谅。事实是，我们的大脑异常复杂，这一问题也非常难以理解。但我们真的如此幸运吗？我们真的能按照自己的意愿去看待事物吗？为了探明究竟，我们有必要消除这种困惑，而要消除困惑，就必须清楚地区分知觉和欺骗。让我们深入探究其中一些例子。

我可以选择去注意妻子、朋友、亲人或同事的优点，而不是缺点，这样做是为了使我的生活更加美好。但那些容易引人误入歧途的田园牧歌般的爱情呢？即便这些东西只是年少时短暂的迷恋，也足以让人心痛，如果它们还牵涉到长期婚姻、家庭、子女以及很多人的稳定和幸福呢？我们为什么不运用直觉，想象曾经的爱人依然完美无缺，而不是像现在这样，认为他们百无一是呢？

有些人解释说，"人是会变的"或"我成长或进步了，但对方没有"。这些说法的真正含义是：你变了。我们的直觉非常奇怪，它让我们总是把错误推到对方身上，却从来看不见对方成长了或进步了。

有些人将其归因于"双方太熟悉就会互相讨厌"。如果真是如此，为什么事实常常相反呢？为什么你起初觉得某些人非常令人反感、无足轻重甚至让人讨厌，但随着深入了解，反而觉得他们魅力无穷呢？

真相是：在开始时，认为对方是完美的对我们自己有利，所以我们会运用直觉来蒙蔽自己，而"熟悉"的唯一作用就是粉碎这种自我蒙蔽。结果，我们只看到了对方的缺点，因为这正适合我们的需要。

500年来，人类一直相信世界是圆的。从我们出生的时刻起，有关重力、

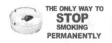

太阳系和天文学定律就不断地在证实和强化我们的这种观点。然而，为了日常生活的便利，我们仍然将地球看作是扁平的，这不是真正的自我蒙蔽或欺骗。事实上，由于我们与地球相比太过渺小，除非我们走过一段相当长的旅程，却没有从地球的边缘掉下去，否则，认为地球是圆的，对我们没有任何实际好处。相反，它只会使事情更加复杂。

为什么陪审团成员最后都改变了主意？是因为他们的多变而轻信吗？不。他们都是有责任心的人，都想要根据已有的证据作出正确的判决。只有当他们进一步熟悉和探究证据时，才能从证据中找到真相，这就是被蒙蔽的问题所在。无论欺骗你的东西是来自你自身还是他人，你一旦识破它，就再也无法蒙蔽自己——无论你是否选择如此。

吸烟的真相

那么，你如何知道自己被欺骗了呢？对于吸烟来说，谁的看法是正确的：烟草产业和社会，还是亚伦·卡尔？有些烟民认为自己是可怜的瘾君子，其他人则感觉自己是亨弗莱·鲍嘉或玛琳·黛德丽。这完全取决于你个人的选择，但事实与假象之分却是不容改变的。以"FLY"的例子来说，是我说服你看见FLY字样的吗？果真如此的话，我就有能力使之发生逆转，让你再也看不见FLY。但我做不到，我只能消除你的困惑，使你看到一直就存在的东西。从今天开始，你将会一直从那幅图中看到"FLY"。

在陪审团的例子中，除非你能提供新的证据，或指出现有证据中的漏洞，否则，你就是花上100万年，也无法让陪审团成员们重新判定嫌犯有罪。

认为瓶子"一半是满的"，而不是"一半是空的"，有什么错吗？绝对没有！它会让你感到高兴，而你也并不是在自我蒙蔽。尽管你不是百万富翁，却活得像个百万富翁，有错吗？问问罗伯特·麦克斯韦，他献出了最珍贵的财产——他的生命，并为此感到快乐。但只要错觉继续存在，他就会一直快乐。有些人为了能享受奢侈的生活而拼命努力，却让我觉得他们都很可怜。我从来没见过因这样做而快乐的人。在我的印象中，拥有百万财富却依然生活平淡，会感觉更好。

把空瓶子看成满瓶子，有问题吗？没有。只是当你无须从中喝水时，它对你没有任何益处；而当你想要喝水时，幻觉就会消失。如果你运气好，当时并不是在穿越沙漠，那么，当你发现救命水只是个幻觉时，一切尚不太晚。

相信吸烟让人愉悦和放松，能缓解压力和疲倦，并有助于醒神，有什么问题吗？只有这一点：它不能带来上述任何一种好处。它只是幻觉，并且其作用完全相反。

但这有什么关系吗？当你受到蒙蔽而相信吸烟有诸多好处时，它是否能产生一样的效果呢？不能！如果我长得很丑，但你让我相信自己很帅，这也许不会帮我找到女朋友，但至少，那种幻觉能使我感到更快乐。然而，如果你骗我相信自己很帅，而我却仍然觉得自己很丑，那我连心理安慰也没有得到。

这就是有关烟瘾的真相，它就和你以为装满了水的空瓶子一样。如果你无须吸烟，它就不会带来任何好处。如果你需要吸烟，幻觉就会坍塌。只有当你没有吸烟，却被"吸烟能带来好处"的幻觉蒙蔽时，它才对你有利。除了让你感到自己被剥夺了自由之外，它还能有什么作用？

当你真的在吸烟时，幻觉就会消失。除了糟糕的现实，你一无所有。你眼睛充血、口气难闻、咳喘不停、精神不振、意志消沉，倍受尼古丁奴役，还自我鄙视。因此，我们99%的吸烟行为都是下意识的。无精打采、可怜兮兮的滋味并不是很好受，花钱、得癌症或截肢也并非好事。关于吸烟的真相是，烟民们被蒙骗而相信瓶子里装满了营养和愉悦。事实上，瓶子的确是满的，但它装的是毒药！这就是真相！

只有当烟民上瘾时，幻觉才会带来危害。这个泡沫随时会爆裂，露出吸烟最恶劣的一面：奴役。烟民别无选择，如果有的话，他们就不会吸烟了。

如果"吸烟能带来精神安慰和愉悦"这一假象真能让烟民们感到快乐，就不会那么糟糕了，但事实上它不能。尽管有这种幻觉存在，但烟民们仍然痛苦、暴躁、恐惧并自我鄙视。现实就是如此，这就是他们讨厌儿女们染上烟瘾的原因。事实上，他们的处境远远比"相信空瓶子是满的"更加糟糕。香烟不仅装满了毒药，而且事实上能制造空虚感。它使烟民们丧失自信和完整感，感到惶

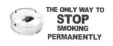

恐和空虚。

一些初次戒烟失败的烟民对我说："我完全遵照你的指导，也理解了你的每一句话。我不断告诉自己，吸烟根本对我毫无益处。但我为什么会失败呢？"

到底为什么呢？因为他们虽然声称遵循了我的指导，但事实上并没有。他们也没有完全理解知识、观点和信仰之间的细微差别。为什么他们需要时刻提醒自己，吸烟对他们无益，而且他们不必也不想吸烟？我同样知道这些，但我无须一直提醒自己。必须不断提醒自己，就意味着他们心里对此有所怀疑，并不完全相信。你可以在余生之中，不断告诉自己红色就是黑色，但你认为自己真的会因此而相信吗？你不会。因为红色不是黑色。要使自己相信它，你需要做的不只是反复告诉自己这一点，还得需要使用某种诡计或幻觉，才能蒙蔽自己。你还必须理解：为什么吸烟完全无益？为什么你戒烟后将不再想吸烟，而且将更好地享受生活和应对压力？为什么说戒烟很简单？这非常重要。当然，还有至关重要的一点：你得相信它们。

生命诞生的惊险之旅

我们已经讨论过，吸烟是为了填补精神中所谓的空虚感，消除生活的压力。那么，那些压力是从哪里来的呢？

在一片茂密的花园里，有几只蜜蜂在交配。突然，一只雌蜂飞走了，引来了无数只雄蜂的追逐。为什么会这样呢？因为只有这样，它才能和最强大的雄蜂交配。

生命诞生的过程是神奇的：上百万个精子争先恐后地冲向一个卵子，只有游得最快的那个精子才能与卵子结合，从而孕育出一个新的生命。紧接着，受精卵开始发生变化。有的变成了皮肤、肌肉或骨头，有的形成了精致的器官，而每一个器官本身就是一个奇迹。人类虽然已经创造了众多的医疗奇迹，但它们只是在对已有的器官进行实验。事实上，最简单的活体细胞都要比人类制造出的任何东西更加复杂。如若有某个所谓的专家对此有所质疑，那么你可以让他们制造一个活体细胞试试看。

9个月之后，胚胎已经成长为婴儿，这时便可以脱离母体，呱呱落地了。在自然分娩中，母亲和婴儿的身体和心灵之间有着极其复杂和协调的互动。如果人类对造物主设定的这一天然过程加以干涉，就必然会出现问题。由此，我们引入了药物，而这些药物本身也会干扰天然的化学反应，从而使情况更加糟糕。

你是否有过这样的经历：你待在一个完全黑暗的房间，屋里却突然亮起了耀眼的灯光。你能想象吗？可怜的小家伙一直蜷缩在母亲的子宫里，悬浮在舒适而温暖的羊水里，母亲的心脏在为它输送氧气和养分的同时所发出的有节奏的跳动声，让它十分安心。

接着，强烈的警示信息出现了。羊水消失了，母亲的心跳也变快了。婴儿突然从那个它所知的唯一温暖而安全的家里被赶了出来。婴儿本能地感到是时候离开了，努力地挣扎着，想要挤出十分狭窄的产道。它用尽剩余的力气和能量，最后终于来到了满是炫目的霓虹灯的世界。你能想象可怜的小家伙有多震惊吗？如果母亲和婴儿不能一起凭借自身之力，走过这一段痛苦旅程，他们的生命就会面临十分危险的境地。对于新生儿来说，自然生产必定是一场重大的考验。但你能想象，如果你的脑袋被产钳夹住，拖进这个亮晃晃的避难所，你会遭受多少额外的冲击吗？

接下来会发生什么呢？他们将剪掉你的脐带，撤掉你的氧气供应。是的，新生儿在剪断脐带之前就是靠这个来呼吸的，这也就解释了为什么新生儿可以出生在水中，而不被溺毙。剪断脐带后，新生儿便可以用肺来呼吸了。那么，我们是怎样使他们开始呼吸的呢？我们会将他们倒提着，拍打他们的屁股。当他们大哭起来时，我们就会说："他的肺很强健。"

假定婴儿活了下来。现在他最渴望的就是躺在母亲舒适的怀抱里吃奶，靠近母亲的心跳声，那样会使他感到安全。婴儿需要一段过渡期，才能消除出生时所经历的恐惧。很多原始族群的女人会将婴儿带在身边数个月，甚至工作的时候也将他们绑在身上。而聪慧的现代人呢？我们将婴儿与母亲隔开，给他们沐浴、称重、体检、打针，再挂上一个标牌，然后将他们和其他同样惊惧不已的婴儿放在一起。这都是因为母亲需要休息。孩子即便出院后，也常常与母亲分房而睡，更不用说睡在同一张床上了。如果可怜的小家伙整夜哭泣，人们会说："千万别让步，要让他知道应该听谁的，你如果让步一次，就得一直让步。"我不知道在此情况下，谁受罪最多，是害怕极了、哭着寻求安慰的小可怜，还是可怜的母亲：她出于自然本能想要将婴儿抱起，安慰他，却只能忍受着那些哭声的折磨。这都是因为有些心理学家认为自己比上帝懂得更多，尽管他们可能从来没有过孩子。

无论婴儿、儿童还是成人，都不会单纯地为哭而哭。人们之所以哭泣，或许是因为他们遭受着某种痛苦，或许是在向他人求助。而婴儿的哭泣，则也有可能是为了引起他人的注意。如果真是这样，我们就应多给他一些关注。人类高级而聪慧的大脑带给我们如此多的快乐，让我们成为唯一需要哭泣的物种，这是多么有趣的反常现象啊！

只要你想想顺产的孩子所经历的冒险，那么，孩子因为剖腹产而遭受额外的创痛，在出生后数星期甚至数月内，都会因为出生时所遭受的惊吓而哭泣，也就毫不为怪了。为什么我们会觉得婴儿猝死综合征如此神秘？我认为，真正神秘的是，婴儿是怎样在那样的灾难中幸存下来的。我知道，很多成人会因这样的遭遇而丧生。为此，我们怎能在新生儿忍受这种创痛的同时，还不允许他们哭呢？

你此刻肯定在想，这与吸烟和毒瘾又有什么关系呢？其实它们息息相关。我在前面已经讲过，烟瘾根本不会填补空虚感，相反，吸烟会制造出空虚感，并且会进一步强化它。

吸烟到底哪里错了？

假定有一种头痛药，你以为它能治愈头痛，但事实上它却会引起头痛。假定它和吸烟一样广为流行。那么，有 3 种基本的方法能避免人们使用这种药物：

1. 让那些靠制造这种药品而聚敛亿万资产的卑鄙家伙们意识到自己的错误，然而这种方法通常是无效的。

2. 消灭头痛，从根本上消灭对这种药的需求。

3. 教育大众，向他们解释为什么这种药会引起头疼，而不是治愈头痛。

方法 3 是能完全解决这个问题的唯一实用的方法。在将近 10 年的时间中，我就是在尝试着用这种方法解决大众吸烟的问题。这也是这本书的主要内容。

方法 2 还需要我们找到创造无头痛社会的途径，所以它并不可行。然而，它却是理想的措施。它不仅能解决药物的问题，还能解决头痛的问题。与之相似，吸烟将消除儿童和青少年时期的紧张和压力，消除现代社会所引起的严重的焦虑。然而，即便吸烟真能产生这种效果，这难道不像是用大榔头砸坚果吗？结果只是得不偿失。也许，你觉得没有可行的方法能解决这个问题，但的确有！

而且，这个解决方法并不像人类登月那样，依赖于极其复杂的科技发明。文明已经在和平环境中延续了数千年，为何儿童和青少年还会感到如此大的压力呢？威胁人类生存的其他主要问题都是由人类导致的。我们已经知道了它们的解决途径，都异常简单。我所说的这个可行方法只是个自我组织的问题。无论如何，除了能消除让年轻人们需要吸烟或使用其他毒品的空虚感外，它本身也是一种非常值得进行的训练。即便我们不能消除生活中的大部分焦虑，但只要多少能消除一些，就是收获。这也是本书想阐释的。

假定你不想让花园里长草。于是你搜出世界上所有的杂草种子，将其销毁。这显然是不可能的。唯一可行的办法就是松地，或者种上其他作物，使野草种子难以发芽。香烟和毒品的问题也是如此。如果能拒绝烟草产业、其他烟民以及社会不断地洗脑，将会大有裨益，而且我们也可以消除空虚感。也许，我的陈述让你觉得，要消除空虚感，需要先解决其他所有问题。但事实并非如此，你只需确保认识到自己所拥有的那台精妙的机器具有强大的肉体和精神力量。这样，尽管这些问题尚未解决，但你会和我感觉一样，而那些种子也不会掉落在路边、多石的地里，甚至是混凝土里，而是落在明亮、耀眼的不锈钢上。

一旦你只身逃出尼古丁深渊，即便你并没有试图帮助他人，让他们体验到你的欢乐，他们也能感觉到，而且会高兴地效仿你。

我已经讨论了我们对孩子的一些过分的保护措施，这些措施不会消除他们

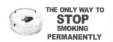

的空虚感，反而会使之更严重。还有一种不好的倾向是，我们让他们养成了吃糖的坏习惯。这不仅会使他们提前30年掉牙，还会使他们相信：要使每一天更有意义，我们都得获取一些小回报。能够得到小回报是件好事，但生活一直都给予了我们充分而真实的回报，让我们每一天都过得完满。如果你身强体壮，心灵快乐健康，为什么还要那些虚假的回报呢？

青春期总是充满了压力。在此之前，我们相信，生命中真正重要的事情是：学习、考试、运动、听音乐等等——这完全取决于我们的父母。但现在衡量的标准改变了，你是不是橄榄球之王已经无关紧要，现在重要的是：你能讨得女孩子的欢心吗？异性觉得你迷人吗？再过不久，你又要担心自己是否能养家糊口，是否是合格的筑巢人。

如今的年轻人们还背负着无数其他的压力：核武器、大范围的环境污染、臭氧层空洞、全球变暖、冰川融化、人口过剩、过度渔猎、过度开垦、天然资源消耗殆尽、艾滋病、失业等等。同时，宗教信仰和婚姻所带来的稳定感和安全感日渐被侵蚀，而取代它们的是什么呢？对物质财富的迷恋：飙车、网络，还有智能化的电子产品。这有什么不对吗？没有。只要你不是千百万失业人员之一。否则，你会因为无力为这些所谓的娱乐买单，而诉诸于我们遗留给后代的另一种邪恶——暴力！

必须承认，我们并未给子孙们创造出天堂。他们也许不会时时觉察到上述问题，但这些问题就像越积越厚的乌云，盘旋在他们头顶。我们真正应该为之惊奇的是，居然有如此多的孩子长成了快乐、慈悲而心智健全的大人。在上文中那些糟糕事情发生的同时，社会每天都对他们狂轰滥炸，灌输着这种观点：吸烟能使人放松，有助于缓解压力，建立自信和集中注意力。他们因此而依赖于我们留下的另一遗产：毒瘾。

最终，大多数年轻人会点燃香烟。一根抽完后，他们会接着点燃另一根，安全和满足感随之而来。青少年们很可能根本就未意识到这一点，但他们的潜意识会说："烟味真糟糕，不过让人放松。"至此，潜意识大脑已经被欺骗了。不久之后，意识大脑也会这样认为。就这样，尼古丁陷阱又俘获了一个人。

吸烟上瘾的陷阱

我什么时候开始上瘾的

当钓鱼的人拽起鱼竿时，鱼就知道自己上钩了。在吸第二根烟以后，烟民就像鱼一样被牢牢钩住了。但尼古丁陷阱远远比鱼钩更为巧妙，年轻人此时并不会意识到自己已经上瘾。

此后，烟民们就开始了长达一生的欺骗和撒谎，不仅对其他人，也对他们自己。相信所有的新烟民都曾经暗暗起过誓："我永远不会变成那种对烟上瘾的傻瓜。"但最终，我们都违背了这个誓言。

不久之后，我们就会违背另一个誓言："我虽然会接受朋友敬的烟，但这只是为了社交需要，我永远不会自己花钱去买烟。"

年轻人以为，在学会享受香烟的味道和气味之前，自己是不会上瘾的。这就和海洛因吸食者最初吸毒时的经历一样，他们抽的第一根烟都是朋友塞过来的。年轻人坦然地接受了，因为他们并非主动要求吸烟的。年轻人觉得自己只是在帮朋友的忙，因为后者就像瘾君子一样，如果独自抽吸，会觉得自己愚蠢而不安。但很快，年轻人就会开始向朋友要烟抽。这时，朋友就会愤怒地说："你应该自己买一盒。"

于是，年轻人乖乖地自己买了一盒。他们解释说："我只买一盒，但我不是

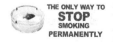

为自己买的，而是为了还给朋友。"事实果真如此吗？

或许，真正的原因是：年轻人现在需要一盒烟，而唯一的途径就是自己去买。何以见得呢？问他们一些相关问题就行了。比如：当朋友继续给他烟的时候，为什么年轻人的良心不会受到谴责？他会多次接受他人的钱、食物或饮料，而不觉得有必要偿还吗？如果年轻人买这一盒烟，不是因为他需要吸烟，而是要偿还人情，为什么他不只给朋友买一盒，而自己停止吸烟呢？

尼古丁陷阱和瓶子草诱捕飞虫很类似。一开始，飞虫会爬进瓶子草里吃花蜜，没有丝毫的惧怕。它为何要害怕这株植物呢？它有翅膀，随时可以飞走。甚至，飞虫根本没有理由要飞走，毕竟花蜜十分美味。只有当飞虫明白被吞噬的不是植物，而是自己时，它才会想要离开，但此时已经太晚了。

尼古丁陷阱比瓶子草更加隐蔽。表面看起来，它根本没有引诱烟民。由于第一根烟味道糟糕，我们对于上瘾的恐惧瞬间便消失了。当飞虫想要逃出瓶子草，却未能成功时，它才意识到自己中计。而烟民即便戒烟未成功，他们也仍然不会意识到自己已经上瘾。的确，很多烟民似乎到死都未发现自己上瘾了。他们认为一切尽在自己的控制之中，觉得吸烟只是因为喜欢而已。

我说过，很多烟民似乎都不相信自己染上了烟瘾。但事实上，我对此深表怀疑。在我努力地试图弄清有关吸烟的一切时，我发现自己无法确定在过去各个阶段对于吸烟的确切感受，这让我非常沮丧。事实上，这不仅需要拥有超强的记忆力，你还得知道，自己当时的观点是扭曲的。那么，你怎能估测出扭曲的程度呢？我自己这个案例就非常难以理解。我是个重度烟民，因此，我必然曾经相信，自己从吸烟中得到的精神慰藉或愉悦比轻度烟民更多，但我根本不记得自己真正享受过吸烟。

如果在我最终戒烟后数天内，你问我何时意识到自己真正上瘾了，我想，应该是在我二十八九岁的时候。那时，我正在努力供养我的新家庭，工作中也担负着重大责任。然而，当回过头再看看那些我能记起的、明确而孤立的事实时，我发现自己显然早就上瘾了。

我记得自己曾经和两个十几岁的查账助理员在比格尔斯韦德看了一场电影，电影讲的是拳击手罗基·格拉齐亚诺的故事。他在医院被注射吗啡，结果染上了毒瘾。影片用惯常的"好莱坞"手法描述了毒瘾发作时的情形。当离开影院时，静默笼罩着我们。我们都沉浸在思考当中。终于，有人打破了沉默，说道："我想要戒烟！"而另外两个人没有评论、反对或抗议，只是默默地点头。我在三人中最为年长，当时 17 岁，频繁吸烟还不足两年。为什么我们都将那些被严重夸大的断瘾症状与吸烟联系在了一起？我需要强调一下，这发生在肺癌大恐慌之前，那时我们甚至都未意识到尼古丁上瘾这回事。因此，这个问题只有一个正确答案：我们知道自己上瘾了！但至于是在意识还是潜意识之中，我还不太清楚。

在我 15 岁时，发生了一件事。我最好的朋友戴斯蒙德·琼斯遭遇了我当时认为非常严重的苦痛：曾有一段时间，他对运动或纸牌都完全丧失了兴趣。这让我迷惑不解，询问之下才知道，原来，他找到了一种激动人心的新娱乐活动。他还说，错失快乐的人是我而不是他。你们肯定已经猜到了，他的新兴趣就是女孩子。他已经积累了将近两个月的经验，因此责无旁贷地担任起导师的角色。我很快掌握了要领，觉得这并非是什么了不起的成就，因为要领只有两点，其中之一是戴上呢帽，另一点便是嘴上叼根烟，像亨弗莱·鲍嘉一样。这两点都能使我们看起来更成熟、更酷，问题是，它们都需要花钱，而当时我们俩都没有钱。

呢帽真的很贵。我记得曾用一个旧童子军帽改做了一顶，但我戴上后，看起来一点也不像亨弗莱·鲍嘉，倒是更像童子军建立者史密斯，但同样能吸引女孩子。我们轮流在周六晚上买一盒 5 支装的烟，解决了第二个的问题。每次周末狂欢时，我们每个人都会抽两根烟——不是一次性抽完，而是设法坚持整个晚上。我住在普特尼，戴斯蒙德住在河对岸的富勒姆。后来，我们养成了一个习惯：买烟的人总会将第 5 根烟折成两截，然后两人站在河边，一边抽这半根烟，一边讨论刚刚又泡到了哪个姑娘。

有一次，轮到戴斯蒙德买烟，但他没有把最后一根烟折成两半，而是自己点上了。他说，因为烟是他买的，所以没有义务分一半给我。说着，他把空烟盒扔到了过道上。我立刻大怒，飞起一脚踢向烟盒。戴斯蒙德大叫一声，声音之大，几乎能和里氏 9.3 级地震相匹敌。但太晚了！它已经飞进了泰晤士

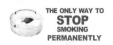

河——我是说那个空烟盒，不是我的脚。

事后，戴斯蒙德告诉我，盒子里还装有一根烟呢。我是一个很爱开玩笑的人，但对于这件事情，我是不应该开玩笑的。不过还好，烟盒只是漂在水面上。于是，我们开始把各种各样的东西砸进水里，想让烟盒漂过来，但它却越漂越远。最后，我们一直追到普特尼桥，才不得不作罢。我们沮丧地站着，脚都湿透了。

这个故事说明：如果你想要开某人的玩笑，无论它看起来多么无关紧要，你都必须考虑到可能导致的后果。后果？这就是故事真正的要点。其实，当时我们只有 15 岁，我们会完全忘记吸烟的事，高兴地迎接下一个星期六。那么，我们的不幸在何处呢？为什么我们不顾袜子、鞋子和裤子已经湿透，拼命地追寻那根烟，就好像只有找回那根烟，我们才能继续生存？

我敢肯定，在烟盒事件前后，我并没意识到自己已经上瘾，但当时我显然已经上瘾了。到看那场颇具感染力的电影时，我肯定已经发现自己上瘾了。但具体是在什么时候知道这件事的，我无法说清。显然，它一直在我的潜意识之中，也许正是那场电影，把它从潜意识转化成了意识。

你肯定自己能控制吸烟吗？

通过一些线索，你可以判断：那些号称能"自我控制"的人，是否真的能够不吸烟。奇怪的是，他们似乎从来不愿意当着我的面吸烟。你也许认为其原因不言自明，但果真如此吗？我从不反对人们在我面前吸烟。相反，我会主动告诉他们，我整天与烟民打交道，因此对吸烟毫不介意。如果我们正在吃饭，我甚至会说，我不介意他们在上菜的间隙吸烟，甚至边吃饭边吸烟也未尝不可。但即便如此，他们往往都不会吸烟。当他们的手不停乱动时，我就开始感到不安，我知道这表明他们此时十分渴望抽根烟。无可奈何之下，我只好说："烟民们只有在做一件事时，会让我恼火，那就是，他们强忍着不在我面前吸烟。如果你不抽，我反而会感到不舒服。"即便如此，他们往往还是坚持不抽，因为他们是一些友善、理智而懂礼节的人。一分钟前，他们还告诉我，他们非常喜欢

第2部分　PART 2
戒烟没有这么难

饭后抽根烟，但当我告诉他们，如果他们强忍着就会惹怒我时，他们仍然不抽。为什么另外一些友善而懂礼节的人有意地当着我的面吸烟，同时又否认他们吸烟上瘾呢？为什么这些人要特意地证明，他们能够自我控制呢？其实，他们只证明了相反的结论。他们一背开我，就会点燃香烟。此时，他们会感觉畅快无比，就像被迫穿着小码鞋数个小时后终于可以脱下一样。

然而，以上这些行为，并不能真正证明他们染上了烟瘾。也许，这些烟民只是喜欢抬杠。要想找到证据，你只需要问他们这些问题：

"你说吸烟只是因为喜欢，你会鼓励你的孩子吸烟吗？"

"我没有孩子。"

"如果你有，你会鼓励他们吸烟吗？"

我已经千百次地问过这个问题，没有一个人给出肯定的答案。他们要么说"不会"，要不就试图避开这个问题，回答说：

"我想他们有权自己作出选择。"

"当然。但你能回答我刚才提出的问题吗？你会不会鼓励他们吸烟？"

他们总会继续绕圈子，但最终都会保持中立：

"我不会以任何方式鼓励他们吸烟。我只会让他们明白吸烟的好处和危险，然后让他们自己选择。"

"现在，假定你的孩子们认定，他们喜欢在马路上玩耍或注射海洛因。你将只是指出其优缺点，并让他们自己选择，还是会恳求他们别犯傻？"

此时，他们往往会继续绕圈子。但问题是，教育后代如何应对生命中的危险，是每一个家长的职责，没有哪个父母会鼓励孩子吸烟。有些人难以回答上述问题的唯一原因就是，他们自己就在继续吸烟。如果他们吸烟的真实原因是，他们相信吸烟带来的愉悦和精神慰藉超过其危害，为何不让孩子们也享受这种愉悦呢？是因为有危害吗？开车也有危险，但我们会劝阻孩子们开车吗？相信我，他们之所以不鼓励孩子吸烟，只有一个原因：就连烟民，也在理性和直觉的层面上知道，吸烟并非自己的选择，他们只是掉进了陷阱。当然他们不想让自己的孩子也落入同样的陷阱。如果真是如此，为什么他们自己不戒烟呢？这只是因为，他们并非真的能"自我控制"，相反，他们深陷其中了！

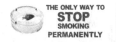

对于这种自相矛盾的做法，有些家长会解释说："我当然不想让自己的孩子吸烟。它不卫生、不健康，还浪费钱，而且，你不可能会惦记你从未得到的东西。但我不一样，我知道自己如果戒了烟，就会怀念吸烟的日子。"这种说法有道理吗？首先，我不相信人们"不会惦记未曾得到的东西"。在我真正接触到高尔夫的前几年，我就对其渴望至极。这样说就是否定了雄心、想象力或性欲的存在，事实上，对于愉悦的想象往往超过了现实本身。这句话真正的问题在于后半段，"我知道我会想念吸烟"，我倾向于赞同这句话。一旦失去了某种真正的愉悦，生命仍会继续，但你将永远无法消除那种缺失感。

这就是尼古丁陷阱的诡秘之处。这个陷阱的最大盟友就是烟民本身。它使烟民们相信自己并未上瘾，无论已经沉溺到何等地步，他们吸烟都只是因为自身喜欢。他们自己创造了一株虚幻的瓶子草，陷落得越深，就越想沉溺在其中。

在落入这个陷阱之前，我们就已经知道了很多"不应该吸烟"的原因。但这个陷阱设计得如此巧妙，几乎所有人都会尝试吸烟。我打赌，在100万人中，没有一人从未抽过烟。即便有数百万人没有上瘾，但他们中间也极少有从未尝试过吸烟的。你可以试着问一个刚刚开始吸烟的年轻人："你为什么吸烟？"

他们会撒谎，说些诸如此类的话：

"我喜欢吸烟。"

事实上，他们根本就不喜欢，他们甚至明显不知道该怎样吸烟。他们不敢将烟气吞进去，害怕会剧烈咳嗽或感到不适。然而过几个星期之后，再问他们相同的问题，他们才能说实话：

"我喜欢烟的味道和气味。"

他们真正的意思是：不再觉得香烟的气味和味道难受。几个星期后，再问他们同样的问题，他们会说："吸烟使我放松，有助于集中注意力，并让我感到自信。"

就在这几个星期之内，香烟就从气味难闻、让人厌恶的东西变成了味道和气味都让人喜欢的精神慰藉或支柱。显而易见，烟本身并没有变，改变的只是年轻人对烟的感觉。如果你几个星期后再问同样的问题，他们的答案可能是："吸烟只是我的一种习惯。"

此时，我们为何会说"只是一种习惯"呢？为什么不继续说"因为我喜欢"或者"因为它是我的精神支柱"？这是因为，我们喜欢吸烟的幻觉此时已经消失了。我们希望自己从未抽过烟，却感到自己已经上瘾，无法戒烟。在数年之后，如果你已经沉落到我当年那种程度，每抽一根烟都会造成身体伤害，你就只能等着被烟害死。每天晚上你躺在床上，都希望醒来后自己再也不想吸烟，或有足够的意志力去抵抗诱惑。此刻，你会知道，唯一诚实的答案就是：因为我上瘾了！

在我们一生中，吸烟的理由在不断变化。但真正的原因从来没变，这就是要消除第一根烟所引起的那种空虚、不安的感觉。但你后来所抽吸的每根烟，都没有起到这种作用。相反，它们只会让你在余生中反复遭受这种感觉的折磨。

逃出自造的监狱——戒烟真的很容易

我讲过，一旦你被剥夺某种快乐，你就永远无法抹去那种缺失感。我还讲过，当飞虫意识到自己上当后，已经没有脱逃的可能，而尼古丁陷阱远比瓶子草更加诡秘和狡猾。那么，你怎能彻底逃离尼古丁陷阱呢？即便你能，又谈何容易？

但我保证，戒烟真的很容易。飞虫之所以无法逃出瓶子草的陷阱，是因为它无力挣脱困住它的黏液。但戒烟不存在体力问题，尼古丁陷阱只存在于烟民的大脑之中，烟民们被骗进了他们自己所建造的监牢。很多人发现，只要有足够的动力、智慧和外来援助，人们就可能逃离尼古丁监狱，而所谓的尼古丁监狱不过是你自己修建的虚幻的监狱，而且你继续留驻其中的欲望，最终往往都会战胜你想要逃离的欲望。那么你要怎样逃出去呢？

这个陷阱的厉害之处也恰恰就是其薄弱之处。因为你是自己的囚犯，而且你囚禁自己的原因是虚假的。一旦你抛弃了那些幻觉，就不会想要继续吸烟，就能真正获得自由。如果前烟民们认为自己被剥夺了某种快乐或精神慰藉，那么他们就永远无法真正地获得自由。但幸好，事实上，吸烟根本不能带来快乐或精神慰藉！

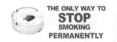

一旦你理解并接受了这个美丽的事实，你就不会感到失去了什么东西。

你仍然很难相信这一点吗？如果真的如此，你认为自己会怀念被锤子砸到拇指的感觉吗？当想到自己永远无法注射海洛因时，你会感到困扰吗？当然不会！事实上，想到这些事情，你可能会感到恐惧。但你为何认为海洛因上瘾者很想注射海洛因呢？你羡慕他们吗？你当然不会，相反，你觉得他们很可怜。为什么他人看待海洛因吸食者的角度，与他们自身完全不同？是否因为毒瘾使后者的看法严重扭曲？非烟民对烟民的看法，也全然不同于烟民自身，请你试着从非烟民的角度看待自己。

在看诊中，当我对烟民进行了连续4小时的"反洗脑"指导后，有些非常聪慧、意志力强大，而且有控制能力的商人会说出这样的话：

"我知道你所说的都是真的。因为，我开始吸烟之前，根本不需要吸烟，我的生命完整无缺。我记得自己看着父亲吸烟时心想，这是一种多么可笑、肮脏而让人厌恶的习惯啊！我记得十分清楚，刚开始吸烟时，觉得烟味很难受。我非常辛苦地学习吞烟，以便自己显得很酷。我知道非烟民都会发现，我和其他所有烟民一样落入了一个狡猾而诡秘的陷阱。问题是，我已经陷落其中，而且已经在那里生活了几十年。我简直无法想象，没有烟或雪茄的晚餐或酒宴会是什么样子，也无法想象我接那些烦人的电话时却不能吸烟的情景。"

一个强悍的商人却认为接电话是件很难的事情，这是否很让人惊诧？电话不会发怒或咬你一口，引起焦虑的是烟瘾，而不是电话。我并不是说接电话本身不会引起焦虑，也明白如果你不太喜欢自己的工作，就会觉得大多数工作电话很烦人。这取决于你是否是烟民。我要说的是，吸烟远远不能缓解真正的压力，事实上它会助长压力。我对这些人说："你在饭后或接电话前，也不能注射海洛因，你会因此难受吗？"

"你这是乱打比方。"

"告诉我，它们有什么区别。"

"海洛因会害死人。"

"对。但每年死于海洛因的人数不足300，却有超过10万人死于吸烟。"

"但海洛因会让人死得更快。"

"事实不是这样。海洛因的毒性远远不如尼古丁，尼古丁还被用作杀虫剂。如果将一支雪茄中的尼古丁直接注射到静脉中，你就会死掉。"

海洛因吸食者往往死于海洛因中掺杂的其他物质。而且，我们不是总说"与其慢慢等死，不如痛快地死去"吗？不管怎么说，谁会真正想死？对地球上所有生物来说，最强大的引导力就是生存。烟民常常对我说："我手里捏着一个自爆开关。"我回答说："如果你真的这样认为，那么就试着在把烟点着之前，从屋顶上跳下去，看它是否是真正的自爆开关。"

"但戒食海洛因会引起巨大的痛苦，那些瘾君子们为了得到毒品，甚至会杀人。"

"我不否认这一点，这种情况并不少见。幸好，烟比海洛因便宜，而且烟是合法的，容易买到，所以为了烟而必须杀人的情况实属罕见。我无法想象有人为了烟而杀人，但是，那些宁愿截肢也不戒烟的烟民其实就在自杀。尽管我们对此视而不见，但这并不能抹杀事实。就连那些使吸烟继续合法化并每年从烟民身上捞到大约 50 亿英镑的权威机构也承认，在吸烟的直接影响下，已有 1/4 的烟民过早死亡。"

我再也不想抽烟了

烟民和前烟民常常对我说："我不相信你从没想过偶尔再抽根烟。"我之所以能够做到这一点，原因很简单：我对吸烟的记忆，并非来自社会所创造的玫瑰色假象，而是来自我作为烟民亲身领悟到的真相。

我记得每天早上要花费很大气力才能起床，那种沮丧和昏沉的感觉如噩梦般难以忘记。我记得舌面上长满黄绿色绒毛，看起来像一把粗锉。我记得，每天抽第一根烟时，感觉像是要窒息，接着往往就会咳喘和擤鼻涕。我过去常说："我从不感冒。因为吸烟太多，细菌在我肺里无法生存。"事实上，我每天都咳很多痰，从来不知道自己是否患了感冒。我以为每个人冬天都会流鼻涕和咳痰，直到戒烟后我才发现并非如此。如今，我仍然保持着随身携带几个手绢的习惯，但只在感冒的时候使用。我讨厌患感冒，因为我知道健康和生病之间的差别。

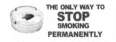

当我真的感冒时，我很惊诧自己以前一直感觉呼吸不畅、精神不振，却还将之视为正常。

我记得，每天早晨我的上嘴唇都积着黄色的烟渍，怎么擦洗也洗不掉。有一次，我和朋友们通宵玩牌，第二天早晨，其中一位问我是不是在留胡子。他凑近来看，才发现这是烟渍，觉得非常尴尬。不用说，当时屋子里还有一个人更加尴尬，但我并没有因此而戒烟。

有很多年，我笑不露齿，因为我不好意思让别人看见我牙齿上的烟渍。我讨厌看牙医。我原本以为那是因为胆小怕痛，但现在我意识到，其实是因为怕医生看见牙齿上的烟渍，由此招来一顿训斥。

我记得，当我剧烈咳嗽时，妻子和孩子们脸上那惊恐的表情。孩子们被迫看着他们的父亲一步步地自杀，心里一定充满了愤怒。而我知道自己就是他们苦恼的原因，却无法安抚他们，甭提多痛恨自己了。

每到圣诞节和生日，家人问我想要什么礼物时，我总会说："我什么也不要，我已经拥有了想要的一切。"在一片沉默中，我会加上一句："我花了这么多钱吸烟，本来这些钱可以用来购买必需品或奢侈品。我不配要任何其他东西。"直到戒烟数年之后，我才突然想起，我完全为了自己而购买的最后一件东西，是一辆崭新的自行车，那是我15岁时用一点一点攒来的钱买的。如今我最喜欢的事情之一，就是给自己买东西，肆无忌惮地花钱而丝毫不感到愧疚。在戒烟很久之后，我发现，这种享受已经被剥夺了1/3个世纪。这不仅是因为吸烟花费了很多钱，即便我能买得起，愧疚的情绪也会阻止我。

以前，我很不习惯有人靠近我3英尺之内，即便那个人是家人。我一直觉得自己有近距离接触恐惧症，的确如此，但真正的原因在于，我总在担心对方嗅到我口气中的烟味。即便在20来岁，我与女友接吻时，也总会想对方是否能闻到烟味。

然而，我最深刻的记忆是，我鄙视自己依赖于这种我暗暗憎恶的东西。我能控制生活中其他方面，却不得不被烟奴役，我讨厌让其他人知道自己是个奴隶。我有过对吸烟的渴求吗？别傻了！我为何要渴求吸烟？有哪个人会这样？

为什么我从来都不想再偶尔抽根烟？其原因和我不想穿小码的鞋子，或以头撞墙，或把手伸进开水里，或注射海洛因相同，所有这些事情都让人不愉快。渴求不可得之物，是一种愚蠢的行为，但渴求某些你甚至都不需要的对你有害的东西，则更加愚蠢。至此，我们之间的唯一争论点只是：我们是否能从吸烟中获得慰藉或愉悦。很可能，你的理性大脑已经相信不能，但要完全获得自由，我们必须清除你潜意识中的假象残迹。

我想，至此我已经开始挑战你的耐心了。为什么我还在絮叨我们必须怎样怎样，而不是直接介绍戒烟的方法呢？细心的读者会发现，我其实已经在介绍戒烟方法了。飞行学员总是迫不及待地想要驾驶飞机。然而，如果他们不了解数学、航海、航空、电台、机械和其他一些看似与飞行几乎无关的学科知识，他们很快就会发生事故。耐心会让他们受益，对于你们也是如此。无论如何，我可能比你们更急于探讨怎样戒烟。我很乐意告诉你们，至此，我们已经完成了基础工作，接下来，可以进入这一主题了：怎样在余生做个快乐的非烟民。

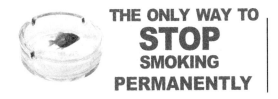

THE ONLY WAY TO
STOP
SMOKING
PERMANENTLY

第3部分

做好戒烟的精神准备了吗

第 11 章　CHAPTER 11

怎样在余生做个快乐的非烟民

烟民和非烟民的差距

有些曾经用亚伦·卡尔的简便戒烟法成功戒烟的人，对此迷惑不解：为什么再次戒烟时，这种方法有时不太有效？这是因为，二次戒烟时，烟民面临着截然不同的问题。我想继续用检修孔来做例子，这样解释起来会更容易。

假定有人掉进检修孔已经几天了。现在，他有逃离陷阱的强烈欲望，而我正好能提供脱逃的工具，这是他逃离陷阱所需要的两个要素。他现在唯一要做的是，按照这件工具的使用说明行动，直至逃出陷阱。然而，成功逃离以后，我们双方面临着一个新的问题，那就是保证他不会再次掉进检修孔。这是个非常艰巨的任务。我应该怎样做才能避免他再次掉进检修孔，而不用在余生之中一直跟着他呢？

当然，我可以检查所有检修孔是否已经盖上。对于吸烟来说，就是消灭所有含有尼古丁的东西，这显然不可行。那么，亚伦·卡尔怎能使某个人不吸烟呢？更不用说世界上数以亿计的烟民了。

但这个目标是可能实现的。请记住，检修孔是个真实陷阱，而吸烟只是个心理陷阱：幻觉。和所有的骗人手段一样，一旦你将其识破，就永远不会再上当。还请你记住，还有千百万人一生中都未曾落入这个陷阱，尽管他们也遭受

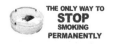

THE ONLY WAY TO STOP SMOKING PERMANENTLY　这书能让你永久戒烟　102

了大规模的洗脑，而且他们也不理解尼古丁陷阱的真正特性以及有关吸烟的各种真相。

我们的真正目的是什么？显然是戒烟。那么，你的问题就已经解决了，你甚至无须做任何事情，只要不点燃香烟就行。你会说，哪会这样简单，你要怎样克服烟瘾发作时的痛苦和沮丧呢？的确，戒烟远不止如此。

烟民和非烟民之间的真正差异是什么？显而易见，一个吸烟，一个不吸烟。这是事实，但我们要想烟民戒烟，就需要理解为什么一个吸烟，一个不吸烟。是谁强迫烟民点燃了每根烟？是烟民自己。尽管他们的理性大脑告诫自己无须吸烟，他们也不理解自己吸烟的原因，但他们事实上仍在吸烟。烟民和非烟民的真正区别在于，后者从来没有吸烟的欲望。

然而，我完全相信，你们和我一样，可能认识一些非烟民，也必然认识很多前烟民，他们偶尔想要吸烟。如果他们不想，才真是令人惊讶。毕竟，他们也从一出生就开始被洗脑了。烟民往往忽略了这一事实，即非烟民也和他们一样，在相同的环境中挣扎。非烟民之所以不同于烟民，是因为非烟民的天平严重偏向不吸烟的一边，任何诱惑都显得微不足道。

因此，要变成非烟民，我们是否也应该努力做到这一点，以确保任何诱惑都不会对我们造成困扰呢？不！如果你心里对吸烟有着哪怕一点点渴望，或被它吸引，你就会产生缺失感，并不得不凭借意志力来自律，而且你随时都会掉进陷阱。我发现，非烟民认为他们可以轻易地避免上瘾，根本不值得为此担忧。我想提醒他们以及在看本书的你，将近 60% 的烟民在上瘾之前也都是这样认为的！

无论非烟民、烟民还是前烟民，最关键的是要做到这一点：一生中都完全不会感到丝毫缺失、脆弱或被香烟诱惑。如果你易受诱惑，你将度过漫长而糟糕的一生。因此，我们真正致力于：让每个人在余生中再也不抽一根烟，而且永远没有吸烟的需求和欲望。换句话说，我们的目标是：每个人都能在下半辈子做个快乐的非烟民。

我怎会说烟民与前烟民，甚至非烟民一样，因同样的问题而困扰呢？我没有！烟民的问题是已经落入陷阱。前烟民和非烟民的问题则是易于落入陷阱。

他们所面临的问题不同，但解决方法却一样：没有吸烟的需求或欲望，不仅今天、明天或明年如此，而是一直如此！

我们要做的唯一事情就是：确保没有人需要或想要吸烟。你或许认为这不可能实现。但这只是因为我们对于吸烟的看法被扭曲了。假定我们的任务是：确保所有人都无须或想要将手伸进沸水里，还会无法实现吗？

无论如何，我的任务就是确保没人想要吸烟。你们要做的就是：确保你永远没有需求或欲望去点燃另一根烟。我保证，这非常容易做到：非常容易！就像攀登珠穆朗玛峰一样令人享受！

把戒烟当作冒险过程来享受

假定你某天早上醒来，认定攀登珠穆朗玛峰将是个伟大的成就。你会带上外套、保暖内衣和一双结实的步行靴，乘坐下一班飞机，前往喜马拉雅山吗？你成功的概率有多大？是零！

在某种程度上，用攀登珠穆朗玛峰来比喻戒烟，并不恰当。因为我一直在说，戒烟异常容易，而所有人也都知道这一点。我现在说的是，戒烟就像攀登珠峰，而不是说攀登珠峰很容易。要想成功登上珠峰，你需要作好身体和心理上的准备，并有充足的经济后盾和登山设备以及周密的计划，你可能还需要非常好的运气。即便已经作了充分的准备和计划，登山的过程也仍然会困难重重，登山者将经历生理和心理上的挑战，但你觉得他们痛苦吗？一点也不！登山中发生的一切让他们激动不已。只有当灾难、霉运，尤其是失败抬起丑陋的头时，他们才会感到痛苦。

理查德·布兰森描述了他驾驶汽艇横渡大西洋，打破世界纪录的经历。我无法想象出比这一旅程更艰难的经历了。在经过爱尔兰海时，他差点被淹死，但数月之后，他又驾着热气球，再次进行尝试。气球在爱尔兰触地时，飞行员跳了出去。接着，气球横扫过整个英格兰，而理查德还在气球上，他最终在法国平安着陆。这期间的经历肯定会让人毛骨悚然，然而，他在描述此事时语气很平和，非但没有劫后余生的战栗，反而好像很享受这一切似的。

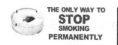

幸好，戒烟是件很简单的事情。人的身体对烟的渴望非常轻微，关键是精神上的渴望。如果你知道正确的密码，便可以在几秒之内打开保险箱。只要你拥有正确的心态，并一直保持下去，你就可以立刻变成一个快乐的非烟民。绝大多数人戒烟之所以会以失败告终，是因为他们戒烟的诱因都是短期的偶发状况，要么是圣诞节时吸烟太多，要么因为咳嗽，要么就是缺钱。一旦烟民停止吸烟，咳嗽或缺钱的问题也会随之消除，于是，戒烟的诱因就消失了，但吸烟的欲望仍在。不仅如此，暂时性的戒烟使香烟显得更加宝贵了。就这样，最终我们都会找到合理的借口，重新点上一根烟。

　　只有事先做好心理准备，戒烟才会变得简单。否则，戒烟成功的概率就不会比攀登珠峰高。你可能又会认为我在夸大其词。毕竟，有一半烟民不是已经成功戒烟了吗？的确如此。但他们觉得戒烟简单吗？他们偶尔还有吸烟的欲望吗？有多少人又再次上了瘾？你是想和他们一样，还是想在下半辈子做个快乐的非烟民？

　　毫无疑问，所谓专家和好心人会出于最大的善意，给你一些建议。这些建议看起来可能合乎逻辑，但如果它们与我的建议相矛盾，那么就请忽略掉。有时候，我的一些最有力的支持者，也就是那些和我一样发现戒烟异常简单的人，想要帮助他们，却由于对我的话产生误解、理解不透彻或弄错了重点，最终导致他们戒烟的失败。

　　有一种很典型的情况是："他告诉我，烟民从未真正喜欢过吸烟，甚至包括饭后烟。我仔细审视了自己，惊讶地发现他完全正确！"

　　如果你对一个认为自己享受饭后烟的朋友讲出那样的话，很可能他们就不再自我审视了。他们只会想："我根本不应该去见亚伦·卡尔，因为我很享受饭后烟。"即使是那些意识到自己不喜欢饭后一根烟的烟民也会犹疑不决，他们想："能说点新的吗？我早就知道这些东西了，不需要亚伦·卡尔来告诉我。"

　　还有一个典型例子是："我就诊完后就不再想吸烟这件事了。"

　　在我给予烟民的指导中，有一条十分重要："努力避免想到吸烟，也是致命的。"事实上，那个烟民可能连续数天都在考虑吸烟的事，想着自己不再有吸烟的需求或欲望是多么美好的事情。他真正想说的是："从我离开诊所的时候起，就再没有想要吸烟。"这怎么可能呢？我们在诊所里，整整 4 个小时都在讨论吸烟。他应该细加思索，推敲我们所讨论的内容，吸收其中的信息并憧憬做个非烟民的喜悦。很显然他出了问题。

在这两个例子中，试图帮助他人的前烟民无意中说出了误导性的话，而有时候，前烟民甚至会建议朋友忽略我的某些指导意见，比如："他告诉你身上别带烟，但我总是带着一包。"朋友接受了他的建议，结果戒烟失败，却不知道原因何在。

尽管我说必须听从我的所有建议，但有的烟民只遵从了一部分，却轻易戒烟了，这是为什么呢？如果你在攀登珠峰前，忽略了某项准备工作，但只要你足够幸运，仍然可能成功地登上珠峰，这是原因之一。还有一个原因是：每个烟民被洗脑的程度不同。

假定你要越过 12 英尺高的栅栏，你没有辅助工具或设备，也没有任何外部援助。你唯一的办法就是跳过去，但这是不可能的。现在，假定栅栏由 12 块 1 英尺厚的百叶板堆砌而成，最底下一块是硬实的红木，而其他 11 块其实并不存在：它们只是奇妙的幻觉。这就是我和每个烟民面临的局面。戒烟时，真正的困难在于消除这些幻觉。我所给出的每一条指导意见都能移除一块虚假的木块。你每移除一块，就更容易戒烟。最底下的那块红木板代表着戒烟时身体所感受到的轻微痛苦。如何才能克服这一点痛苦呢？要跨过 1 英尺高的篱笆，你还需要我的帮助吗？你轻易就能做到！

想象每条建议都能移除一块虚拟的木板，从而让你更容易戒烟。即便我只移除 6 块，健康的成年人也会觉得，要翻过剩下的栅栏，并不很难。在《这书能让你戒烟》中，我列出了所有建议，并给予了大量详细的解释，你只需照做就行。如果你是长期烟民，非常想要戒烟，你就会听从这些建议，并成功地戒除烟瘾。但如果你还不是烟民，或最近又开始了复吸，你就根本不会也不想去读这些建议，更谈不上遵照执行了。但是，你仍然在遭受那些狂轰滥炸，它们会引诱你试着"再抽一根"。

《十二怒汉》的启示

你看过电影《十二怒汉》吗？这肯定是有史以来性价比最高的电影，演员们的演出全都不遗余力，发挥了最高水平。尽管这部电影如此吸引人，但其中99%的场景都是在同一个房间里拍摄的，真是难以置信。电影的情节是这样的：一个十几岁的孩子被控谋杀了他的父亲，证据确凿：他曾扬言要杀了他父亲；有人目击他正在杀人；还有人听见了案发过程；他没有有效的不在场证明，被捕时手上还拿着凶器。

整部影片几乎都是陪审团成员们之间的辩论，以及一轮又一轮的投票。第一轮投票结果是：11票"有罪"，1票"不确定"。那个质疑者由亨利·方达扮演。他无法给出任何证据，甚至承认，所有证据都指向"有罪"，但存在着一个疑问：案情的逻辑推论与他的直觉相冲突。同时，另一个陪审员受此启发，指出了证据中的一个微小漏洞。这个漏洞虽微不足道，却引发了更深入的讨论，陪审员们开始侦查案情。后来，每经过一轮投票，认为疑犯有罪的人就会减少一些。最后，陪审团判定那个男孩无罪。尽管这部电影的制作成本不高，但它无疑是我所看过的最吸引人的电影。

很多前来就诊的烟民说："在就诊前，我还心存怀疑，但自从离开诊所的那天起，我就再也没想要吸烟。戒烟的过程异常简单，你所说的大多数道理，我之前都已经明白了，但为什么我之前多次尝试戒烟，都觉得很难，自己无法戒掉呢？"采访我的人问我："你对烟民们说了些什么，使他们如此轻易地戒掉了烟瘾呢？"

前烟民和采访者都希望我能讲出一句既有独创性、紧跟潮流的隽语，但我没有。此时，前烟民就会认为我不愿意泄露"魔法"，而采访者认为我还没想出来。他们这样问，就像是对12个陪审员说："到底是哪一点让你相信那个男孩是无辜的？"陪审员可能会真诚地讲出使之改变看法的关键的一点，但这得在听取并总结之前的辩论以后。陪审员们并非同时得出了同样的结论，每个陪审员都是一个独立的个体，他们受到案件关键点的影响也有大小之分。

那个审判室里到底发生了什么？我想，重要的只有一件事：12个陪审员走进来时，头脑里都有一幅关于那个男孩的画面。他们在心里说：杀人犯！有罪！但当他们离开时，便都知道男孩是无辜的。这和我们的诊所里的情况很类似。烟民们来的时候，都处于各种各样的惶恐之中。有些人明显很紧张；还有一些人则显得冷静而笃定，但他们就像游动在湖面上的天鹅，表面上看起来高贵而平和，但水面之下却是一阵骚动。

除了紧张之外，他们通常还非常困惑："我想戒烟，但我又真的很喜欢吸烟；吸烟会严重伤害我的身体，但没有烟我又不知道该怎么办；戒烟可以省钱，我的家人一定会非常高兴，我自己也会感到骄傲，但戒烟会引起可怕的痛苦，我有足够的意志力吗？我真的可能完全戒掉吗？现在戒烟真的是合适的时机吗？戒烟后我还能享受美餐吗？"毫不奇怪，多数烟民都会精神崩溃，因为他们的精神长期处在挣扎之中。但当他们离开诊所时，已经没有了疑问和恐惧。他们来的时候慌乱而困惑，离开的时候，则怀着这样的心境：做个非烟民不是很棒吗！而这也正是我们的目标：怀着愉快的心境戒烟。

第 12 章　CHAPTER 12
怀着愉快的心境戒烟

换一种角度看吸烟

假定我要说服你服用另外一种毒品。我会非常诚实地提前警告你，这是一种非常有害的毒品，很像海洛因。我通过贩卖这种毒品，赚了一大笔钱。如果你上瘾了，我又能挣到很多钱。我说过我会很诚实，因此，首先我会让你知道如下事实：

它非常容易让人上瘾。你很可能不仅会立刻上瘾，而且一辈子也戒不掉。它非常昂贵，每个吸食者一生平均需要花费 3 万英镑。我会让你免费吸食一次，但此后你就得花高价购买。我也会警告你，无论我要你以何种方式偿付，也无论你有多贫穷，你都必须想方设法尽快筹到钱。在有这种毒品的地方，它都很快变成了头号杀手，1/4 的吸食者会提前死亡。一旦你开始使用这种毒品，你就会日渐消沉、呼吸急促、免疫力下降。然而，最糟糕的是，它会在不知不觉中摧毁你的神经系统，使你缺乏勇气、自信、无法集中注意力。而越是如此，你就越依赖于这种毒品。此外，它味道糟糕。这些就是它的缺点，至于优点，一点也没有！

你肯定已经猜到，我所列举的不过是有关人类的一种古老而友好的社交活动——吸烟的一些客观事实。也许你会认为我过分夸张，而事实上，即便我讲述的不够准确，也只能是过于保守。如今，医学权威机构告诉我们，吸烟使 1/4 的烟民提前死亡。他们错了！他们真正想说的是，1/4 的烟民死于吸烟引起的晚期疾病。由于吸烟会使免疫系统受损，因此烟民只要继续吸烟，并且不因其他意外而早死的话，所有烟民都会因吸烟而提前死亡。

医疗专家的用语也会引起混淆。"晚期"一词会让人有一种结束和绝望的感觉，事实上，有些人在患上晚期疾病后，又活了 50 年还没有死去。而且，生活本身就是一种绝症，从受精卵时期起，我们不仅开始了生命之旅，也开始走向死亡。出于某种原因，"提前死亡"这一表述甚至都并非指的是死亡，它的意思是："我的寿命将会缩短。但我不在乎，我宁愿度过短暂却更美好的一生。"

回到我所讨论的毒品上来。假定你只是推销者，并不吸它。烟草公司会特许你前往一个国家，开辟烟草市场。抛开伦理不谈，你只是想挣钱，而且你知道，做完几笔交易后，你就会变成百万富翁。而我是那个国家的银行家，对烟草一无所知。你想向我融资，非常兴奋地前来见我。我说："冷静点，告诉我你的好点子。"

"不，不是我的点子，它已经被证明过无数次了。我们只需要种植这种植物，然后我将叶子晒干磨碎，并掺入促进燃烧的化学物质。不管它味道有多难闻，这都没关系，我们可以用纸把碎末包裹起来，卷成细管状，再加上诱人的外包装。我们就能大赚一笔！"

"从你刚才的描述来看，我会以为你指的是烟花。"

"不，我说的不是烟花，而是将烟卷衔进嘴里，再点火。"

"你为什么要这样做？为什么一定要放进嘴里，而不是耳朵或后背上？"

"必须放在嘴里，因为你得将烟吸进肺里。"

"听起来不怎么美妙。"

"一开始的确如此。事实上，很多人觉得它又臭又恶心，身体受不了。但只要他们有毅力坚持，他们的身体就不会再排斥这种毒品，并让他们相信自己真的喜欢其味道，关键是他们再也不能停止吸烟。有的人在余生之中，每天要抽

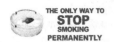

两三包烟。不管他们以后会多么讨厌吸烟，都必须继续下去。有的人宁愿截肢，也不愿戒烟！"

至此，我会严重怀疑你的可信度。

"但他们肯定会从中获得巨大的好处。我想，这对健康非常有益吧？"

"真的没有。事实上，它能杀死 1/4 的吸食者。他们一旦开始吸烟，就会委靡不振、气短、免疫力降低。他们的神经系统也会被逐渐摧毁。但奇妙的是，烟民越上瘾，就越会被欺骗，从而相信吸烟真的有益。"

这时，我会觉得你诚实可信，但可能精神不正常。

"你计划展开大规模的宣传，去说服人们，让他们相信吸烟有利于健康？"

"我愿意这样做，不过很可惜，这是不允许的。你们的政府要求，我们必须在每个烟盒上，都印上警示信息'吸烟有害健康'！"

"对。我很清楚他们这样做的原因，但我不太明白，你怎么可能卖出这种东西。不过，我们可以过几天再打电话具体商量一下。"

你能想象成千上万人耳朵上夹着点燃的香烟四处活动吗？你会觉得他们是小丑，再试着想象你的宠物狗或猫吸烟的情景。非烟民和烟民一样，都认为吸烟是种愚蠢的消遣。当烟民点燃烟时，我们之所以没有哈哈大笑，是因为我们从出生的时候起，就开始被洗脑，以至将这种行为视为完全正常。

请进一步想象，将烟民置于自然的大背景中，并如实地进行观察。还有比整天把毒烟吸进肺里更不自然的行为吗？敞开你的心灵，你很快就会看到，烟民不仅值得你同情，也很可笑。我并不是建议你，一看到有人点烟时，就冲他们哈哈大笑。但你可以考虑使用这种方法，也许这样能最快地终止尼古丁大屠杀。

在我们的社会里，如果大约有 5 个人死于沙门氏菌，政府就会停止所有的蛋生产，相关部门的负责人就会被迫辞职。而在英国，每周就有超过 2000 人死于吸烟，我们却将香烟视为合法，而且我们的财政还是其最大的既得利益获得者。甚至，我们还容许烟草产业每年花费 1 亿英镑推广这种肮脏的东西。为什么我们关注的焦点会严重错位？

我反复将尼古丁和海洛因联系起来，并质问你："难道你需要给自己注射海洛因吗？"你也许会怀疑，这是我为了让你讨厌吸烟而使出的花招。但我真正的目的是：让你敞开心扉，并询问自己，为什么你一想到孩子们变成海洛因吸食者就会惊恐不已，相比之下，却认为自己的吸烟问题无关紧要呢？为什么上文中所描述的事实更像是有关海洛因的，而不是尼古丁的？这是因为，经过洗脑，我们已经对吸烟形成了一种扭曲的观念，必须予以纠正。

我说过，"不吸烟"不是关键所在。烟民和非烟民的真正区别在于，烟民感到需要或想要吸烟，而非烟民不是。因为非烟民是以一种不同的心境来看待吸烟的，他们认为烟民是可怜的瘾君子，花钱买烟熏自己，简直是在服毒自尽；真不明白他们为何要将那些又脏又臭的东西塞进嘴里，再点上火。

假如你不是海洛因吸食者或前海洛因瘾君子，你就拥有一个巨大的优势：由于大脑没有受到毒品影响，你能够看见海洛因上瘾的真相。现在，你再以同样的方式看待自己，你会发现：非烟民看你，就像你看海洛因吸食者；他们对你的看法，就像你对海洛因吸食者的看法一样正确。接受这个事实吧：你正滑向尼古丁的无底深渊。幸好，你还可以逃出去，但你首先必须意识到自己正身处其中。

打破假象，寻找正确的心态

所以，你真正的目标就是改变心境，彻底消除对香烟的需求和渴望。接下来你就会像我一样，每当意识到自己不再想要或需要吸烟时，就会感到一阵兴奋。但你此刻的心境如何呢？你将吸烟视为一种浪费大量金钱，并让你备受奴役的肮脏、恶心、致命的疾病，还是仍然认为它是一种很酷的行为？真正的问题就在于此。当你想起海洛因，你就会联想到：上瘾！奴役！贫穷！可怜！堕落！死亡！如果你不是瘾君子或前瘾君子，这种联想会保持不变，它不会随你的心情、地位和富有程度而改变，社会和媒体所呈现的往往也是这些。你几乎每个小时都能看到海洛因吸食者的形象。

而香烟的形象则在不停地变化。今天它是社交活动的道具，明天又变成了致命疾病，我们甚至能同时看到两种形象。烟民们拥有大量与吸烟紧密相关的

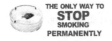

记忆和经历，正面和负面夹杂，他们因此长期处于分裂状态之中。就连非烟民也是如此，但与烟民不同的是，只要他们不掉进陷阱，就不会因此感到痛苦。

幸好，在正面形象和负面形象中，有一面是假象。也就是说，烟民因吸烟而欢笑和快乐，这是假的！他们如果没有吸烟，可能会相当痛苦，但这不是一回事，非烟民就没有这种痛苦。我们必须将这种假象，也就是将吸烟视作精神慰藉或愉悦的那一半记忆，从大脑中抹去。这样，我们就会对吸烟形成稳定的认识，就像对海洛因一样。我们需要将你引入这样的心境：每当你想到吸烟时，就会想："太好了！我根本不想吸烟，也无须吸烟！"

但我们还必须让你在余生之中一直保持这种心境。毕竟，对你来说，这似乎是个难以完成的任务。应该怎样对付那些伴随我们一生的狂轰滥炸以及所有这些联想呢？我们肯定无法将其一笔勾销。但你无须如此，你只需提前让大脑作好准备，以便无论出于何种境地，你都全然不会受到诱惑而吸烟。

基本上，我们只需做两件事情。我们已经完成了其中一件，即消除现代社会根植在我们身上的脆弱和不安，并体悟人体机器的非凡潜能和力量。换句话说就是，首先消除那种将我们引向吸烟这一虚幻途径的空虚感。此刻，你或许感受不到它的效用。然而，一旦你的健康状况得到改善，你不再感受到尼古丁戒断所引起的不安，你就会明白我所说的真正含义。

现在，让我们再说说第 6 章的那位女士，那位"只是需要某种东西"的女士。据她所说，她知道这样做很愚蠢，但她为什么还要求助于香烟？事实上，她并不像她自以为的那样愚蠢，她的理性意识知道这样做是不对的。既然所有烟民在一生中都清楚这一点，那他们为何还一辈子都在吸烟呢？这是因为，我们吸烟的真正原因存在于潜意识之中。

很多烟民坦诚，尽管他们每天会抽很多根烟，但他们只会享受大约两根。我问他们，既然他们在抽其余的烟时，并未感到真正的享受，为什么还要为之花钱并损害健康呢？他们能想出的唯一答案就是："只是习惯。"当我接着问他们，为什么要养成自己不喜欢的习惯，如果不喜欢，为什么不消除这种习惯，只在想吸烟的时候才抽？毕竟，要做到"不想要吸烟就不抽"，并没有任何困难。这时，有些烟民就会说："但我点烟的时候，自己都没有意识到。"

抓痒时我们可能无意识的，这我能理解，但要点燃一根烟，你必须从口袋里拿出烟盒和火柴，从烟盒里抽出一根烟，放进嘴里，然后再点燃。即便你每天会不经意地重复这一连串动作20次，但聪明的人类难道就找不到一个简单的解决办法吗？比如，你可以把烟放在车上或锁在抽屉里，当你其实并不想吸烟却下意识地伸手拿烟时，你就无法取到。这样，你就会在真正想吸烟的时候，才会吸烟。

你或许觉得我这个办法很好，但先别急，我可以告诉你，无数烟民已经尝试过这种方法或类似方法。想必你自己也尝试过，但这是没用的。因为你并非出于习惯才抽那些烟。你每抽一根烟，都是潜意识在作怪。事实上，当你真正享受那两根烟时，也有着潜意识的原因。你所给出的任何理由无论显得多么合乎逻辑，都只是个借口。潜意识本身都是假象，但如果我们根本未察觉到它们的存在，又怎么可能消除它们呢？我们首先要把潜意识转化为意识。

在任何时候，烟民们吸烟的唯一原因就是，他们的大脑在说"我想吸烟"。

很多情形都会使前烟民感到"我想要或需要抽根烟"。无论是在他们刚掐灭最后一根烟后数小时或数天之内，心里仍然保持警惕之时，还是在10年之后，他们连当初上瘾的原因都记不起，并对吸烟彻底放松警惕之时，都是如此。我们必须消除所有这些诱因。你也许会说：有些人并未完全遵循你的指导，却轻松地戒了烟。看来忽略掉其中一些，对戒烟也没有影响。然而，事实并非如此！正是那些没有完全遵循指导的烟民才会再次上瘾的。

要彻底戒烟，你不能忽略我的任何一点意见。让我们回到攀登珠峰的比喻上来，一个登山者可能预测到了所有危险，并作好了应对的准备，但就是忽略了某一种情况。如果他不够幸运，那么这种疏忽就会导致巨大的差别：不仅是成功与失败的差别，更是生与死的差别。而另一个人可能尚未作好准备，但他幸运地成功了。无论你是否意识到这一点，不完全遵循我的戒烟指导，就会冒着同样巨大的风险，我希望你的下半生幸福不能仅凭运气。只要你遵从我这本书里所有的教导，我保证你能轻松而愉快地戒烟，并在余生中做个快乐的非烟民。

但要成功戒烟，还得需要我们共同努力。我们一方面要质疑，同时又要敞开心灵。当感到恐惧时，鸵鸟会将头埋进沙里，烟民们则会点燃一根烟，这两

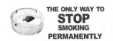

种方法都不能解决问题，而只会使情况更糟。在随后数章中，我将解释为什么潜意识的幻觉会支配你的逻辑系统。

正是对成功的恐惧导致戒烟失败

我相信，大多数前烟民都和我一样拥有巨大的成就感。在生命中很多时刻，我都因某种原因而为自己骄傲，但它们都远远不能与逃离尼古丁陷阱所带来的愉悦相提并论。我猜，基督山伯爵有着类似的成就感，成功攀登珠峰的人或奥林匹克冠军肯定也有着类似的感觉。他们在取得成功之前，肯定也非常害怕失败，但我不知道他们是否曾害怕成功。

吸烟其实一直存在着很多奇特的反常之处，其中之一就是它违反了常规模式。在通常情况下，人们是因为害怕失败而不敢选择成功，但对于吸烟来说，往往是对成功的恐惧导致了戒烟失败。很多前来就诊的烟民都说："我害怕戒烟失败，所以从来没尝试过戒烟。"但我怀疑，真正的原因是他们害怕戒烟成功。然而，这两种恐惧都应该消除。由于对失败的恐惧更易于消除，因此我们首先来对付它。

对于戒烟失败的恐惧，大概主要是由其他与吸烟相关的恐惧引起的。我们将在后续章节中帮你消除这些恐惧。我们先暂时假定，烟民对于戒烟失败的恐惧真的如他们所说："我是那种一旦决定，就会去做的人。如果我戒烟失败，会觉得自己意志力薄弱。"

有一则著名的犹太笑话是这样说的：每一年，拉比都会向上帝抱怨，自己从未中过彩票大奖。最后，上帝也无能为力了，他说："你来见我时，会只走到半路上吗？先买张彩票吧！"害怕戒烟失败的烟民是否有点像拉比？在所有恐惧中，对失败的恐惧最不合逻辑。当你害怕失败时，你在推迟可能发生的灾难，而事实上这种灾难已经发生：你已经是个失败者！你也许会欺骗自己说：我继续吸烟是因为喜欢，而且我完全能自我控制，但不要以为你骗得了别人。如今，所有人都知道，烟民吸烟不是因为喜欢，而是因为上瘾；他们要么戒烟失败，要么没有胆量去尝试戒烟。

这是有关"害怕戒烟失败"的又一个完全不合逻辑的事实。"害怕戒烟失败"其实是"害怕去尝试戒烟"。你可能多年来一直拥有这种恐惧，因此没有尝试去戒烟。然而，要消除对尝试戒烟的恐惧，唯一的方法就是尝试戒烟。幸好，你不会因为尝试戒烟而失去任何东西。

最糟糕的结果是：戒烟失败。即便如此，你也不会比现在更糟。但如果戒烟成功，你就会得到巨大的好处。还有一点：反正你的家人、朋友、同事都认为你会失败，他们也相信成功戒烟就如同攀登珠峰一样艰难。如果你真的成功戒烟，他们将以你为傲。最重要的是，你将为自己而惊叹！

也许，你害怕失败的原因是，你已经戒烟数次，尝试过多种戒烟方法，相信失败是不可避免的。别急，我也曾经如此。而且，现在我的名声全仰仗于和你一样的烟民。有可能，你仍然担心，一旦戒烟失败，你对失败的恐惧会被更大的恐惧代替——对必然失败的恐惧。暂时忘掉你自己，扪心自问，你会更鄙视哪种人？不敢尝试戒烟的人，还是尝试戒烟却失败的人？我猜，你会鄙视前者，而尊敬后者。你真的无须犹豫，如果尝试戒烟，你可能失败，但如果不尝试，则必然会失败！

烟民为什么害怕戒烟成功？

现在，我们再来讨论烟民不敢尝试戒烟的真正原因：对成功的恐惧。

当我刚刚明白这一点时，情不自禁地想要说服家人和朋友：戒烟是多么简单，做个非烟民又有多美好。乔伊斯说："亚伦，难道你没发现他们根本不想戒烟吗？你只会惹他们烦。"我认为，所有烟民都觉得自己不过是在进行泥疗浴，而事实上他们正在不知不觉地滑进沼泽之中。我曾经陷至脖颈，几乎完全陷入其中，但我非常幸运地在紧要关头成功地逃了出来。

我感到左右为难。当然，乔伊斯说的是对的，我在试图让鸵鸟们接受治疗。我相信，由于那些徒劳无功的劝说，我已经失去了一些很亲密的朋友。现在，我得到了教训，不再试图劝说他们。这并非因为害怕被人讨厌，而是因为我很快明白，如果强迫他们戒烟，蚌壳就会闭得更紧。然而，要对他们不置一词，我得努力控制自己。为了让你体会到我所面临的困境，我只能这样比喻：当你看到自己所爱的人掉进沼泽之中，泥浆淹至颈部，快要沉下去了，你会眼睁睁地看着他/她被淹死吗？或者，你明知道会因此失去他们的友谊，却仍然试图挽救他们？面对这种情形，你无法作出理性的选择。无论你选择哪一种，都会失去一个朋友。但相信我，你不会只求自保，会作出和我同样的选择。

我以为让他们看书或许有效，便送给每个朋友和家人一本《这书能让你戒烟》。我抱着这样的想法：如果朋友写了一本书，即便它是世界上最糟糕的书，我也肯定会读完。让我高兴的是，有些人的确读了这本书，并戒了烟。但有些人没有戒烟，这让我十分懊恼。后来，我才知道他们根本没看这本书。我承认自己有些生气，尤其当我听说，我最好的朋友将我送给他的签名原本转送给了其他人时，更是十分恼火！

不久之后，我终于明白，他们之所以没有读我的书，不是因为他们对朋友不够忠诚，而是因为：烟民即便只是想起戒烟，都会感到非常恐惧。而我忽视了这一点。我的母亲曾经对乔伊斯说："你为什么不威胁他：如果他不戒烟，你就离开？"乔伊斯毫不犹豫地回答说："那样他就会任由我离开。"尽管我不好意思承认这一点，但事实确实如此。尽管非常爱她，不过我真的会如她所说，任由她离开的。吸烟竟然使我堕落到了如此地步！

后来我逐渐收到了很多读者的反馈，有些读者批评我说："你不应该让读者看完整本书再戒烟。因为这个原因，我每天只想读一行。"但这些读者不明白，如果我建议读者在读完本书之前掐灭最后一根烟，他们就再也不会往下看。

在前面的章节中，我提到了一位女士，她在诊疗过程中慌乱地离开了诊所。《这书能让你戒烟》这本书也会导致这种情况。很多读者读到这里，都会感到恐慌。他们想："如果我继续读下去，我就必须戒烟了。"毫无疑问，很多前来就诊的人曾想要中途离开，但不好意思这样做。事实上，有些人承认当时曾有这种想法，他们很高兴自己留了下来。但相比之下，合上一本书是多么容易啊。

我过去常常建议人们购买《这书能让你戒烟》作为圣诞礼物或生日礼物，送给烟民朋友。对于烟民来说，还有什么比这更好的礼物呢？我多么天真啊！这就像是高尔夫球的狂热爱好者掂量着圣诞礼物的大小和形状，希望收到的是12只闪

第3部分 PART 3
做好戒烟的精神准备了吗

亮的高尔夫球，但打开盒子时，却发现是一本讲解如何戒掉高尔夫球的书一样。

如我所说，这是一件两难的事情，但愿烟民们能明白：尼古丁不会消除恐慌，相反，它会引起恐慌，让他们不敢读完本书；而他们从戒烟中得到的最大收获，就是消除这种恐慌；而且，只要读完这本书，那种恐惧就已经消失了。

所以，给吸烟的朋友或家人买了《这书能让你戒烟》后，怎样才能让他们读这本书？不要将之作为礼物赠送给他们，反过来，等到圣诞节或你的生日时，对这个烟民说："我想让你送给我一件非常特殊的礼物。这件礼物比任何礼物都更让我高兴。我希望你为我读这本书。我并不是要你戒烟，只是要你读这本书。如果你读完后，仍然想继续吸烟，我也会尊重你的决定。"

如果有一种方法，能让每个烟民瞬间变成非烟民，他们就能进行直接比较。他们会想："我戒烟后，真的会感觉这么棒吗？"这句话的真正含义是："我真的陷得如此之深吗？"

幸好，有一种方法能让你直接比较戒烟前后的生活，那就是：敞开心灵。此刻，你可能很难想象没有烟的生活会如何。所有烟民在成功戒烟之前，都会这样想。你也许在此前曾经戒烟几个星期、几个月甚至几年，但仍然想吸烟，我保证，这一次你一定不会再想吸烟。烟民继续吸烟的唯一原因，就是他们害怕戒烟后无法享受生活或应对压力，或者戒烟时要经历巨大的考验。我保证，如果你读完本书，并遵照我给出的简单指导，就会更加享受生命，更能应对压力，甚至享受戒烟的过程。当你读完本书时，你自然就会明白。

如果你的爱人为你购买了这本书，你有义务读完它。如果是你自己购买的，你也同样有必要读完，以感谢自己。真正的礼物应该能让双方都感到高兴。因此，你的成功将给你带来双倍的愉悦。你可以获得如此之多！而你有什么可失去的呢？完全没有！

现在，让我们开始消解这些恐惧、疑问和不确定。我的第一条建议是，请遵循其他所有的建议。你此刻的心境如何？悲观失望？恐慌？害怕？这些都是失败的门徒。因此，下一条建议是，此刻就改变你的心境，记住你没有什么可失去的。这样，无论成功与否，你都会享受这个过程。但现在，我们将停止对失败的讨论。你将会经历一场伟大的解脱之旅，这是所有烟民都想要实现的目标。

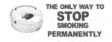

第 13 章　CHAPTER 13
但我真的喜欢吸烟

你喜欢香烟的味道吗？别搞笑了！

现在也许有些读者会说，你讲的这些我都明白，但我真的喜欢吸烟，有什么办法呢？我们现在就来研究一下，你究竟喜欢香烟的哪一点。

在看诊时，多数烟民似乎很快就能理解这一点：你从吸烟中得到的唯一乐趣就是，消除对尼古丁的渴望；由于每根烟实际上都只能引起这种渴望，所谓的乐趣或精神慰藉都只是假象。然而，这些烟民似乎无法将这种观点与日常吸烟行为联系起来。他们仍然相信，吸烟有时是快乐的。

你需要理解，无论吸烟以何种形式进行，任何烟民都未曾从中得到过真正的享受，也不可能得到享受。如果你已经戒烟，却仍然相信自己有时能从吸烟中得到真正的乐趣，你就会感到被剥夺了自由，从而更想吸烟。因此，你在余生之中，就会非常容易受到香烟的诱惑，甚至重新陷入泥沼之中。

而如此巨大的幻觉是如何制造出来的呢？人类世世代代抽吸香烟、雪茄和管烟，难道就没有人真正享受过一根烟吗？听起来几乎难以置信！但这是真的。我们将证明这一点。

请试着问烟民，他们吸烟时真的感到享受吗？记住一定要在他们抽完半根烟的时候发问。烟民们会有多种回答，但最常见的是：

"我喜欢吸烟的味道和气味。"

"我觉得你没有真正吃掉它。"

"当然没有。"

"那么，哪来的味道？"

"你含着烟时，的确能尝到烟味。"

"如果你只是为了这个，那别把烟气吸进去，不是更明智吗？"

"如果你不吞烟，味道就不完全一样。"

"为什么？肺部又没有味蕾，专家们应该已经发明出了某种东西，味道能与之匹敌，而且又不会导致致命的疾病。"

他们的确发明了这样的东西，叫尼古丁口香糖，其味道就和第一根烟的味道一样，但只要你坚持吃，不久就会发现自己很喜欢这种口香糖。如果你认为自己吸烟时，没有把烟吸进去，我怀疑你是在自我欺骗。你只是没有像有些烟民那样，刻意地深吸气，"我没有吞烟"就如同"我不呼吸"。我们很少刻意地去感受自己的呼吸，但事实上我们一直在呼吸。数年来，我都在说服自己，我没有吞烟，所以不会产生危害。但我严重咳嗽的毛病从何而来？我没有问过自己这个问题，烟民们都只听得见自己想听的东西。

那么，我们为什么会相信自己喜欢香烟的味道？因为我们从生下来就被洗脑，从而形成了这一幻觉。你可能认为，最初几根烟能驱散这种幻觉。事实上，在最初吸烟时，我们会发现香烟味道糟糕，因此在意识或潜意识之中暗暗地舒了一口气，并认为：我们将不会上瘾，不会变成那种将大量金钱花在吸烟上，并最终毁掉自己的笨蛋。那么，我们为什么还会抽第二根和第三根烟呢？当然不是因为我们喜欢烟的味道。有些人辩称，他们知道必须坚持吸烟，才会领略到香烟的美妙。然而，这就相当于认为：瘾君子在抽第一根烟之前，或首次注射海洛因之前，或喝第一杯酒之前，就有意地想要上瘾！

你真的相信，瘾君子或嗜酒者会在需要毒品或体验到毒品的味道之前，就计划要上瘾吗？坦白地讲，这根本不合逻辑。对于毒品来说，你并非先尝到味道，然后再上瘾。事实正好相反，你先上瘾，然后才能尝到其味道，或更准确地说，你得先学会忽略其味道。如果你相信自己真的需要毒品，你就会远离毒品，因为你害怕自己上瘾，从此无法得到解脱。有些聪明的人连一口也不会尝试，就是出于这个原因。

我们认为自己喜欢吸烟的另一个原因是，味道与气味紧密相关，所以我们可能会喜欢香烟的气味。如果你真的喜欢烟味，吸烟就的确是一种愉悦。但如果你仔细探究真相，就会发现，你只是在吸烟时才喜欢烟味。抽管烟的人想要吸烟时，把鼻子探进烟袋里闻闻味道，就会感到很大的愉悦，但当他点燃管烟之后，就不是这样了。你只有在看着他人吸烟时，才会觉得气味美妙。

由于我整天坐在挤满烟民的屋子里，我的身体也会产生尼古丁戒断反应。偶尔，我闻到他人吸烟时散发的烟味，觉得那种气味很美妙，尤其在露天环境下更是如此。一些人因此感到不安，他们问："这不会诱使你吸烟吗？"绝对不会！当闻到这种气味时，我无暇享受烟味，只会非常高兴，庆幸吸烟的不是自己，我的肺或钱包也不会因此遭难。而对于吸烟者的怜悯，在一定程度上减轻了我兴奋的程度。我将在后续章节中解释，为什么有些烟民偶尔会觉得烟味很美妙。

我们认为自己喜欢吸烟的主要原因是，在刚开始吸烟的数年中，我们并未意识到自己上瘾。尽管我们已经感到自己对香烟产生了依赖，觉得没有烟就无法放松、集中注意力或应对压力，但我们还没有接受这一事实。因此，我们肯定喜欢香烟的味道，要不然我们为何要吸烟呢？一旦学会吸烟，就真的会觉得其味道美妙，这是常识，为何还要对此质疑呢？尽管它可能是常识，但它仍然只是一种误解。

还有一个原因是：有些烟的味道似乎的确美妙得多。"有些烟"并不是就烟的品牌而言，我指的是在不同场合抽同样的烟。就连烟民自己也会承认，在冬天，早晨的第一根烟实在毫无享受可言，但他们仍然无法跳过。顺便提一下，烟民早晨抽第一根烟时，容易引起咳嗽。这不仅是因为你整晚没有吸烟，尚未适应过来，更是因为经过一夜，身体对尼古丁的抵抗已经部分丧失，你必须再抽一两根烟，才能使之恢复。

有些烟民称，如果他们买不到自己喜欢的某个品牌的香烟，他们宁愿不抽。既然可以不抽，他们何必学会抽那个品牌的香烟呢？而且，他们真的相信自己在吸烟的问题上宁缺毋滥吗？也许，这只是瘾君子们为了维持表面的自尊而自我欺骗的一部分。这个问题值得争议，但有一点是肯定的：他们骗不了其他烟民。所有名副其实的烟民都认为，抽骆驼粪总好过无烟可抽！

因此，为何在某些情况下，你钟爱的品牌香烟似乎味道美妙得多呢？想象一下，当你掐灭第一根烟，尼古丁离开你的身体时，你的体内已经生成了一种渴望，不是渴望食物，而是渴望尼古丁。尽管那种感觉中没有痛苦，但它确实存在。但由于它几乎无法察觉，多数烟民终其一生也未能意识到它的存在。它只是一种空虚、焦虑和不安的感觉，而烟民们对这种感觉的体验就是："我想要或需要抽根烟。"

当烟民再次点燃香烟时，尼古丁便会迅速进入体内。空虚和不安顿时消失，烟民便立刻感到精神振奋。这就是烟民所形容的"放松舒适"，或烟草广告中所说的"最大的满足感"。然而，你只有在之前感到不放松、不舒适或不满足的情况下，才能证明，一根烟或其他的类似毒品让自己感到放松、舒适或满足。为什么烟民最喜欢"饭后一根烟"呢？在饱餐之后，他们本来就已经感到放松和满足了。非烟民也是如此。

因此，十分明显，吸烟远远不能让烟民感到满足，反而只能引起不满足感。然而，由于尼古丁与普通的饥饿、焦虑或压力所引起的空虚和不安相同，真实的情形被混淆了。对尼古丁的渴望只会使空虚和不安更加严重。很多人是在经历一段时期的焦虑之后，才开始吸烟的，他们已经将这种焦虑状态视为正常。由于他们没吸烟时会感到"心痒"，吸烟时则能部分地"止痒"，他们理所当然地将香烟视为精神慰藉或朋友，而不是敌人。

正是尼古丁加强了你心中的空虚感

另一个问题是，多数烟民起初往往都是轻度烟民。因此，他们大部分人都在遭受"痒痒"的折磨，而不是在消除"痒痒"。而且，尽管"心痒"会引起日益强烈的紧张情绪，但由于它非常微弱，烟民会将之视为正常，认为它只是现代生活压力的一部分。

但真正的问题是，尼古丁是一种毒品。随着人体生成相应的抵抗力，我们

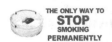

会不禁在吸烟时更频繁地用力吸，我们会增加吸烟的次数，换用更强劲的大支香烟，来增加尼古丁摄入量。当然，这一过程是渐进的。你吸入的尼古丁越多，身体对香烟的抗拒就越强，很快，吸烟就只能部分"止痒"了。

假定，最强烈的兴奋对应的数值是 +100，最强烈的低落是 -100。假定你在滑落尼古丁深渊的过程中，已经到达这一阶段："心痒"使你一直处于 -10。需要强调的是，你不会意识到自己处于 -10，因为你会将此状态视为正常。假定当你点燃香烟时，回升到 -5，你会受到轻微的激励。很多烟民终其一生也没有在意识层面上觉察到这种激励。然而，它是真实存在的。我们的潜意识大脑能察觉到它，这就是我们吸烟的原因。我使用了"激励"一词，你可能认为它是某种形式的精神慰藉或愉悦。随后我将解释，就连这种激励也是虚幻的。

假定你正经历一个"倒霉的日子"。这是周一早晨，邮递员高兴地对你说"早上好"，但他的声音似乎有点过于欢乐。他带来的账单比往常多一倍，而你支付不了。你已经上班迟到，而这又是一年中的第一个严寒天。你花了半小时才坐进车里，又花了半小时才将挡风玻璃清理干净。接着，你听到了"呜哇呜哇"的声音，除了牙医钻牙的声音，这是世界上最让人痛苦的声音——电池快用光了。它不将最后一点能量用于发动汽车，却用来大肆宣告自己寿终正寝。

假定上述不幸遭遇让非烟民感到沮丧的程度是 -40，那么烟民就会是 -50。自然，你会点燃一根烟，马上得到 +5 分的激励，但你会感到快乐和高兴吗？抽那根烟时，你会感到愉悦吗？它能让你发动汽车或付清账单吗？对于烟民来说，尽管烟味糟糕，但在极度焦虑的情形下，吸烟仍然很必要。这就好比：当你长时间遭受剧痛的折磨时，任何能够稍稍缓解疼痛的东西都是雪中送炭，即便你仍能感受到剧烈的疼痛。

尽管吸烟能给你 5 分的激励，但你仍然比非烟民低 5 分。你会说，即便只是幻觉，那 5 分的激励不也让你感觉更好吗？我将用身体疼痛作比。如果你的身体疼痛值是 40，你会使其增加至 50，以便能恢复到 45 吗？如果是这样，为什么不就停留在 50？如果你能将疼痛值增加至 100，再使之回落到 95，这 5 分的激励可能会显得更加有效。这就是毒瘾对人体所产生的实际作用，但烟民却不理解这一点。

我还要强调一点：烟民的状态之所以比非烟民低 10 分，与吸烟对健康、自由或自尊等的损害无关，它只与"心痒痒"导致的空虚和不安有关。实际上，由于这些其他因素的影响，烟民们的感受将远远在 −10 以下。然而，由于分值是逐渐下落的，烟民们并不会觉察自身的状态变化。他们将这种精神不振的总体状态也视为正常。

　　即便他们没有遭遇常见的重创，这样的烟民也已经达到了一种很糟糕的状态：他们忍受持续性的压力，而这只是因吸烟而引起的。单单是想到戒烟，就足以让他们惶惑不已，更不用说真的戒烟了。此时，他们就远远不止比非烟民低 5 分，这就是所有毒品的邪恶之处。你已经沉到谷底，无须遭遇"倒霉的一天"，因为毒品已经使你人生中的每一天都变成了"倒霉的一天"。但自然而然地，你在生活中越感受到压力，你就越需要那 5 分的激励。不然，你以为有些人宁愿截肢也不愿戒烟，是出于什么原因？

　　假定吸烟引起的健康问题和其他副作用，使烟民的生活又减少了 30 分。这样，他们就比非烟民少了 35 分。事实上，烟民吸烟时情况更加糟糕。幸好，你一旦戒烟，所有这些负分都可以抹去，只要你戒烟的时机还不太晚！

　　当烟民处于危难之际，烟的味道对他们根本就不重要了。即便烟味真的很美妙，在当时的境遇下，你也只能得到虚幻的 5 分"激励"，仍然会感到十分痛苦。现在，我们来看看烟民们很享受的那些吸烟时机：它们往往是在饭后、喝酒时、喝咖啡时、购物回家后、运动之后和性生活后，不是吗？

　　尽管不同烟民的吸烟偏好各异，但烟民们享受的吸烟场合似乎有两个共同点：一，他们已经有一段时间没有吸烟；二，他们本身就感到轻松愉快。我们以"饭后烟"为例。当我们结束整天的工作并吃完晚餐时，尤其感到轻松。而在度假时，我们的心情更加放松，完全将工作、账单和家务之类的俗务抛诸脑后。餐厅的气氛和布置十分温馨，视野开阔，而同伴也和你一样友善、快乐、体贴和心胸开阔。就连侍者也在微笑，神情愉快。他拥抱你，亲吻你妻子的双颊。他从未见过你，但待你就像明星一般。尽管他也以同样的方式招待下一位顾客，但这有什么关系呢？晚餐美妙至极，食物前所未有地美味，美酒也很醉人。你的皮肤被晒成了褐色，穿着最漂亮的衣服。而如果假期才刚刚开始，你

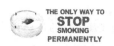

口袋里还有大把的钞票，一切都完美至极！餐厅的背景音乐让人沉醉，你受到感染，开始唱歌，当地人也随你一起唱。后来，你发现他们也是害羞而保守的英国人。令人吃惊的是，你的歌声比著名歌星的还要动听。不，就连他也不可能比你此刻感到更加美妙。你完全处于100%的兴奋之中！

你怡然自得地抽着烟，但后来，当你再次伸手取烟时，发现烟盒空了："见鬼！我才打开没几分钟。哦，我可能都分给别人了。别慌，外套里还有两盒。"

接着，你把外套翻了个遍，却一无所获。你突然想到：你称为老婆的那个傻女人，那个好管闲事的愚蠢而烦人的家伙，在你们出发前最后一刻，让你换了外套。但还是不用慌，你可以买一包当地的烟。尽管其味道就像不新鲜的茶叶，但在这样的夜晚，谁在乎呢。然而，笑意盈盈的侍者盖斯波告诉你，他们不出售香烟和雪茄。

你开始感到慌乱。不过，你还有同伴布里茨，你不介意向他借烟。换作是你，你也会慷慨解囊。何况他们整晚都在抽你的烟。奇怪的是，他们都声称自己是非烟民，只有两人除外。而那两个烟民中，一个没有烟，另一个的烟则只够自己抽的——真是个自私的家伙！

恐慌开始攫住你的心。你又转向盖斯波求助，他整晚都在你身边卑躬屈膝，如果他想挣一大笔小费，肯定会为你赴汤蹈火。总会有个侍者吸烟吧？但侍者们都说"对不起"。你知道厨师吸烟，因为之前还担心他的烟灰会掉进当地的"特色菜"里，但他也说："对不起，先生。"此时，你留意到盖斯波手指上的烟渍。你非常愤怒，但盖斯波说："我不懂英语。"而他先前还说自己在SOHO待了16年呢，真应该让所有外国佬都去学英语！

现在，你感受到了泰坦尼克号上的乘客在最后时刻所体验到的那种恐慌。他们把这家破餐馆建在悬崖顶上，一面是100英里的汪洋大海，另一面是100英里的荒芜沙漠。你肯定没办法弄到香烟，除非将盖斯波倒提着抖几下。但你稍加思索后，放弃了这个想法。现在，你能看到，那笑脸之下隐藏着一个冷酷的男人。

与此同时，餐厅里充斥着难听而喧闹的噪声，一群喝了酒就忘乎所以的家伙正在唱歌。为什么他们不没收这些人的护照？他们为什么要在食物中放这么

做好戒烟的精神准备了吗

多大蒜？我喝的又是什么破玩意儿？谁听说过紫色的酒？如果我愿意在酒里面加一磅水果，我干吗不点一份水果沙拉！真是讽刺！它还有自己的小伞。难道他们担心，一旦下雨，这杯酒就会被毁掉吗？为什么那个咧着嘴笑的傻瓜盖斯波不停问我"你还好吧"？难道他没看出我快死了吗？说到底，我们干吗会到这个荒凉的地方来？我想去布莱克浦！

也许我的描述略微有点夸张，但我相信你深有同感。烟民们如果在饭后不能吸烟，就根本不会有好心情，他们会感到沮丧和痛苦。如果他们的沮丧程度是 −50，那么，是否抽这根烟就能导致 150 分的差异，而不是 5 分呢？正是因为这个原因，烟民们觉得有些烟更加美妙。然而，实际上同一盒烟的味道完全相同，烟味没有变，是烟民的想法一直在变！

相信我，你其实从未享受过吸烟

前文中说道，在烟民每天所抽的烟中，他们只享受寥寥几根。而事实上，他们从未享受过其中任何一根。如果你吸烟时是下意识的，那么你根本就不会觉察到味道，因此无法从中得到乐趣。如果你有意识地吸烟，就会觉得味道很糟糕——原因很简单，因为香烟本来就味道糟糕！正是因为这个原因，在大多数情况下，吸烟都是无意识行为。也正是因为这个原因，我们终其一生都是烟民，努力忽略各种强大的戒烟理由，拼命抓住任何能够想到的可笑借口，以便能"再抽一根"。如果你每次点燃香烟时，逼迫自己体味它糟糕的气味和味道，并想到一生中将为此浪费 3 万英镑，想到这根烟或许会引发肺癌，你还会感到享受吗？别再逃避了！正是这根烟，将使你患上肺癌，因为，如果你抽了这一根，又怎能不抽第二根和第三根？你要么不抽烟，要么就会一直抽下去！

绝大多数人都记得第一次吸烟时，烟的味道是多么糟糕。当我年轻时，除非你永远和鲍嘉那样叼根烟，不然人们就不会认为你是真正的男子汉。要学会那样叼着烟并不简单，我花费了数小时练习这个过程，那真是件痛苦的事。有时候，烟灰飘进我的眼睛，和催泪瓦斯一样让我涕泪不止；有时候我的嘴唇被烧焦，和烟粘在一起，我拿下烟头能撕下一块嘴皮；有时候，烟蒂紧紧粘在我

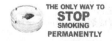

嘴巴上，但当我试图取下时，其余部分却断开了，烧着了我的手指，此时我就会感到更加难堪。

有些烟民认为，自己抽第一根烟时就很享受。很遗憾，这只是因为他们的记忆已经变得模糊。或许他们第一次吸烟时，得到了某种间接的愉悦：比如，好奇心得到了满足，或者感觉自己像成年人，或觉得自己在反叛传统。但确切地说，真正的吸烟过程不能用"愉快"来形容。这与香烟的味道无关，无论你处于哪个年龄段，当你第一次吸进烟气时，肯定会咳嗽。或者，如果你连续抽3根烟，肯定就会感到恶心。

显然，这无关味道好坏。事实上，只有当我们感到烟味很恶心，实在无法忽略它时，我们才会察觉到味道。然而，即便在那种情况下，我们仍然会吸烟。可笑的是，我们通宵派对时觉得烟味如此美妙，但之后却感到口气难闻，以至我们想要戒烟。喜欢烟的味道和气味，是烟民常常给出的理由。因为这意味着他们完全能自我控制，吸烟只是他们的自由选择。他们认为，承认吸烟是因为它有助于集中注意力或舒缓压力，事实上就是说："我是不完整的！我很脆弱！没有这个好伙伴，我就无法应对生活！"而对于已经承认这一事实的烟民来说，下一步就是承认自己上瘾了。然而，当我问他们，为什么将这种味道寡淡的毒气吸进肺里，就有助于集中注意力或缓解压力时，他们会不知所措。

集中注意力和舒缓压力曾经是我的主要借口，值得专辟一章进行介绍。但当我是个年轻的会计员时，巨大的压力从何而来？我受过良好的训练，工资可观，拥有足够的资历和能力，自信满满。事实上，工作对我来说就是小菜一碟。我所遭受的真正压力来自吸烟，其余的压力在当时看似真实存在，但我现在意识到，那只是为吸烟所找的一个狡猾的借口。

二战爆发那年，我正好5岁。我被疏散到一对夫妻家里，他们对我很凶。那是我一生中感到非常紧张的一段时间。我们被称为"难民"，备受当地人憎恶。我每天要走两英里路去上学。我记得，为了免受当地孩子的欺负，我每天都得走不同的路线。在那样脆弱的年纪，而且是在那样紧张的环境之下，离开父母对于我来说，不啻为一种严峻的考验。然而，我就像兔子一样，无须香烟也能生存下来。我不认为那段经历给我留下了什么不可修复的创伤，相反，它锻炼了我的生存能力，使我变得更加强大。

　　还有一种常见的理由是：我只是因为无聊才吸烟，这是个中级阶段的借口。你发现自己其实并不喜欢吸烟，但你仍不愿意承认上瘾。你会想：这简直是在侮辱我的智商，我花费不少钱，冒着患病的危险，把毒烟吸进肺里，却不是因为从中得到精神慰藉或愉悦，而只是因为我想不到打发无聊时光的更好办法？我不认为，吸烟真的是你想出的办法。事实上，我认为你吸烟之前根本未加思索。无论怎样，如果你是那种会感到无聊的人，我想你很快也会觉得吸烟很无聊。毕竟，吸烟并不是什么需要你绞尽脑汁的大事。我觉得，当你抽完 10 万根烟以后，吸烟就变成了一种无意识的行为！

　　毫无疑问，事实就是如此，就连点烟的动作也是不自觉的。因此，吸烟怎可能缓解无聊情绪呢？它只会引起无力感，因为它往往会阻止烟民去找到真正的解脱方法。即便烟民想要寻找其他方法，以打发无聊的时间，他们也往往没有足够的心理承受力。烟民们无聊时就会吸烟，是因为他们无法将注意力从"痒痒"上转移开去。

　　另一种中级阶段的借口是：吸烟让我感到放松。如果你接着问他们，吸烟如何使他们放松，他们又会无话可说。

　　数年前，一个领养机构声称，不允许烟民领养孩子。他们的动机可以理解，但真的有必要如此迫害可怜的烟民吗？他们的生活本来就已经很艰难了。有个人强烈反对这件事，他说："他们完全搞错了。我记得当我还是孩子时，都会趁母亲吸烟向她提出要求，因为我知道此时她情绪更放松。"那个男人没有想想，为什么母亲没吸烟时，就不能提出要求呢？为什么当烟民不吸烟时，就连他们本应感到完全放松的饭后时光，也变得如此不轻松呢？当你下一次在超市看到年轻的主妇，因为一点小事对孩子大喊大叫，请你留意观察：她往往一出超市就会点烟。

关于吸烟的奇妙借口

　　有些烟民通过分析，能判断自己并未从吸烟中得到真正的愉悦或精神慰藉，

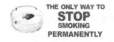

但他们声称享受这个过程：闪亮的香烟外包装、金色的打火机和烟盒令人陶醉。你打开烟盒，将烟递给亲密的朋友，将烟点燃。当第一口烟吸进肺里时，你感觉到一种美妙的嗡嗡鸣响。

我们很难击破诸如此类的说法。然而，如果我们稍稍深入探究，就会证明这些话的愚蠢之处。我们往往会将生命中的很多事情仪式化，如求爱、婚礼、性爱以及守夜等等，但这些仪式总有某种目的。除了吸烟，你能想到一种为了仪式本身而进行的活动吗？如果吸烟是一种让人愉悦的仪式，我们为何不稍稍变更其形式，并不真正点燃香烟，从而在保留愉悦性的同时，避免吸烟仪式中不好的一面，如：肮脏、贫穷、昏沉、奴役以及堕落？这样做会使吸烟仪式有何不同吗？为什么不同？

通过探究一项与吸烟最具有可比性的仪式，我们可以解释其原因，这项仪式就是吃饭。我们会为了某些特殊的晚餐或宴会而精心打扮，布置好银质餐具、最好的瓷器、刻花玻璃器皿以及大烛台。这些都能增加宴会的情趣。但是，如果你得知在宴会上不能吃食物，你还会喜欢这种仪式吗？

而我们在吸烟时，绝大多数情况下根本就没有经由这种仪式。如果重要的是仪式本身，我们为何还要抽这些烟？美妙的嗡嗡鸣响与仪式无关，你只是想在这一片刻体味到快乐，而如果你戒了烟，你将在余生之中都感到这种快乐。金银器皿、刻花玻璃容器以及吸烟时用到的那些闪亮的装备，都只能帮你蒙骗自己和他人，使之看不到这一事实：吸烟只是一种肮脏、恶心、反社会、浪费钱且非常危险的沉溺行为。

这些年来，我听到过无数种吸烟的理由。在此，我只讨论较普遍的几种。有些人说："我吸烟只是为了增进社交。"但我真的难以想象，还有什么行为比吸烟更加反社会。

"我只是为了减肥。"真奇怪，你没想过少吃点儿？我认为，当你想少吸烟时，就会吃得更多！这个理由虽然不合逻辑，但多数烟民正是这样做的。

"烟是我最好的朋友。"这只是幻觉。然而，许多烟民都相信这一点，我也曾在 30 多年中对此深信不疑。

如果我想卖给你一种万灵丹。这种药有助于集中注意力，但半小时后又能帮你解除疲倦。在你紧张或放松的时候，它都对你有帮助，其味道和气味也十分美妙。此外，它还有助于减肥和社交活动。我自然认为它将是你最好的朋友，但你会相信吗？当然不会！你会立刻将我撇在一边。然而，这正是烟草公司和烟民们所宣称的香烟的好处。

也许你觉得，我忽略了另外三种烟民常用的借口：

"我就是没法戒烟。"我同情你。至少你对自己是诚实的。这意味着，当你读完这本书，你将成功戒烟。

"我想戒烟，但现在时机没到。"稍后我们将对此展开讨论。

还有种最常见的理由："这只是一种习惯。"

有了这个理由，烟民们就无须作出进一步解释，似乎吸烟已经不再是他们的问题：这只是种习惯，无法打破，我能怎么办呢？

还有一种说法是："我喜欢吸烟。"相信戒烟是种习惯，是烟民们的一种幻觉。但即便是那些似乎完全理解了我的话的烟民，也发现这种幻觉最难粉碎。他们或许也相信吸烟是一种毒瘾，但他们仍然将其看作一种习惯。

为了永远不再受尼古丁奴役，你必须彻底洞察吸烟的本质，而要做到这一点，你需要明白：吸烟不是一种习惯。

第 14 章　CHAPTER 14

吸烟到底是习惯还是上瘾

为什么要抓痒痒?

吸烟到底是习惯还是上瘾?也许两者都是,但谁在乎呢,反正我们都知道很难停止吸烟。但是,如果你彻底理解了尼古丁陷阱和烟民的本性,就会发现事实并非如此。了解习惯和上瘾之间的区别,至关重要。说到这里,你千万不要忙着冲向字典,这对你无益。很不幸,如今的社会常常将其用作同义词,使区分变得更加困难。我们甚至将吸食海洛因也称为一种"习惯"。

我将对香烟的渴望称为"痒痒"。请想想:我们为什么要抓痒痒?这将有助于你理解习惯和上瘾之间的区别。

"因为这样能止痒。"

"如何止痒的?"

"将痒的地方抓疼,使你不再注意到痒痒。"

"为何要抓疼?疼痛并未真正止痒,只是让你分心,一旦疼痛退去后,你仍然会感到痒。既然如此,为何要抓痒痒呢?"

"我不知道。"

抓痒是我和乔伊斯之间永远的争论点。如果我被虫咬后,开始抓痒。乔伊斯就会说:

"这只会让伤口更严重。"

"你无法证明这一点，除非你有两处被咬，你挠一处，不挠另一处。"

我怀疑她是对的。关于抓痒的益处，我有一套理论，但我不知道其原因。我无须知道原因。我不知道为什么按下开关，灯就会亮，尽管我会接线，但还是不理解其工作原理。关键是，我无须弄清楚。抓痒可能有害，但我不在乎。只要别人不阻止我抓痒，我就不会觉得不对，即使我持续不停抓一个月，也没关系。但要强忍住痒，不准抓挠，我无法忍受。如果你此刻正在抓痒，别感到不安，我也是。其实抓痒比打哈欠更易于传染。

这对于理解吸烟有何用处呢？我只是举了一个例子，解释潜意识或本能是怎样发挥作用的。有时候，我挠得太用力，蚊虫叮咬的地方都流血了，此时乔伊斯的理由就得到了显而易见的证实。但我还是遵循直觉，去抓挠伤口，就像那位声称需要抽根烟的女士，她明知道这种说法不合逻辑，却仍然会吸烟。然而，每当我嘴边长了疱疹，我的第一反应是去抓挠它，但经验告诉我，这样只会使疱疹越长越大。如今，每当我嘴边长了疱疹，我的直觉大脑和理性大脑都会说："别挠。"于是我就不去挠它。

在我戒烟前30多年中，我的理性大脑一直在说："不要吸烟。"但我心中那种微妙的"痒痒"不停地恳求着："抽根烟吧。"这时，我就会抓痒。我一直不明白，为什么自己敢抓挠虫咬的伤口，却不敢抓挠疱疹。但我知道自己抓挠尼古丁"痒痒"30多年，也知道这种痒痒为何不再存在，且永不复回。抓挠疱疹不会有任何益处，只会使原有的疱疹更严重。抽第一根烟却会引起尼古丁"痒痒"，而随后每抽一根烟，都会使"痒痒"越来越强烈，直至最后毁掉我们的身心！

习惯和上瘾的区别

以前我常常自称尼古丁瘾君子。我并非真的认为自己是瘾君子，而只是认为我养成了吸烟的习惯。我实为瘾君子，却相信自己只是拥有某种特殊的习惯，这种情形真是复杂，难怪我们的大脑会如此困惑呢。现在我知道，如果长辈们能告诉我习惯和上瘾之间的真正区别，而不是努力让我相信吸烟是一种非常不

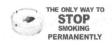

健康、肮脏和浪费钱的行为，我肯定不会染上烟瘾。

很多年来，我都称自己是个高尔夫瘾君子。我喜欢打高尔夫，不会放过任何一次机会。在工作日期间，我大部分时间都在计划下一次高尔夫活动。我真的觉得自己对高尔夫球上瘾了。打高尔夫球本来只是一种娱乐或消遣，但我已经养成了竭尽所能沉溺于这种愉悦之中的习惯，我认为这就是真正的上瘾。

为什么两者之间的区别如此重要呢？因为，相信吸烟是一种习惯，会导致如下错误结论：

1. 吸烟能带来某种愉悦或慰藉。不然，怎会有人养成吸烟的习惯呢？尽管他们的意识无法为此找到合理的原因，但潜意识仍然会告诉他们的确如此。这就引起了第二个问题。

2. 即便再也不吸烟，他们在潜意识之中仍会相信，吸烟能带来愉悦或慰藉。他们就会感到丧失了某种愉悦，并很容易在余生中再次上瘾。

3. 他们相信：只要不经常吸烟，偶尔抽几根香烟或雪茄，就不会导致再次上瘾。根据以往的经验，他们的理性大脑知道肯定会再次上瘾，但直觉大脑却与之作对。

当我问那些复吸者为何会戒烟失败时，对方往往这样回答："我不知道。"

我们之所以要了解习惯和上瘾之间的区别，最重要的原因就是：我们如果不这样做，就无法理解烟民或尼古丁陷阱的全部本性，因而易于再次上瘾。

如何区分习惯和上瘾呢？有两种有效方法。你是否发现，重度烟民通常很羡慕那些一天只抽 5 根烟，或偶尔在社交场合才吸烟的轻度烟民？但是，一个每周打 5 次高尔夫的狂热球迷，会羡慕一个月只打 1 次的人吗？所以，第一点是：如果是习惯，那么你只会在真正想做某事时才去做；而对于上瘾，你会希望自己不必去做。既然如此，为何很多烟民都坚称自己喜欢吸烟呢？因为他们被洗脑了，他们以为自己喜欢吸烟！然而，如果重度烟民如此羡慕轻度烟民，从逻辑上来说，他们应该会更加羡慕非烟民。但为什么事实并非如此呢？因为他们错误地认为，轻度烟民能够自我控制，能得到烟民和非烟民的双重好处。而事实上，轻度烟民只得到了双重坏处。

如今我很少打高尔夫球，因为打球时我经常考虑戒烟课程安排，想着如何能更有效辅助烟民戒烟。但当我对高尔夫丧失兴趣后，我只是停止打球，而不是经过数年，才能打破已经养成的习惯，也不需要专家帮助我戒除高尔夫瘾。"习惯是很难打破的。"这句俗语产生的唯一原因就是：60%的人都沉迷于尼古丁，而他们认为这只是个习惯。他们发现这个习惯几乎无法打破，因此便自然而然地以为所有习惯都难以打破。

你也许听说过很多这样的例子：烟民只是厌倦了吸烟，于是才决定戒烟，结果便异常容易地戒掉了，我就是其中之一。但别忘了，在发现戒烟很简单之前，我已经厌倦吸烟30年了。如果你用心探究一下，会发现其他人都和我有着类似经历。如果你指望自己某一天对吸烟心生厌倦，结果就一下子就戒了烟，那你肯定是在骗自己。

区分习惯和上瘾的第二点要领是：上瘾时，你越不喜欢这种毒品，在幻觉中就越依赖它，从而会摄入更多。

如果只是习惯，你就能自我控制。在别人眼中，你的习惯可能显得肮脏和可恶，甚至你自己也觉得如此，但你做这件事的唯一原因是你想要做。只要你想打破某种习惯，就会轻易做到。

"这是种习惯"不足以解释任何一种习惯性行为，无论这种行为是吸烟还是其他。只有你经常重复这种行为时，它才成为一种习惯。"这是种习惯"本身并没有蕴涵目的性，但某些行为之所以变成习惯，可能有着潜在的原因：它能带来好处。如果真的如此，为什么要打破习惯呢？如果某种行为不能带来任何利益，人们就不太可能有意地养成这种习惯，除非他们受到蒙骗，将害处错当成利益。毒瘾就是一个这样的例子。

吸烟不是习惯，是一种毒瘾

有些所谓的戒烟专家声称，若要戒烟，你必须从心底里想要戒烟。这是显

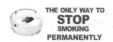

而易见的，他们这样说，其实是在承认自己对于吸烟一无所知。这就像是说："如果你想要搭乘公共汽车，你必须首先登上车。"多聪明的点子啊！如果人们不想戒烟，他们为何要戒烟？那些专家又会将他们的理论反过来说："如果你真的想要戒烟，戒烟就相当容易。"简直是胡说八道！他们为什么看不见像我一样的无数烟民？我们讨厌吸烟，多年来拼命想要挣脱尼古丁陷阱，尽管戒烟事关生死，我却还是无法戒掉。

很多烟民相信，他们选择吸烟只是因为喜欢。然而，如果他们哪一天想要面对现实，列出身为烟民的好处和坏处，并以十分制分别打分，其结果会一致表明："你真是个恶棍，别吸烟了！"正是出于这个原因，所有烟民都本能地觉得自己很蠢。事实上，他们并不愚蠢，而是有一种力量在驱使着他们，使他们无法自我控制。我们用一个词来描述它，就是"上瘾"。

但"上瘾"这个词并没有阐释出我们所处的困境。为这个困境起个名字，对我毫无帮助，而只会使境况更加糟糕，因为上瘾本身并不真实存在，它只是心灵误以为存在的某种状态。消除了这种误解，你就能消除毒瘾。而给这种误解起一个名字，只会使瘾君子们相信这种状态真的存在。"酒瘾"这个词也产生了同样的作用。很多嗜酒者认为，他们的生理与他人不一样，因此而处于事实上并不存在的监狱之中。如果他们拥有足够的运气和计谋，也许能逃出一个戒备森严的真实的监狱，但他们怎能逃出一个并不存在的监狱呢？

因此，我们必须明白吸烟不是习惯，而是一种毒瘾。当你相信它只是一种习惯时，你真正的意思是"我不知道自己为何吸烟，虽然我并未从中得到真正的乐趣，但吸烟只是我养成的一种习惯。如果我能坚持不抽，时间就会解决这个问题，我对于香烟的渴望也终将消失。"但你只是在自欺，你吸烟并非出于习惯。你在心情愉悦或糟糕的时候就会吸烟，是有实实在在的原因的，你不理解这个原因，并不意味着它不存在。它只是一种微妙的幻觉，但只要你仍被欺骗，你的处境就不会改变。因此，即便你已经戒烟数年，当你情绪紧张时，因为某些不知名的原因，你的大脑就仍会记起香烟似乎有所帮助，从而再次吸烟。如果你和我一样，对吸烟有了充分的了解，就永远不会再受到诱惑。我并不是说你就能抵抗诱惑，我的意思是，你就没有吸烟的需要或欲望了。

烟民们在一股神秘力量的驱使下，继续摧残着自己的身体，生活得十分悲惨。我们将这种力量称为"瘾"，它并非不为人所知，相反，它是一种常见的力量，也是我们所经历过的最糟糕的体验。这种体验叫作恐惧。问题是，它的作用方式是反的。当你停止吸烟而且尼古丁已经离开身体后，你才会体会到那种空虚和不安；当你点燃香烟时，这些感觉得到了部分缓解，你的大脑因此被愚弄，相信香烟是你的精神慰藉或朋友。你沉溺得越深，就越觉得自己需要这种精神慰藉。

聪慧的人易于陷入各种诡计之中，尼古丁陷阱也是其中之一。然而，你一旦知道这是个花招，除了傻子谁也不会再继续欺骗自己。这就是我们的戒烟成功率很高的原因。一旦你完全理解了尼古丁陷阱，你就再也没有需要或欲望去吸烟，就像你无须以头撞墙一样。

如我反复所说，一旦烟民理解了尼古丁陷阱和烟民的本质之后，他们就很容易戒烟。我也相信，尼古丁陷阱的威力源于自然赋予人类生存所必需的两种力量。恐惧是其中之一，我们已经讨论过，另外一种则是：饥饿。

饥饿的妙处

为了确保人类能够生存下去，造物主赋予我们两种重要的感觉：饥饿和渴，但我们往往将其视为理所当然。其实，饥饿是一种十分巧妙的生理机制。人类知道如果不进食就会死亡，但其他动物不知道这一点。然而，其他动物进食的原因与人类完全一样：饥饿！你以为，虫子知道不进食就会死亡吗？所有生物生来就拥有一种异常强大而神秘的动力，这种动力就是饥饿。

我们无须特意地呼吸，是多么幸运的事啊。否则，我们肯定活不过几个小时。所有动物都无须特意记着何时进食，因为我们的身体会自动发送信号给大脑。我们还被赋予了神奇的嗅觉和味觉，因而能区分食物和毒药，以及哪种食物适合哪种动物。当你买一辆新车时，你无须将各种液体燃料逐一倒进油箱来检测最适合的一种，汽车厂商比你更清楚，他们会告诉你应该使用柴油还是汽油，甚至哪种型号的油。如果你想知道为什么饮食专家们似乎各有道理，为什么人类社会的总体趋势随时间而变更，那么你就是在扮演上帝的角色。野生动物无需营养师，造物主已经赋予了它们本能，让它们知道哪种食物于己最为有利。人类也是如此。

饥饿最巧妙的一点是：它不会让人感到巨大的肉体痛苦。我们可以整天不进食，而不感到痛苦。我们的肚子也许会咕噜噜直叫，但这不是肉体痛苦。原则上来说，绝食抗议者可以继续生存数个星期。我记得很清楚，小时候，每逢星期天，午餐总会比平时晚两个小时，但我却不觉得饿。如果你能闻到美味香肠的气味，却无法满足口腹之欲，你会非常痛苦，倍受煎熬，但那不是肉体上的痛苦。

如今，我的饮食习惯和戒烟以前差不多。我每天会吃早餐，但在晚上 7 点之前，我不会再碰任何事物。尽管连续 12 小时不进食，我却根本感觉不到饿，而且，如果有人在我看诊时让我去吃东西，会使我很恼火。然而，如果下班太晚，一闻到乔伊斯烹制的美食，我就会突然感到很饿。事实上，食物的香味并不是我感到饥饿的诱因，它只是被发送至我大脑的信号，使我觉察到在那 12 小时中积聚在体内的饥饿感。饥饿只是一种空虚、不安的感觉，如果得不到满足，就会先后引起消沉、易怒、恐惧，直至恐慌！

这些症状听起来很熟悉吗？它是否与你凭借意志力戒烟时的体验相同？这是尼古丁陷阱的另一个诡秘之处，烟瘾发作与饥饿引起的症状一样。

在西方社会，我们形成了一套进餐礼仪，似乎为吃而吃真的能带给我们乐趣。事实上，我们从吃中得到的唯一乐趣就是终止饥饿感。"早餐（breakfast）"这个词的意思是"打破禁食"，而不是"撑破肚皮"。野生动物不同于人类，不存在过度饱食的问题。它们饥饿的时候就进食，不再感到饥饿时，就停止进食。

有些人觉得很难接受这个事实：吃饭的唯一乐趣就是终止饥饿感。让我们从造物主的角度来看这个问题。他创造了多种多样的生命，怎能保证所有生物都不会误食有毒的东西呢？对于人类来说这不成问题，为了避免我们中毒，父母不厌其烦，把不能吃的东西放在我们拿不到的地方，并将瓶子盖严。但其他的生物呢？怎能保证它们不会被毒死？

有一种简单而巧妙的办法，可以解决这个问题：让毒物的味道和气味难闻，而让食物气味芳香，味道美妙。造物主就是这样做的。你会发现，如今的医生和营养师认定的毒品或有毒的食物和饮品，都是我们在孩提时代不喜欢，需要学着去品尝的东西，如香烟、酒和咖啡。你肯定会问："巧克力呢？它味道很好。"但事实并非如此，你可以尝一下原味的可可粉。巧克力之所以好吃，是因为其中含糖。至此，你可能在想："为什么生命中所有的好东西都是有害的？难道没有真正的快乐吗？"关键是，它们并非好东西，我们只是被洗脑而相信它们是好东西。生命中最大的快乐，就是感到活着真好，没有什么能替代它。幸好，你也无须任何替代品。

的确，我们会更偏爱某些食物，就像我们更喜欢某个牌子的香烟一样。然而，人体系统十分精巧，设定了一种潜藏的故障保护机制，以免我们过量饱食。即便是我们最喜欢的食物，也只有在我们饥饿的时候，其味道和气味才异常诱人。如果我们吃得太多，随之而来的就是恶心和呕吐。

我喜欢咖喱。如果我真的饿了，而上菜又太慢，咖喱那诱人的气味就会让我倍受折磨。但如果我吃得过多，而桌上还有剩余，尤其当我的座位靠近厨房，其他人的咖喱饭的气味一直扑向我时，我会觉得恶心。曾经有一次，我坐在床上吃中国快餐，还剩下一半没有吃完就睡了。当我醒来后，闻到了剩饭的气味。结果，我在随后 3 年里，再也没吃过中国快餐。

人体系统还有另外两个精巧的故障保护机制，一个是：如果某种食物已经腐烂，无论你多么饥饿，都会觉得它的气味和味道很糟糕。烟民认为，即使香烟不新鲜，味道十分糟糕，也聊胜于无。这是因为他们已经学会了忽略这种本身就有毒的东西的味道。但你会因为太饿，没有新鲜鸡蛋可吃，而吃腐臭的鸡蛋吗？人体系统的第二个保护机制就是：在长期饥饿的情况下，就连老鼠也是美味的。这都是为了确保你的生存，无论你愿意与否。

烟瘾就是对尼古丁的饥饿感

社会不能如实了解吸烟的真相，其主要原因之一就是：饥饿和尼古丁戒断症状之间具有相似之处。需要说明一下，我所讲的并不是烟民在试图戒烟时所

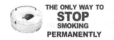

感到的不适，而是他们在烟民生涯中一直经受的戒断症状，那种空虚的感觉，也就是我们所知道的"我想抽根烟"的感觉。这会导致下面这些问题：

1. 因为我们相信进食是一种习惯，因此便认为吸烟也是一种习惯。

2. 因为我们知道食物对我们有益，我们喜欢吃最钟爱的食物，理性大脑便认为我们只会渴望那些让人愉快的事物。所以说，香烟必定使人愉快，否则我们为何喜欢吸烟呢？

要理解吸烟，我们必须理解吃饭。有些人相信吃饭是种习惯，我问他们："如果你打破了这一习惯，你会怎样？"他们会脱口而出："不吃饭会死。"因此，吃饭不是一种习惯，而是生存所必需的。人们有着不同的吃饭习惯，吃饭的时间、方式以及食物品种各不相同。医生们通常会建议病人按时排便，但肯定不会建议他们养成排便的习惯。吃饭也和排便一样，并非一种习惯。

上瘾就是饥饿——不是想吃食物，而是想吃毒品，这是一种假想的需求。我已经说过："吃饭所带来的唯一真正的愉悦，就是终止饥饿感。"以此类推，烟民满足了对毒品的渴求，就必定能从中得到真正的愉悦，但事实并非如此。渴望本身必然不会让人感到愉快，无论渴望的对象是能够带给我们愉悦和益处的食物，还是让人难受并有害的尼古丁。这意味着，你会感到不满和缺失。渴望持续的时间越长，你就会越加痛苦不安！

吃东西是一种美妙的体验，能够带来真正的愉悦，其部分原因是：食物本身是有益的，而且你真的饿了，那么吃东西就真的能够填充那种空虚和不安的感觉，你也会觉得食物很美味。然而，我们并不能一劳永逸，几个小时之后，我们又会感到饥饿。不过，我们却因此能在整个人生中，继续享受吃东西带来的愉悦。我认为造物主的本意是要我们享受人生，而这就是一个例证。因为，人体系统如此精妙，饥饿对它来说并非真正的困扰，而吃东西却是一件如此快乐的事。当然，我说"饥饿并非真正的困扰"时，所指的并不是"饿死"。

为了满足烟瘾，你必须毒害自己的身体，将自己熏得奄奄一息。这毫无愉悦可言！但满足欲望肯定能带来真正的愉悦吧？如果真能满足欲望，它就能带来愉悦。但事实上，吸烟只能起到相反的作用。第一根引发烟瘾，而你后来所抽的烟，只会让渴望绵绵不绝。每根烟都不会消除烟瘾，反而只会引起空虚和不安的感觉，而这种感觉是非烟民永远未无法体会到的！

因此，烟民和其他的瘾君子永远都无法取胜。当他们吸烟时，他们宁愿自己无须吸烟；只有当他们无法吸烟时，香烟才显得如此珍贵。他们为了不存在的满足而闷闷不乐。当然，香烟是存在的，不存在的是它们带来的所谓的慰藉或愉悦。我们在尝试戒烟时，会真正感到别人比自己幸福。除非我们将社会灌输的那些观点完全清除，否则，这种感觉会贯穿我们的整个烟民生涯。

这就是所有烟民都面临的两难境地：不能吸烟的时候才觉得香烟宝贵。你可以不相信我的话。如果你还不是烟民，请现在就点一根烟，深吸 6 口，让肺里充满这种致命的毒烟，然后问问自己，吸烟有何美妙之处？

让我们搬掉更多的拦路石。这些拦路石要么让烟民心惊胆战，不敢尝试戒烟，要么在他们有足够的勇气去尝试戒烟时，让他们溃不成军。下面我们就来看看：阻挡烟民戒烟的借口是什么。

第 15 章　CHAPTER 15

别再为戒烟找借口

曾经戒烟失败的人都会对戒烟有一种莫名的恐慌，他们认为自己戒不了烟的理由主要有两个：

1. 我没有足够的意志力！
2. 我有"成瘾人格"。

下面我们就来逐一击破这些理由。

重度烟民不就是意志力强大的人吗？

我没有足够的意志力。胡说八道！你之所以这样想，是因为你到目前为止，都未能成功戒烟。害怕自己缺乏意志力，事实上是害怕失败的一种表现。但我们有必要另辟章节，专门讨论这个问题。

你还在继续吸烟，可能正是因为你有强大的意志力。这看似自相矛盾。也许你会觉得这是胡说八道。但在我进行解释之前，请想想这些问题。年轻时，哪个朋友最先染上烟瘾？难道不是那些性格坚韧、起领头作用的男孩子和那些成熟很快的女孩子吗？据你所知，真正的重度烟民一般是哪些人？不就是那些经理、领导、主管、工头和老板吗？

是哪些傻瓜让我们觉得吸烟很酷？不就是亨弗莱·鲍嘉、约翰·韦恩、贝蒂·戴维斯和玛琳·黛德丽之流吗？如今还有号称"飓风希金斯"的斯诺克球手亚历克斯·希金斯、瑞克·布里斯托和吉米·怀特。在人们印象中，重度烟民往往是刑警、演员、教师、新闻从业者、职业运动员，以及消防员和矿工。最后两种人在工作时，为了避免受到烟尘的毒害，会采取一切保护措施。但当白天的工作结束后，他们做了些什么？他们用冒着巨大风险挣来的钱去买烟，然后用烟熏自己的肺。如果你问他们为什么这样做，他们会说："生活总得有些乐趣。"但为什么为了这种乐趣而花钱呢？他们还不如继续加班挣更多钱呢。

还有一种荒唐的现象是，前来就诊的烟民中，医生和护士最多。此时你会说，从事这些职业的人需要强大的意志力，才能在培训和激烈竞争中幸存下来。但我们对他们进行了完全的统计，发现他们90%都是具有控制权的聪慧的人。

数年前，我接待过一位烟民，他的案例揭示了很多与吸烟相关的重要事实。这个人是一家大集团的常务董事。他说：

"我从未想过要吸烟，我在学校是优秀运动员，但你知道以前的环境：如果一个男人不吸烟，别人就会认为他不是真正的男人。在我为此花了这么多钱，健康也被毁了的时候，大众的观点却突然发生了逆转，把我当作麻风病人对待，我讨厌他们。家人、朋友和同事威逼利诱，用各种方法让我戒烟，但我都拒绝了。我对戒烟的态度是：我不会自欺欺人，认为吸烟能带来任何好处。在吸烟之前我什么也不缺，我也记得当初学会吸烟有多难。对我来说，吸烟就是社会强加在年轻的我身上的一种疾病。但到了这把年纪，我不会为社会的观点所动。我想抽就抽，无论是在剧院还是非烟民的家里。

"但最近我到地中海去旅游，遇到了另外一个生意人，他也是一家大公司的头儿，那家公司和我所在的公司一样大。他请我去深海钓鱼，我感到很兴奋。我们出发的时候大概是早上7点，太阳冉冉升起，我穿着短衫，呼吸着略带咸味的空气，后来我伸手去拿烟，却发现忘了带。我慌忙向他求助，但他不仅不吸烟，还摆出一副反对抽烟的高姿态。我想：只能忍着了。半小时后，我开始变得很生气：'真是荒唐，我本来是来享受人生的。'于是我对他说：'老伙计，

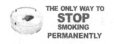

我忘记带烟了。如果你船上没有烟，我们就得回去。'"

想想这句话"如果你船上没有烟"，好像这是对方的过错。他船上为何要备烟呢？他又不吸烟。对方回答说："继续走吧，你在拖我的后腿。你肯定不想在这里吸烟吧？"

"我没开玩笑。"

"拜托，你把这空气吸进肺里就好，几个小时不抽就不行吗？"

"你看，如果你希望我享受今天的活动，我就得抽上一口烟。"

"我无法理解，但你是我的客人，如果你真的离不开烟，那我们就回去吧。"

"我们花了一个半小时才返回去，我觉得非常尴尬，不敢看对方，只是直直地望着海洋。但不时地，我能用余光看到他抬头望我，他肯定在想这人真是个浑蛋。我身高6英尺4英寸，他大约5英尺8英寸，但他每看我一次，我就觉得自己矮了一分。然后我突然想到：我是大集团的常务董事，谁都指使不了我。我拒绝了家人和朋友让我戒烟的所有尝试，现在却因为在这个人面前丢脸而羞愤，最后我明白了，香烟在控制我的生命。这就好像我一生都在跟一个毫无用处的生锈的塞子作对，现在却突然发现它还有左旋螺纹。我很久前就听说过你，因此我当时就决定，假期过后就来见你。但这个故事的关键是，我们花了一个半小时才回到住处，又花了一个半小时才返回海上。我带了4包烟，但在整个行程中我一根也没有抽，甚至都没有想要吸烟！行程结束后，我向他表示感谢，但他拒绝和我握手。我问：

"'你是因为我回去拿烟而生气了吗？'

"他说：'根本不是因为这个。你告诉我你需要吸烟，我们费了3个小时去拿，但你最后根本一根也没抽。'

"在这种情况下，你应该如何向他进行解释呢？世界上每个烟民都知道，当他身处大海中央却发现自己没带烟时，会感到多么惶恐；每个烟民也都知道，你带了烟却没抽，会感到多么骄傲。你大概已经猜到：当我离开那个人时，所做的第一件事就是点烟！"

第3部分　PART 3
做好戒烟的精神准备了吗

吸烟也需要强大的意志力

这个游艇事件体现了几个重要的事实，我将在后文中加以讨论。在此，我想说的是，他并非意志力薄弱的人。相反，数年来，很多身体强健并拥有强大意志力的人，都前来寻求帮助。我非常荣幸，也很高兴帮助他们。其中包括澳大利亚传媒巨鳄凯瑞·帕克以及英国空军特别部队的一位前长官，游艇事件中的那个人也是其中之一。

我想起一个前来就诊的男人。在英格兰南部遭受罕见的暴风雪袭击的那几年，他住在英格兰威尔特郡。有一次，他下班后，冒着生命危险，好不容易回到家中。当他终于坐在客厅里熊熊燃烧的炉火旁时，对妻子说："天气糟透了！"他打开电视，看到除雪机扫雪的画面，车辆都困在雪地里。在这条新闻结束的时候，播音员用典型的 BBC 语调说："我们强烈建议车主在不必要的情况下，不要驾私家车出行。"这个男人对妻子说："听听这个傻瓜的话。要不是必须的情况下，会有人在这样的天气出去吗？"接着，他去拿烟，却发现只剩下 3 根了。他忘记在回家的路上顺便买几盒，该怎么办呢？他冒着生命危险，开车行驶了两英里，到最近的酒吧买到了烟。如果我尚未摆脱尼古丁奴役，肯定会和他一样。要是他发现缺少的不是烟，而是某种不那么重要的东西，比如食物，是决然不会在这样的夜晚，从熊熊炉火边走开的。这种情景往往会引发戒烟的动机，因为那种慌乱的感觉会让烟民意识到自己对尼古丁的依赖程度有多深。

我曾经无数次地凭借意志力戒烟，但都失败了。有些前来看诊的长期重度烟民，从未尝试过戒烟，我对此很难理解。我从未想到：诸如以上的事件除了可能让烟民想要戒烟外，还会在他们心中引起巨大的恐慌，让他们不敢尝试戒烟。他们会想："如果我无法整晚只抽 3 根烟，必须冒着生命危险去买烟，那么，我怎能不吸烟而活完下半生呢？"

单是想到戒烟，烟民心里就会产生巨大的恐慌。这会使那些正在尝试戒烟的烟民，更快地接着抽下一根。有些烟民每晚躺在床上时都会发誓再也不吸烟，

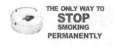

并祈望第二天醒来时，再也没有吸烟的欲望，或者能拥有足够的意志力压制吸烟的欲望。很多年来，我就是那样的烟民，但和其他烟民一样，我醒来后不到10分钟，就会开始吞云吐雾。

我对那些自认意志力薄弱的烟民说："如果你深夜发现没有烟了，你会走多远去买？1英里？2英里？"大部分人都回答说，多远都要买。有一个烟民甚至愿意为此游过英吉利海峡。在全国无烟日那天，你会听到媒体上说："这是所有烟民尝试戒烟的日子。"但事实上，对于多数烟民开说，这是一年中他们可以直截了当地拒绝戒烟的日子，很多人会更公然地吸烟，甚至吸烟的数量会比平时多两倍。就像那个游艇事件中的男人一样，意志力强大的人不喜欢他人来告诉自己什么能做，什么不能做。

然而，我保证，他们无法戒烟并不是因为缺乏意志力，恰恰相反，正是因为有意志力，他们才会继续吸烟。你也许认为，只有极其愚蠢的人，才会无视那种让无数烟民下定决心戒烟的原因：健康风险、金钱、肮脏和奴役，以及巨大的社会压力。然而，不要忽视这一事实：烟民不顾巨大的健康风险和其他危害，并抵抗庞大的社会压力，继续吸烟，也需要相当大的力量。

问问自己，在做其他事情时你是否也意志力薄弱？或者，你只是因为无法戒掉烟瘾，才这样认为？难道，你在吃喝方面也不节制？事实上，这也是吸烟问题的一部分。我将在后文中解释其原因。

靠意志力根本戒不了烟

在本书开头，我讲述了用意志力方法戒烟的一次经历：我坚持了6个月，最后还是失败了，我哭得像个孩子。当时，我无法弄清那种错综复杂的感情，但现在我已经完全理解。我经历了6个月极其消沉的日子，讽刺的是，我意志消沉的时间越长，就越觉得应该坚持。这就像马拉松长跑：已经跑过25英里的马拉松选手，会拼死跑完最后1英里。但如果他一开始就腿抽筋，肯定早就放弃了。

在那期间，我每天都会对自己说："现在放弃真的很傻，继续努力，最后烟瘾肯定会消失。"但消沉的情绪就像漏水的水龙头，一点点拖垮了我的防线，日子变得越来越沉重。最终，我还是崩溃了。我觉得自己白白承受了之前的痛苦和沮丧，因此对自己极其失望。我想，我肯定会再次失败。如果我能再坚持一小会儿，也许我就成功了。这就是我哭泣的原因。

我现在明白了，意志力是我熬过那 6 个月的唯一原因，即便我拥有更强的意志力，它也只会延续那种沮丧和痛苦，最终我都会放弃戒烟。无论马拉松选手感到多么痛苦，至少他知道远处有一个终点。瘾君子用意志力戒毒时，所遭受的最大痛苦就是，他不知道这场磨难何时才会结束。只要他想继续吸烟，却又不允许自己去抽，答案就是：永远不会结束。当前烟民们开始怀疑自己永远也无法戒烟时，无论他们拥有多么强大的意志力，最终他们都会放弃。

在我做听众热线节目时，总有个男人打电话进来，我称他弗雷德大叔。当时他将近 80 岁，或 80 出头。他详细地描述了他在二战期间染上烟瘾的经过。在他待在战壕的那些可怕的日子里，烟救了他的命。他退休后，退休金很少，吸烟是他生命中唯一剩下的快乐。后来，政府决定将每盒香烟的价格增加 2 便士。于是，他下定决心不再受政府的勒索，开始戒烟。

弗雷德大叔将最后一盒烟放在壁炉上，自己则坐在对面的一把扶手椅上，这是他最喜欢的一把椅子。在接下来 6 个月里，他和那盒烟互相凝望，烟盒想引诱弗雷德，但弗雷德已定决心要戒烟。幸好，这个故事有个理想的结局。弗雷德骄傲地说，6 个月之后，他的意志力战胜了诱惑，他戒烟成功了。

别忘了，这个节目接进听众电话的目的是，指导听众戒烟。你会说，那又如何？在弗雷德的故事中，正义战胜了邪恶，这给烟民们树立了一个榜样，让他们知道戒烟是有可能的。的确如此，但也请你记住，在节目前一半时间里，我都在告诉烟民，戒烟无须强大的意志力。而且，弗雷德最后总会说："别告诉我，戒烟不需要意志力，我知道事实上是需要的。"

弗雷德真正传递给其他烟民的信息是什么？在那些糟糕日子里，香烟确实救了他的命？香烟是生命中唯一的乐事？他戒烟的唯一理由是他买不起烟？一包烟涨价 2 便士，是很高的价格吗？多数烟民会认为这并不是什么大事。在弗雷德吸烟期间，烟的价格从每包 5 便士涨到了 1 英镑，他之前为什么没有趾高

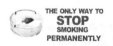

气扬地拒绝政府的勒索？

然而，弗雷德的故事所传达的最坏信息是：没有巨大的意志力，你将永远也无法戒烟。不幸的是，弗雷德的讲述占据了节目后半段时间，最后我只剩下几秒钟，我只能说："弗雷德，你为什么花了50多年才发现自己有这种意志力？"

正是意志力方法本身，使烟民们相信自己意志力薄弱。他们就像吃不到巧克力的孩子，将自己逼进了一种愤怒之中。请略加思索，在这种情况下，哪种孩子愤怒的时间会更长：意志力薄弱的还是意志力强大的孩子？用意志力方法戒烟时，意志力薄弱的烟民会觉得更容易一些，其原因就在于此。他们很快就接受了不能吸烟的新的现实，不再郁郁不乐，而意志力强的烟民只会没完没了地感到痛苦。

我从来都不会使用"我没有意志力"这个借口。从生活中的其他事情里，我知道自己是个意志力极强的人。我知道，很多烟民无法理解，他们在其他事情上意志力强大，却眼看意志力比他们弱的人都顺顺当当地戒了烟，为什么他们自己却无法做到呢？如果你只有一部分大脑受到香烟的引诱，那么你只要有意志力就能戒烟，但精神分裂的状态使大脑的两部分相互掣肘。一旦我们消除了吸烟的需求或欲望，两部分大脑就会向同一方向努力，最终你无须运用意志力，就能成功戒烟。无论你是地球上意志力最薄弱还是最强大的烟民，我的方法都对你有用！

所谓的"成瘾人格"只是你吸烟的借口

有些烟民会说"我有成瘾人格"或"在这个世界上，有非烟民、假扮烟民的人，还有我这样货真价实的烟民"。我很理解你为什么会这样想，因为这也是我当时戒不了烟的主要原因。那时，我不喜欢吸烟，知道吸烟正在把我往死亡的深渊里推，但我不知道其原因。和我一样，我的家人多数都是重度烟民，他们看起来都是很聪明的人。我对此唯一合理的解释就是，吸烟真的能带来精神慰藉或愉悦，要不然，就是因为我们的新陈代谢、品质、个性甚至基因中，存在着某种缺陷。

我们屡次戒烟失败后，除了觉得自己缺乏意志力，还很可能会产生这样的想法：我正在尝试某种不可能之事。当你发现嗜酒者和海洛因瘾君子也往往是重度烟民时，便更觉得是如此。毕竟，如果某人已经戒烟超过30年，他必然已经克服了身体上的戒断反应，但却仍然想要吸烟，那么，唯一可能的原因就是，他们的身体构成存在着某种缺陷。

事实上，"我有成瘾人格"也只是一种借口。我最喜欢的福尔摩斯的名言是："如果你排除了其他可能，那么唯一剩下的就必然是答案，无论它看似多么不可能。"也许我的引述与原话不尽相同，但大意是一样的。

我们在描述他人时，可能会有些偏见。比如，我总认为每星期喝掉16品脱啤酒的工人，是个只知道拼命喝酒的呆子，每天喝下一瓶威士忌的专家只是个嗜酒症患者。喝酒不是他的错，他非常聪明，足以了解这种行为的无聊，但他有什么选择呢？他已经排除了其他所有合理的解释，唯一剩下的原因就应该是：他的基因里有某种东西使自己也无法控制——他是个嗜酒症患者。

专家们说"我有成瘾人格"，就相当于说"我无聊才吸烟"，他们不能使用后者作为借口，因此必须想出其他的理由，但他们的理性大脑无法理解自己为何愚蠢地变成烟民。他们本可以使用"习惯"这个借口，但这样就等于承认他们自己没有打破习惯的意志力，因此他们找借口说："这不是我的错！我只是碰巧具有成瘾人格。"

你可能会觉得我在暗指这些烟民有意识地开动逻辑思维，故意编造谎言来愚弄自己和家人。不！我只是描述了烟民在一生中都会遭遇的那些自相矛盾的事实、错误信息以及大众对于吸烟的无知混在一起，会导致怎样的后果。我并不是在鄙视烟民，我怎么可能会这样做呢？我还没有碰到过比我沉沦得更厉害，或撒谎更多的烟民。

开办诊所最有趣的事情之一，就是能够听到各种各样的吸烟借口，其中最怪异的一个借口来自一位律师，她说：

"我是含着银汤匙出生的。上学时，我在大部分科目上成绩都十分优异，而且也是全年级中体育最好的学生。我还是律师业界我们这一分支中最好的

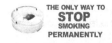

律师。"

从我的讲述中,你可能会觉得这位女士有些太过骄傲。我也意识到,当我讲述自己的故事时,会给人留下傲慢的印象,但这其实无关紧要,我只是在讲述人生中的真实故事。你也许注意到了我有点喜欢夸张,但我所叙述的其他轶事都是真实的。为了避免当事人的尴尬,我略去了他们的名字。这位女士并没有给我留下傲慢的印象,她其实非常渴望得到我的帮助,并且十分坦诚。她继续说:

"其他的女同学都很讨厌我,她们叫我'好好小姐',这让我受到了伤害。尽管我没有表露出来,但我不喜欢被孤立。我觉得,她们是嫉妒我的完美无缺。我听过其他烟民的各种理由,完全知道他们都只是在虚伪地找借口,但在当时,我需要自己身上有某种缺点,于是我有意地开始吸烟。"那位女士的智商比我高得多,因为她知道烟民们给出的理由都只是借口。她穷尽智慧,找到了自己的理由,但这并不能阐释其他烟民不戒烟的原因,也无法解释她的吸烟行为。

她开始吸烟的真正原因,和其他烟民完全相同:她只是想和大家一样。但假定她吸烟的真正原因确实如她所说,那么,当她认定自己不再需要吸烟时,为什么却需要我的帮助呢?

因为她和其他烟民一样上瘾了!

最近,有一位91岁的女士带着她65岁的儿子前来就诊,她戒烟的原因是:想给儿子树立一个榜样。我很奇怪,为什么她在65年之后才想到要给儿子做榜样?

你必须认识到,没有所谓的成瘾人格或根深蒂固的烟民,否则,你在余生之中就很容易受到诱惑。我向你保证:没有酒精、尼古丁或类似的毒品,你也是完整的。

那么,你是因为具有成瘾人格而上瘾的,还是因为你变成了瘾君子,才相信自己拥有成瘾人格呢?让我们从正反两方面细探究竟。

从正面看,似乎有大量事实都可以支撑成瘾人格这一理论:

1. 重度烟民看似属于某一类人。他们身心强健,工作努力,玩得尽兴,全身心地享受生活。这确是事实，但要做个重度烟民，不就需要身体强健吗？要无视你所面临的可怕风险，不就需要具有强韧的精神吗？

2. 多数嗜酒者往往也是重度烟民，无论他们是否正在戒烟；而几乎所有海洛因患者都曾是或仍然是烟民和嗜酒者。这表明，所谓成瘾人格是存在的。

这种现象的确属实，但这样的证据是不可靠的。一个赌棍如果经常因为赌狗、赌马、打牌或轮盘赌而输钱，这可能是因为他天生就有"赌博性人格"。然而，还有一种简单的解释：他数学不好，不明白赌赢的机会非常小，即使有运气也没用。为什么多数海洛因抽吸者和嗜酒者同时也是烟民呢？对此的合理解释是：多数人吸食海洛因或嗜酒，是他们陷入海洛因陷阱或酒精陷阱而引发的自然结果。

我必须澄清，反过来则并不一定成立。在现实中，所有海洛因吸食者和嗜酒者都是烟民，但并非所有烟民都吸食海洛因或嗜酒。如果他们真的拥有成瘾人格，想必也会吸食海洛因或嗜酒吧？

下面请你自己判定是否有成瘾人格这回事。假定我听说，在每年掉进尼罗河的人中，埃及人比俄罗斯人要多好几倍。我给你 100 万英镑，请你帮我调查原因。你会花钱去研究俄罗斯人和埃及人的身体或心理组成，以判断埃及人是否有"溺死在尼罗河的人格"吗？恐怕你会说："亚伦，你为何要浪费钱？当然有更多埃及人溺亡在尼罗河了，因为他们就住在尼罗河附近！"

认为瘾君子具有成瘾人格，就如同说滑雪者之所以摔断腿，是因为他们拥有"摔断腿人格"。他们摔断腿的原因就是滑雪，除此之外别无其他。瘾君子上瘾的原因，不外乎是他们吸食毒品。你所见过的拥有成瘾人格的人，偏偏还都是瘾君子或曾经吸食过毒品，你觉得这只是巧合吗？

戒不了烟并非人格有缺陷

我之所以觉得自己拥有成瘾人格，一个重要的原因是：烟民们似乎是不同于非烟民的种族。

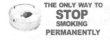

有些人将世界划分为黑和白，东方和西方，穷人和富人，天主教徒和清教徒，上流社会和工薪阶层。对我来说，这种区分就和"打鸡蛋时先敲碎哪端"一样无关紧要，唯一重要的区别就是：你是烟民吗？如果你曾经是，那么不管你是特蕾莎修女、希特勒还是一个爱斯基摩人，似乎都能够划为一类。

烟民们有着风趣的个性，而非烟民似乎是喜欢让人扫兴的傲慢家伙。和烟民们在一起时，我真的感觉更自在吗？我可以肆无忌惮地污染空气，良心也不感到愧疚。我可以随便咳嗽，而不会觉得"这个人认为我是个傻子"。为什么在戒烟之后，我才发现，身边的朋友大多数都是非烟民或前烟民？比如，我的妻子就不吸烟。

人们之所以认为烟民或嗜酒者是具有成瘾人格的特殊人，原因之一就是，这些人的确拥有某些非烟民和滴酒不沾的人所不具备的外部特征。然而，就像成瘾人格是由于他们对毒品上瘾，不是某种与生俱来的缺陷一样，重度烟民面色苍白和嗜酒者血压飙升的直接原因，是他们的身体受到了全面摧残。幸好，在你戒烟后不久，你的身心就会恢复健康。

曾经在某个时期，60%的成人都有烟瘾，其他40%的人没有成瘾人格的唯一原因就是，他们的身体无法容忍这种毒品。那个时候，香烟基本都是不带过滤嘴的，烟味很呛，要学会吸烟并不容易。很多人都没有意志力或欲望去经历这个过程，还有很多人只是没有足够的钱拥有成瘾人格。

你会说，90%的成年人都喝酒，而多数人都能随心所欲地控制酒量，但还有一类特殊的酒民无法自我控制，也就是说嗜酒症患者具有成瘾人格。如果他们没钱买酒，他们会想方设法地去弄钱——找人借、乞讨或偷窃。所以，世界上存在着根深蒂固的重度烟民，他们无法控制自己是否吸烟。

我向你保证，你错了。以瓶子草中的飞虫为例，有些飞虫仍在花朵的表面快乐地飞舞；有的已经掉进花朵中央，被部分地吞噬了；而其余的飞虫则处于两者之间，但它们都在向着花朵底部前进。

就这样，当你抽第一根烟时，你在瓶子草的边缘飞舞；抽第二根时，你已经踩上了滑溜溜的斜坡；接下来你就只能向下滑。由于坡度很缓，你下滑了数英里，都丝毫未察觉。有些人一辈子都停留在这片区域，未曾意识到他们已经落入了陷阱。有些和我一样的烟民，则直接俯冲下斜坡，几乎在一夜之间就变成了重度烟民。烟民们冲下斜坡的概率受到众多因素的影响。如果你喜欢参加社交活动，或者喜欢和大众一样，那么你的人格特点可能是因素之一，但所谓"成瘾人格"绝对不是！

的确，有些瘾君子的毒瘾似乎比其他人更深。我之所以会在一夜之间变成重度烟民，是因为我有一对强劲的肺，能够容纳毒品，而且我有钱买烟，我的工作也允许我成为重度烟民。这三点是影响滑坡速度的三个重要因素。我以前甚至从未想过，有些烟民将每天吸烟的数量限制在10根，是因为他们的身体受不了，或买不起烟，抑或十分讨厌被尼古丁控制，所以在一生中都严格控制着吸烟的数量。影响滑坡速度的另一个重要因素是，你的朋友和同事通常吸烟的频率。

喝酒也完全一样。尼古丁和酒精之间有很多区别，就像瓶子草之间也有区别一样，但其原理是完全相同的。

你变成烟民、嗜酒者或其他瘾君子，并不是因为你拥有成瘾人格。只是你开始吸食毒品后，才会想到自己拥有这种人格。这是毒品带给你的可怕影响，让你感到自己无法离开毒品，因为你的性格具有某种弱点。在尼古丁的作用下，我在30多年中一直这样想。与你相比，我有一个优势：我现在已经挣脱陷阱，能够将两种处境进行比较。但请相信我，我们之间并没有很大差距。你也拥有一个特别的优势——聪慧的大脑和想象力，它们足以使你明白，我所说的话都是真的。

至少，你要给自己机会去体验陷阱外的人生。毕竟，你没有什么可失去的。如果我说的是谎话，你完全可以返回去，但我保证，你肯定不会再想回去。你只会感到迷惑：为何你以前认为自己必须待在陷阱中，而且待了那么久！

我们和福尔摩斯一样，排除了其他所有的吸烟借口，因此只能相信自己拥有成瘾人格，这是因为我们并不理解自己吸烟的真正原因。我将在下章中讲到米勒先生的例子，和他一样，我们拼命地寻找复杂的答案，而事实上，答案很简单，就在我们眼前。它就是：那种微弱的"痒痒"所引起的巨大混淆，以及随之而来的大规模的洗脑运动。

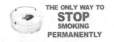

你真的以为，造物主的本意是让我们依赖尼古丁吗？如果真是如此，为何只在近几个世纪，当我们大量生产香烟，并大规模地给全世界的人们洗脑之后，吸烟才变成了我们生活中的重要部分？你真的相信吸烟对我们的生存乃至我们的幸福都必不可少吗？如果真的如此，而且你还相信自己拥有成瘾人格，那你能够解释为什么你在吸食毒品以前，不需要毒品吗？

假如你在完好无损的手指上贴了一张创可贴，当你撕掉时，手指上居然出现了一道口子。现在，你必须再贴上一张创可贴，就这样，你将在余生之中不断重复这一过程。有哪个聪明人会声称，他们的人格中有种缺陷，能让他们在没有受伤的手指头上粘上创可贴？恐怕他们更可能想："为什么我这么愚蠢，要在没有受伤的地方贴上创可贴？"我不知道第一个创可贴到底是如何将手指弄伤的，但我知道，要是没有贴那个创可贴，手指上就永远不会有伤口。即便伤口不是由创可贴造成的，但有一点可以确定：创可贴肯定没有治愈它！

我已经解释了，第一根烟引起的戒断效应会引起你抽第二根的需求。

但第二根烟满足了这种需求吗？

使你上瘾的不是你的人格或基因，而是毒品！

现在，让我们来消解使烟民们感到自己是不同人种的另一个迷思：我真希望自己是个非烟民！

我真希望自己是个非烟民！

什么是非烟民

什么是非烟民？当烟民掐灭一根烟，他们就变成了非烟民，直到他们点燃下一根烟为止。然而，没有人会认为这样的人不是烟民。"我是个非烟民"这句话对于不同人，有着不同的含义。罗恩·斯托克是我多年未见的一个老朋友，我们在参加一个重要婚礼时闲聊起来。我巧妙地提起吸烟的问题，罗恩并没有抗拒。于是我进一步开始解释非烟民的生活有多么愉快，他慢慢表现出了一点兴趣，我能让他咬钩吗？突然他脸上现出恐慌的神色，说："请别让我现在戒烟，等到婚礼之后吧。"于是，戒烟的话题就此终止。不用说，婚礼过后，他戒烟的欲望消失不见了。

后来，罗恩读了《这书能让你戒烟》，他将香烟和打火机扔进了垃圾桶，并向所有人宣布："我戒烟了！"后来，我曾听见他对亲友们说："只要把烟扔进垃圾桶，并对自己说'我是非烟民'，就能戒烟！"当然，这对于他们没有用，你不可能自称为非烟民，或宣称自己感觉像个非烟民，就真的戒了烟，无论你尝试多少遍都不可能。就像你称自己为大象，或者宣称自己感觉像大象，并不会使你真的变成大象一样。因此，我觉得非常有必要对非烟民、前烟民和烟民做个定义：

非烟民：从未吸烟的人。其中包括那些尝试了几次，但后来再也未吸烟的人。偶尔吸烟的人不是非烟民，无论他们吸烟的次数多么少。有很多偶尔吸烟的人，实则烟量相当大。我最近碰到了一位烟民，他每天抽 10 根雪茄，却认为自己是非烟民。他吸烟的频率相当于每天 30 根香烟。

前烟民：已经完全戒烟的人。如果你会在饭后偶尔抽一根烟，那么你就仍然是个烟民，而且十有八九很快就会成为重度烟民。

烟民：除非烟民和前烟民之外的其他所有人。

根据上述定义，我在很多情况中使用的"非烟民"指的实际上是"前烟民"。我之所以这样做，是因为很多烟民相信，一旦上瘾，便永远不能再重新拥有非烟民的愉悦心境。因此，用"非烟民"这个词有利于安抚烟民的心理。比如，如果罗恩说的是"我是前烟民"，而不是"我是非烟民"，他就不可能戒烟。我相信，你能够理解我延续这种用法的原因，而且这样做也不至于引起混淆。

烟民和前烟民都很嫉妒非烟民，他们认为："你从未拥有过的，也就不会失去了。"他们错了。如果我说，我现在过得很好，染上烟瘾的概率也不比非烟民大，你觉得很难相信吗？我保证，这是真的。事实上，我知道自己永远也不会再上瘾。我得澄清，我的本意并非说我很高兴自己曾经吸烟，相反，和所有其他烟民一样，我对那些从未失足的人心存羡慕。我的意思是：我完全不想吸烟，也丝毫不觉得香烟很诱人，而很多非烟民却并非如此。

也许你很难接受这一点，但你只需稍加思索，就会明白。为什么有人要开始吸烟？毕竟在此之前我们并没有烟瘾。因此，我们对烟的需求或欲望是在吸烟之前就形成了，而且非烟民很容易被吸烟，并从出生之日起就被灌输各种观点。他们也相信香烟能让人放松，然而，不知出于何种原因，他们最终没有掉进陷阱。即便他们曾经稍稍有缺失感，但吸烟的诸多坏处最终让他们止步，尽管很多人仍然认为他们错过了某种快乐。然而，他们多数人并不愿承认这一点，就像烟民不愿承认自己后悔吸烟一样。

此时，我应该顺便揭示另一种常见的错误观点。当我解释说，烟民们之所以对健康风险、金钱花费、尼古丁奴役、社交歧视等置若罔闻，只是因为他们需要给身体补充尼古丁时，很多烟民由此推断，尽管尼古丁是一种强效毒药，但确实能给身体带来一些愉悦或慰藉。不，我再次强调一下，渴望尼古丁或其他任何东西，都不会带来任何愉悦。你认为吸烟终结了烟瘾所引起的痛苦，但这只是假象。每根烟都不会终结你对香烟的渴望，相反，它只会引起渴望。

我们来看看几个快乐的非烟民的例子，其中最具代表性的是米勒先生和他的妻子。我对他们记忆深刻，是因为两点。其一，我认为，在前来看诊的人中，他是因为太聪明而戒烟失败的极少数人之一。他就是无法相信，一个会计师竟然能为一个困扰医学专家很多年的问题，找到一个简单的解决方案。我想，他前来见我，是因为他的一些病人推荐了我，他们说我使用了催眠疗法。我喜欢具有质疑精神的烟民，但我就是无法让他听我说话，因为他一直不停地问我是否具有某种魔力。我解释说我没有魔力，我只是懂得一些特殊的知识，但他还是揪着催眠疗法不放。

米勒先生显然对吸烟进行了大量思考。和很多极其聪慧却戒烟失败的烟民一样，他知道自己如果不戒烟，很快就会死去，但他不明白自己为何会染上烟瘾。最后他得出结论，是因为香烟包装太漂亮。他异常聪明，擅长科学思维，因此确定我是个江湖骗子，对我的话充耳不闻。他还认为自己头脑简单，被香烟的华丽包装所骗，才抽吸了这种他明知有毒的东西。顺便说一下，如果你觉得自己被精巧的包装骗了，你可以试试手工卷制的雪茄。那种烟没有精巧的包装，可抽雪茄的人与其他烟民一样对尼古丁上瘾。如果我改抽手工卷制的雪茄，我很快就会每天抽 2 盎司烟草。

我对米勒先生记忆犹新的另一个原因是，他是和妻子一起来的。米勒先生有心脏病，但仍然每天抽 60 根烟。米勒太太担心，如果他不戒烟，不久就会死去。我很怀疑，他前来就诊只是迫于妻子的压力。和所有非烟民一样，他的妻子不明白丈夫为什么要吸烟，但她非常担心丈夫。我每说一句话，她都会使劲点头，偶尔还附和我。在看诊结束时，我问她有没有抽过烟，她说："我一直在试，但总学不会享受它的味道！"

我强忍住大笑，但这种非常可笑的情形击中了我。她一方面害怕香烟会害

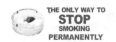

死丈夫，另一方面又抱怨自己不能享受吸烟的美妙！其实，我有什么资格嘲笑米勒太太呢？我清晰地见证了父亲吸烟的经历，但还是染上了烟瘾。我很感激米勒太太，她使我第一次意识到，不仅前烟民会感到自己丧失了某种乐趣，很多非烟民也显然如此。

尼古丁陷阱随时等待着下一个非烟民

多数父母相信，如果能在孩子成熟之前，帮助他们躲开烟瘾的陷阱，他们就会终身免疫。无论何种年龄的非烟民也都相信自己永远不会上瘾，烟民们在掉进尼古丁陷阱之前，也都这样认为。

如果有很多检修孔没有盖上，那么每个人都可能掉进去。一些非常有趣的悲剧，都发生在那些染上烟瘾较晚的烟民身上。比如，一个非烟民在30岁那年第一次到外国度假，她发现西班牙香烟的价格只有英国烟的1/4，因此无法抗拒诱惑，买了一包，此后她不得不花了1万英镑来满足自己的烟瘾。

还有一个极其不幸的故事，发生在一个军人身上。直到复原前一个星期，他都成功地避开了尼古丁陷阱，这可不是件容易的事情。即便你设法抵抗了"免税烟"或便宜香烟的诱惑，也总是会遇到"现在我们歇歇，抽根烟"的时候。在军队中，没有哪次休息只是单纯的休息，人们总是会抽根烟。不足为怪，本来不吸烟的军人会感到他们错失了某种乐趣，他们很多人最终都缴械投降了。

然而，这个军人并没有避开所有的娱乐，他最爱的消遣活动是打扑克牌，但牌技并不高超，或如他所说："我是古往今来运气最差的扑克牌手。"然而，在最后一星期中那个致命的晚上，他屡战屡胜。很不幸，在那时的军队里，香烟被用作"法定货币"。他赢得了很多钱，还赢了不少烟。除了抽掉它们，他还有什么选择呢？于是，他做了应该做的事。他描述说，那是他一生之中最幸运的一个晚上。但我不敢告诉他，那个最幸运的晚上让他损失了3万英镑。

游乐场上总有一些机器。你可以通过操纵微型吊车，从机器里吊出一些东西。当你年少的时候，是否曾经尝试过，为了一块看似纯金制作的手表，你会掏空口袋？最后，你调好吊车的角度，屏住呼吸，看着吊车推开手表周围的东

第3部分　PART 3
做好戒烟的精神准备了吗

西，将手表吊起，移往斜槽，却在离斜槽 1 英寸远的地方掉落了。我怀疑有人藏在这些机器里，就是为了按下"暗中破坏"按钮。你可曾在那些机器上赢过比一片口香糖更加贵重的东西？你可曾见到有哪个幸运的家伙赢到了真正值钱的东西？我碰到过，是在几天前遇到他的。他 20 岁，非常幸运地钓出了一盒 5 支装烟，于是，他开始吸烟。当他 54 岁时，仍然每天抽 40 根。那点运气让他损失了 4 万英镑。

而我所听过的一个最悲惨的故事，是关于一位女士的。她曾经照料患了肺癌的父亲，直到他饱受折磨并痛苦地死去。临终之前，他让她发誓永远不吸烟，但当他最终去世后，她点燃了第一根烟。那时她 35 岁，自那以后她就一直未能摆脱烟瘾。她来见我时，已经有 15 年烟龄了。我认为自己比任何人都更了解烟瘾的巧妙和诡异之处，但仍然很难理解她的行为。我说："你是因为父亲去世，不再受到约束而吸烟，还是因为他临终时让你发誓，引起了你的叛逆欲望？"她回答说：

"都不是。我一直很讨厌吸烟，一点也不想尝试。但他尽管痛苦不堪，却一直吸烟到最后，甚至呼吸困难的时候也没放弃。我想他肯定从吸烟中得到了某种巨大的安慰。当他去世后，我如释重负，因为他的痛苦终结了，而且我也无须再备受煎熬，一边照顾他一边还要看着他受苦。但这种轻松感很快就被彻底的绝望代替了，因为我突然明白我再也见不到父亲，我在世界上再也没有亲人。我经历了沉重的苦难，而现在生命完全失去了目的。我迫切需要一个支柱，什么都行！父亲的烟还放在那里，他再也不需要了，但我需要。我和所有人一样不想吸烟，这些年来，我一直痛恨自己吸烟。"

那位女士在讲述过程中，眼中一直含着泪。她讲完之后，其他组员也都热泪盈眶。在结束诊疗之前，她又讲了一番话，真正触动了我。她说：

"我两年前读过你的书。经过这么长时间，我才攒够勇气前来见你。我知道自己再也不能吸烟了，但有些东西一直困扰着我。你在书中描述了烟民体内的那个尼古丁怪物。我知道，我体内并没有一个真正的怪物，你只是想帮助我集中仇恨情绪。但当我以前看见父亲咳嗽和吐痰却仍然吸烟时，我就是无法理解。似乎某种恶魔占据了他的身体，当他去世时，他显得十分平静和满足。寄生在

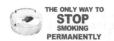

他体内的恶魔似乎需要新的宿主，于是找到了我。现在我有孩子了，我很害怕，如果我将这个怪物从我身体里赶出去，它又会缠上我的孩子。"

我很同情那位女士。对你我来说，她的恐惧也许看似毫无道理，但如果我们有过她那样的遭遇，也许就会改变看法。很多时候，烟瘾看起来就像个鲜活的怪物，尽管它只是一个心魔，实际上并不存在，但这丝毫没有削减它的力量。事实上，正因为烟瘾主要是心理问题，所以它才更具有传染性。

数年前，有个顶级女演员在影片中扮演一个重度烟民，她真的很敬业。她发现非烟民假扮吸烟时，姿势总不地道，于是，她开始学习正确的吸烟姿势。我记得，采访者满脸惊恐地问她："你不担心自己因此而上瘾吗？"她回答说："不会。烟味真的很恶心，我永远不会上瘾。"我可以想象得到，很多烟民在看到这一段时，都会自言自语："我才不相信呢。你以为别人都是怎么染上烟瘾的？"

还有一个案例是关于一个小伙子，我曾经帮助他戒烟，但他被裁员后，又开始吸烟。他再次来见我时，我问他：

"吸烟会帮你找到另一份工作吗？能改善你的经济状况吗？"

"不会。我根本不想再吸烟，但我很痛苦。我的母亲说，你生活中没有任何快乐。于是她给我买了一包烟。"

"我不知道你母亲也吸烟。"

"她不抽！"

就连非烟民也相信烟民能从吸烟中得到快乐。不然，他们何必吸烟呢？烟民们一直是这样讲的。这就是我比非烟民更感到幸福的原因。非烟民知道自己总体上比烟民要幸福得多，但他们也容易被洗脑。和多数前烟民一样，他们仍然相信自己丧失了某种乐趣。更糟糕的是，他们仍然容易受到诱惑，而我则清楚地知道：我什么都不缺！我永远不会再染上烟瘾！

现在，我们来探讨可能激发或毁掉戒烟尝试的另一股影响力量：前烟民。

第 17 章　CHAPTER 17
来自前烟民的启示

前烟民可以分成两类：一类是完全戒除了烟瘾的前烟民，还有一类人数更多，他们偶尔还需要抵抗香烟的诱惑。后一类又可以分为"假仁假义族"和"短刀族"。我们很难分辨哪一类对烟民的影响更大。我必须承认，在我吸烟的 30 多年中，两类的烟民都对我产生了深远的影响。我们首先来看看"假仁假义族"。

幸灾乐祸的"假仁假义族"

"假仁假义族"刚掐灭最后一根烟，就在家里、车上、办公室和任何可能的地方，贴上禁烟标志。然后，他们会邀请烟民去家中做客，但并非想要后者的陪伴，只是想要禁止后者吸烟，以便能幸灾乐祸地看到对方的可怜相。如果烟民犯傻，接受了他们的邀请，并愚蠢地向他们要烟灰缸，"假仁假义族"就会露出难以置信的夸张表情。即便他们是哑剧演员，正在表演得知火星人已经登陆地球时的反应，导演也会斥责他们演得太过火。面对烟民吸烟的请求，他们似乎觉得惊恐的表情还不够，便接着会加上一句"如果你非要吸烟，能到花园去吗？"之类的话。哪怕外面碰巧下着 10 级暴风雪，也丝毫不会撼动他们的怜悯心。

"假仁假义族"会不断地提醒你，吸烟会毁掉你的健康、掏空你的口袋，你这样一个聪明人，却再三地将那种肮脏的东西放进嘴里并点上火，真让人难以理解。他们似乎全然忘记了自己在 30 多年中一直在做同样的事，而此时他们才戒烟 2 天 4 小时 20 分。

我已经有近 10 年没有接触过这类人，你可能比我更了解他们。你肯定注意到了这一现象：与非烟民相比，前烟民对于烟民的态度更加苛刻。在餐厅里，非烟民会等到你真正将烟喷到他们脸上时，才会礼貌地请你灭烟。但你刚把手伸进口袋时，离你最近的前烟民就会说："希望你不要吸烟！"接着他们会长篇大论一番。此时，对付他们的最好方法是：在装烟的那个口袋里再放一个圣诞爆竹，燃放的声音能及时而有效地堵住前烟民们的嘴。

本来你以为在这些情况下，前烟民会比非烟民更加宽容，毕竟，他们也对吸烟的感觉深有体会，应该表现出更多的同情心。不过想想看，如果有人改抽某种品牌的卷烟，烟民也会毫不留情地抱怨，直截了当地告诉对方味道很臭。他们似乎不知道，非烟民也会觉得他们发臭。

显然，很多烟民认为，非烟民的抱怨会让他们感到尴尬，因为他们闻不到自己身上的烟味。假定某人是个水管工或养猪农，当他们穿着工作装走进餐馆时，你能想象烟民和非烟民都会做出怎样的反应吗？

在非烟民在场的情况下，有些烟民会非常识趣，在吃完饭之前不吸烟。对我来说，在这种场合看到那些可怜的烟民，就是一种折磨。就算他们饭后再吸烟，非烟民也同样觉得很讨厌，于是他们之前作出的伟大牺牲便前功尽弃了。当大家一起吃饭时，落在最后的往往是一个非烟民，他的餐叉上还叉着最后一块火烧薄煎饼。此前 20 分钟里，他在讲一个很有趣的故事，叉子就一直停留在距嘴边大约 1 英寸的地方。当其他人笑的时候，烟民也一起笑，但他什么都没听见，他恨不得将最后一块饼塞进那个喋喋不休的家伙的嘴里。然后，他意识到，那个家伙是个"假仁假义族"，只是在故意拖延时间。他冲进休息室偷偷抽了一根，满心以为那家伙此刻已经吃完，但当他返回餐桌边时，却发现自己失算了：那个"假仁假义"的家伙似乎觉得薄饼是前所未有的美味，居然又点了一个，而且还说服其他非烟民也加了一份。

你知道为什么前烟民会比非烟民更猛烈地攻击烟民吗？因为前烟民凭靠意志力戒烟后，尽管收获了真正的喜悦，但也觉得自己作出了巨大的牺牲。

大多数前烟民认为社交宴会是享受吸烟的最佳场合之一，但如果这是官方宴会，而主办方迟迟不致祝酒词，前烟民就会觉得自己胜出一筹。他们对这种延误毫不在意，但他们知道，烟民此时已经快要发狂了。

前烟民暗暗庆幸自己明智地戒了烟。接着，主人宣布："女士们先生们，现在你们可以吸烟了。"此话一出，烟民们立即如释重负般都兴高采烈地点燃了烟，而前烟民们则一扫先前的得意之情，体会到了终结烟瘾带来的痛苦。他们感到这就像是甜点之后的又一道菜，自己却无法享受它。这就好比在"女士邀请舞会"上，唯独你未受到邀请。烟民们兴奋地抽着烟，而前烟民们只能看着他们享受。在这种场合，如果非烟民也试着抽一根雪茄，可怜的前烟民却不敢冒险，他们的感觉就会更加糟糕。

空气中处处弥漫着尼古丁，前烟民毫无选择，只能将其吸入肺里。然后，当尼古丁开始离开身体时，他们除了感到被剥夺了某种愉悦之外，身体里对香烟的渴望也开始觉醒。前烟民会想："过了这么久，'痒痒'还在。"事实上，"痒痒"已经熄灭，但现在又被重新点燃了。自然他们会想要用手去挠，但无论如何都不想再次上瘾。他们知道自己比可怜的烟民幸福得多，但烟民们似乎并未意识到这一点，而在这特殊的时刻，前烟民自己也会忽略这一点。他们因此感到自己出局了。

如何应对这种局面呢？他们有两种选择。其一，点上香烟。但他们已经在那条滑溜溜的路上摔过一跤。一般情况下，他们都会明智地拒绝这样做，以免再次掉进深渊。然而，他们仍然会感到丧失了某种乐趣，觉得自己非常可怜，与烟民相比失了一球。此时，唯一方法就是：侮辱烟民。

通过我对"假仁假义族"的描述，你可能觉得他们是一群极其讨厌的人，但所有尝试过戒烟的人，都或多或少曾经属于"假仁假义族"，包括你我在内。其实，讨厌的不是某个人，而是潜藏在他身上的渴望。当"假仁假义族"感到不安和脆弱时，他们的防御机制就会解体，所有的攻击行为都源自恐惧。他们并非真正的伪君子，他们猛烈地抨击烟民，只是出于自卫，并非有意要惹怒烟

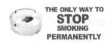

民。那只是一种本能，是远离尼古丁陷阱的自我保护机制。他们并非真想向烟民们炫耀：戒烟后的生活真好。他们无须这样做，因为烟民们已经知道了这一点。事实上，烟民们明白，前烟民不仅未输一着，反而比他们赢出很多。当前烟民尚未戒烟时，他们也深深地明白这一点，所以他们才戒烟。但随着时光流逝，他们会淡忘这一点，而这种场合又加深了他们想吸又不敢吸烟的痛苦。

经常地被动性吸烟，不仅是前烟民复吸的一个重要原因，同样也会使非烟民染上烟瘾。在前来就诊的烟民中，很多人都描述了他们在烟气腾腾的环境中工作的情景。他们满怀同情地看着同事吸烟，自己却压根不想碰香烟，但最终也变成了烟民。事实上，他们在抽第一根烟之前，就已经有点上瘾了。很可能，在他们滑向尼古丁深渊的过程中，被吸烟起到了推动作用。如果他们在烟气弥漫的环境中生活或工作，就会逐渐地对尼古丁上瘾。我听说过一个案例：丈夫吸烟而妻子不吸烟，当丈夫外出工作数天之后，妻子会通过嗅闻丈夫的衣服来寻觅那种让她们感到舒服的烟味。而没有经常被吸烟的非烟民，则必然会讨厌那种气味！

"假仁假义族"会对烟民产生两种灾难性的影响，使他们几乎无法戒烟，其中之一是：即便他们真的是好言相劝，烟民们也会被激怒，因此全心抵御着他们所带来的影响，而看不到真正的敌人。

但"假仁假义族"对烟民的真正危害，就是使他们深信"烟民永远是烟民，你可以不再吸烟，但你永远不能完全摆脱烟瘾"。尽管烟民们可能并未觉察到这一点，但他们怀疑"假仁假义族"并非真正反对吸烟，而是仍然暗中想要吸烟。如果只是怀疑，倒也不那么糟糕。不幸的是，"短刀族"前烟民往往验证了这种怀疑。

致命一击的"短刀族"

短刀族是这样一种前烟民：当你唱完《友谊地久天长》，向所有朋友送去了新年祝福，并将最后一包烟扔进火里，怀着"终于驱散了身上的恶魔"的美妙心情时，他们会同你握手，祝你成功戒烟，并告诉你：你将变得非常健康和富有，你作出了正确的决定，永远也不会为此而后悔。接着，他们会描述自己在30年前抽了最后一根烟，但是直到现在，在一些类似这样的场合，仍然会非常渴望吸烟。他们的话立刻就会产生惊人的作用，让你恨不得从火中抢回那包烟，当你的朋友们仍然还在彼此亲吻祝福时，你却已经悄悄地溜到卷烟机旁了。你对家人说，明天一早你就会开始戒烟。

在我用意志力方法戒烟的一次更果决的尝试中，就发生过这样的事。我已经到达了这个阶段：知道自己面临的真正问题是没有烟就无法集中注意力，我已经能控制住坏脾气，不轻易发怒。我觉得自己需要一段无须集中注意力的时期，作为过渡，便决定将3个星期的年假用于戒烟。假期开始后，我整天坐在扶手椅上，心情沮丧不已。我认为，如果我能坐在那里，坚持足够长的时间，最终对香烟的渴望就会消失，我也将获得自由。如今看来，这十分荒唐可笑，但在那时却看似符合逻辑。

正当假期快要结束，这次戒烟看似要彻底失败时，出现了一件奇特的事情。那天早上我醒来，感到了一种美妙的欣悦感。我想："我戒掉了，我终于解脱了！"那时，我出现了"3星期症状"，感到解脱了。自从我开始吸烟以来，这是第一次我感到自己能正常生活了。随后两天，我的感觉完全一样。我处在一种狂喜的状态之中，没有一丁点儿的渴望。第3天，我在广播里听到一个推销员在讲述自己戒烟时所经历的痛苦，而且这个故事对我产生了正面的作用，我想："谢天谢地，我已经走过那个阶段了。我解脱了！"

后来，这个推销员向他的医生寻求帮助。医生是个典型的苏格兰人，说话有些唐突：

"你怎么了？"

"我想戒烟。"

"坚持不抽不就行了？"

"没那么简单。你是医生，你怎么可能了解？"

"唉，我了解得一清二楚，我过去每天能抽60根烟！"

"真的吗，你什么时候戒烟的？"

"20年前，在他们证明吸烟会引起肺癌时。"

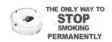

"但我认为他们还没有证明呢。"

"只有烟草公司和那些不敢面对事实的人，才这样想。"

"你也许是对的。但20年后，你什么都忘了，怎么可能知道戒烟有多痛苦呢？"

"听着，小伙子，这20年，我每天都想吸烟！"

这句话对那个推销员产生了怎样的影响，我不知道，但我感到自己被当胸踢了一脚，立刻又回到了沮丧之中。这个桥段纯粹是虚构的，但这并不重要。我直接出门买了一包烟，直到两年之后，我才又攒足勇气，再次尝试戒烟。

另一个典型的例子发生在数年之前，当时我在参加晚宴，宴会上有个女孩叫玛格丽特。此前，我曾经见过她一次，她是个烟民，但不好意思当着我的面吸烟。由于人们知道我的职业，所以认为我肯定会是最坏的"假仁假义族"，只想对他们发表长篇大论，讲述吸烟的坏处。不巧的是，这一次，她是晚宴中唯一的烟民。但直到那次晚宴结束，她仍然没有吸烟。我认为她只是对自己是唯一的烟民而害羞。

我记得当时所有人都在聊天，只有那个女孩坐在那里，玩弄着打火机和香烟。我不忍心看到烟民处于那种境地，于是我说："玛格丽特，晚宴已经结束，没有人会抱怨你吸烟，想抽就抽吧。"她说："我不需要吸烟，我只是随便耍一根。"我当时本该闭嘴的，但我就像被斗牛士用红布挑衅的公牛，还是忍不住说了一句："如果你不需要，就别抽，否则你没有任何理由呛自己。"她此时正要点燃香烟，但听到我的话后，便说："好，我不抽了。"我继续和邻座的一位萍水相逢的女士聊天，但一直在留意玛格丽特的举动，我想看看她如何熬过这种情况。当然，此时她已经控制不了了。

毫无疑问，你会同情玛格丽特，烟民们在生活中肯定有过很多类似的情景，就像我戒烟前一样。但请你弄清楚，我并非真正的恶棍，那种脏兮兮的"烟草"才是。非烟民不会因为不能吸烟而经历这种痛苦。后来，玛格丽特站起身准备去厕所，拿起了打火机和香烟，但偷偷瞥了我一眼，又立刻坐下了。我只能推测，她认为我会取笑她。我开始感到不安：我不仅没有缓解这种局面，反而使之更糟糕了。当我正在想如何打破这个僵局时，正和我聊天的那位女士突然说了一句："现在我恨不得为烟杀人。"

她的话让我很震惊，因为我一直认为她不是烟民。她是那种像瓷器一样精致纤弱的人，面容姣好。我对那位女士说："对不起，我没想到你是烟民，但如果你是因为我在场而不吸烟，我会生气的。我曾经是世界上烟瘾最大的人。"她说："不！我已经连续 8 年没有吸烟了，也绝不会再抽。但我以前总会在饭后抽一根烟，现在也很想抽一根。"与此同时，玛格丽特以为我完全沉浸在谈话之中，已经趁机点燃了烟，熟练地抽起来。

这件事充分体现了烟民的矛盾之处。玛格丽特看起来显然愧疚不安，却抓紧机会吞云吐雾，生怕别人注意到自己在吸烟，并希望自己和房间里其他人一样自由自在，而另外一个女子，尽管已经 8 年没吸烟，却为了一种她希望从未碰过的东西而闷闷不乐。

对于烟民来说，这种荒谬的情形时常发生。你认为他人比自己更幸福，却对此无能为力，因而羡慕他人，这实在有点愚蠢。晚宴上的两位女士都互相羡慕对方，但她们每个人都有选择是否吸烟的权利。让我不安的是，在晚宴开始之前，我和玛格丽特聊了半个小时。我绝不是"假仁假义族"式的聊天，而是温和地劝说她：戒烟后生活多么美妙，她一定能做到。就这样，我在她腰上拴了一根绳子，渐渐将她拉出了深渊。但玛格丽特是那种离开了烟就不能活的人，所以，你能想象当另外那位女士说，她 8 年之后仍想吸烟时，会对她产生怎样的影响吗？

有一家全国性日报最近花费整版，刊载了一篇文章。文章讲的是一个女人在禁烟 8 年后决定复吸。她极其详尽地讲述了自己在这 8 年中所遭受的痛苦，以及戒烟后是如何发胖的。她还描述了当自己决定复吸时，感觉是多么美妙，并且填写了歌词，描述第一次吸烟时感觉香烟是多的美味。

此时，我对那位女士充满了同情。我在前文中描述过自己凭借意志力戒烟时，所经受的痛苦。我也意识到，自己严重夸大了那种创痛，现在让我们仔细研究一下她的话。如果她认为吸烟是件很棒的事，那她当初为什么会戒烟？如果戒烟后的 8 年生活如此糟糕，她为什么不早点复吸？她没有这样做，说明她真的讨厌吸烟。如果她在那 8 年中真的非常痛苦，当她最终承认 8 年的苦行完

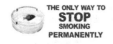

全只是白费时间时，会感到愉悦？

我记得，在依靠意志力戒烟多次失败的尝试中，当我最终决定放弃戒烟时，的确会感到如释重负。但我从未有过这样的想法："好！你又是烟民了。这根烟味道棒极了！"相反，轻松感中总是夹杂着失败的沮丧，而且最开始的那几根烟的味道也总是很奇怪。多数人都讨厌痢疾，但对于某些期盼了8年的人来说，它竟然是至高的福气！

如果你8年来一直想吸烟，那么我毫不怀疑你复吸时会感到轻松，但你绝不会觉得味道美妙非凡。我已经讲过："所有瘾君子都是骗子，他们必须说谎。"晚宴上那位女子的话其实没有什么，但即便如此，它却对玛格丽特产生了显著的影响。你能想象那篇文章对那些刚开始凭意志力戒烟，正在经受巨大考验的烟民们，会产生怎样的作用吗？对于那些正想要戒烟的人，又会如何呢？

我能理解甚至谅解那位女士。所有瘾君子在戒毒失败后的自然反应，就是确保他们有很多同伴，尤其在付出巨大努力却仍然失败之后，更是如此。这就是毒品的邪恶之处。我不能原谅的是，那家报纸对这件事情完全不负责任的报道。毕竟，那甚至不能被视为新闻。他们干吗不让我写篇文章，那将是撼动世界的新闻：轻易地做个快乐的非烟民！

带来希望的"帕特里克族"

当你即将变成非烟民的时候，想到自己可能变成"假仁假义族"或"短刀族"中的一员，你会因此有点犹豫。更让你犹疑不决的是，你可能和他们一样，永远得不到解脱。但我向你保证，你什么都不必害怕。让我们看看另一类前烟民，即完全戒除了烟瘾的人。我在见到光亮之前，从来不知道有这类人存在。那时，我确信所有烟民都偶尔会想要吸烟。直到我戒烟以后，才想到自己从未问过前烟民，他们是否还想吸烟。这是因为，无论他们的答案是什么，我根本就不想听。如果他们仍然想吸烟，这就证实了我的想法，即烟民永远无法完全摆脱烟瘾。如果答案是否定的，这就意味着，烟民的确可以得到解脱，那么我就必须再次尝试戒烟，经历长达数月甚至数年的戒断症状的折磨。这是一个典型的例子，它证明：两种恐惧的拔河会使烟民固守壁垒，不关心其他事物。

我所遇到的第一个属于这种类型的人是帕特里克。他是个爱尔兰人，身材高大，天性善良。我非常感激他。在我们之间发生了好几件事，这些事让我逃离了尼古丁陷阱，下面我将讲述其中一件事。我们通过共同的朋友，每年都会在古德伍德公园见面一次。当时，我刚刚从一阵严重的咳嗽中缓过神来，帕特里克露出"吸烟到底有什么好"的表情，就像非烟民在这种场合会表现出的那样。为了掩饰尴尬，我说："帕特里克，你不知道，不吸烟是件多幸运的事。"

他回答说："不知道才怪。我以前每天要抽 40 根！"

我怀疑地看着他，我认识他已经 5 年，确信他从来没抽过烟。我不知道自己为何这样确信，但你就是能感觉到这些事情。现在回头来看，那可能是因为他既不是"假仁假义族"，也不是"短刀族"。我肯定感觉出他不想吸烟，因为他是我最先问到的那个人，他的回答给了我启示："想吸烟？你在开玩笑吧！"

我开始问其他一些不吸烟的人。我已经认识他们数年，却惊奇地发现，很多人都曾经抽过烟。接着我开始问那些确定是前烟民的人，我发现帕特里克并非例外，很多前烟民都不再想吸烟，这让我松了一口气。有成千上万的帕特里克呢！

事实上，帕特里克并非我最先遇到的完全解除烟瘾的人，我只是最先发现他是这种人。我还说过，"假仁假义族"和"短刀族"比"帕特里克族"的人数多得多。我不确信是否真的如此。问题在于，我们只听见"假仁假义族"和"短刀族"抱怨烟民吸烟，而"帕特里克族"不会在宴会上告诉每个人戒烟多好。但他们真应该这样做！

你很快就会成为"帕特里克族"的一员。记住这一点，有助于你在刚开始戒烟时提醒自己，戒烟是件多么美好的事。当你感受到"启示时刻"时，你就再也无须提醒自己了，但你仍然要大声喊出来。使烟民们深陷泥沼的最大恐惧，是害怕自己永远无法解脱。如果你这样做，将有助于其他烟民消除这种恐惧。我将在后续章节中对这种恐惧加以探讨。

现在我们来看看另一群人，他们能使你的戒烟尝试前功尽弃。他们就是：其他烟民。

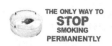

第 18 章　CHAPTER 18

烟民都有"精神分裂症"

你的烟民朋友恐怕是你戒烟的大敌

大部分权威人士和所谓专家都相信，在如今的文明时代，年轻人们之所以仍会染上烟瘾，是因为被大量烟草广告欺骗。烟草公司否认了这种说法，尽管我很不情愿这样做，但我还是支持他们的说法。

如果你研究烟民个案，就会发现，99% 的烟民都是在烟民朋友、同事以及亲人的影响下，才染上了烟瘾。如果你设法戒了烟，却再次上瘾，其原因往往与第一次完全相同，要不就是当你在戒烟后遭遇严重的危机时，总会有个烟民主动诱惑你。有史以来，在每个车祸现场，都有个烟民在第一时间赶到，给受惊的当事人递上一根烟。当一个见义勇为的人拼命地想要将你从燃烧的汽车残骸下拉出来时，旁边至少还有三个人试图把烟塞进你的嘴里。

青少年时期，我们的父母会神色庄重地给我们讲解性行为、喝酒和吸烟的危害，这些建议看似很合理，但事实上，他们大半生都在进行这三种行为。因此，当我们的孩子就像狗被拴在皮绳上一样，被烟瘾牢牢绑住时，我们为何要惊讶呢？

关于吸烟，有很多可悲的事实，其中之一是，每个烟民都是杰基尔和海德。杰基尔先生是坐在你旁边工作的朋友和同事，3 个月来，他一直抱怨你的喘息声打扰了他，使他无法集中注意力。偶尔，他没有抱怨时，又会提醒你，你每年花了很多钱买烟，而且他不相信你竟然没意识到吸烟其实是种多么糟糕的习惯。不，他不是个"假仁假义族"，他是个烟民。不仅如此，他每天的吸烟量是你的两倍。事实上，正是他在公司去年的圣诞节晚会上说服你吸烟的，他说：只抽一根烟不会引起任何害处。你因此结束了5年来远离"烟草"的自由生活。

你以为杰基尔先生会因此过意不去，想要做一些补偿，你想错了。他之所以长篇大论，其实是想说服自己戒烟。他认为，有你在旁边吞云吐雾，他就不可能戒烟。但是，他的话使你动摇了。周末的时候你参加了很多社交活动，而你的嘴巴里就像个污水坑，于是你下定决心戒烟。

你周一上班的时候，迫不及待地想要告诉杰基尔先生这个好消息，但他不在那里工作了，他的位置被一个名叫海德的家伙占据了。他的外表酷似杰基尔，他甚至和杰基尔一样，是个重度烟民，但他不是杰基尔。杰基尔只会敬烟给非烟民，如果你跪在地上求他给根烟，他也不会怜悯你，但海德一直将烟盒放在你伸手可及的地方。他还告诉你，他绝对不是想要诱惑你，但如果你心痒得难受，就请自便。海德显然比杰基尔先生更加友善，但你希望他不要总是对着你吸烟，你还希望他不要总是说："生命中除了吸烟还有什么乐趣呢？如果你过得很痛苦，健康和钱又有什么用呢？他们真能证明吸烟会引起肺癌吗？即便真的如此，你总会因为某种原因死掉的，说不定明天就被公共汽车轧死。"的确，他无疑比杰基尔友善得多，但你仍然希望杰基尔回来。

这是烟民心理挣扎的一种体现。如果烟民是你最好的朋友或最大的敌人，他的一半大脑会希望你戒烟失败。随着越来越多的烟民离开这艘正在下沉的船，船上的人开始非常害怕只剩下自己。而他的另一半大脑又希望你成功，因为，如果你成功了，他或许也能成功。不幸的是，在他的影响下，你几乎无可避免地会失败。

在我成功戒烟几年后，发生了一件十分悲惨的事。在一个社交场合，一个非常好的朋友让我吸烟，他就是不相信我没有吸烟的需求或欲望。如果你想到我几乎为烟丧了命，你就会认为，我朋友的行为并不太友好。如果你再考虑一下我的职业，我一生的全部目的就是帮助他人获得自由，如果我再吸烟，对他们将产生多大的负面影响，你就会认为，他根本不是我的朋友，简直就是个邪

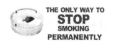

恶的家伙。而实际上，他是我所遇见过的最友善的人之一。他之所以这样做，其实是隐伏的尼古丁在作祟，是烟瘾使那些本可以愉快、诚实而完整的人做出了这样的事。

我这位朋友在午饭前从不吸烟。当肺癌和吸烟之间的关系最初被确认时，医疗权威机构声称，真正对烟民有害的是"早间烟"。很多烟民因此决定，在早餐或午餐之前绝不吸烟。令人惊奇的是，我们居然毫无保留地相信了医生们的话。毕竟，烟就是烟，为何早间烟比其他时候吸烟危害更大呢？我猜想，这是因为早间烟会使烟民咳嗽，但事实上，咳嗽只会减小伤害。无论如何，咳嗽并非因为吸烟的时间是早晨，而是因为烟民们经过一夜，已经有 8 小时没有吸烟，对香烟的抵抗力已经部分丧失了。

总之，这位朋友下定决定，在午饭之前绝不吸烟。我告诉他，经过 8 小时睡眠之后，第一根烟尽管会导致咳嗽，却非常宝贵，如果你在午饭前不吸烟，那么你就连续 14 小时没有吸烟，就更觉得香烟能带来快乐。但他无法理解，不过，度假的时候，我发现他会在早饭后立刻吸烟。我说：

"你不是在午饭之前不吸烟吗？"

"通常我都不吃早饭，所以这事实上是午餐烟。"

这就是瘾君子的非常规逻辑。他似乎没意识到，以前午餐都是 13 点开始，而经过这些年，他已经提前到了 11 点。事实上，为了学会吸烟，那位朋友面临着变成酒鬼的危险。

他的妻子自称是轻度烟民，只会在社交场合陪丈夫吸烟。最终，她患上了一种与吸烟有关的病，于是决定戒烟。我主动提出帮助她，但她拒绝了，并解释说自己只是轻度烟民，无须我的帮助。我看着她开始用意志力方法戒烟，这对于我是一种折磨，就像看着有人溺水，你只需伸手将他们拉出来，但他们却拒绝抓你的手。总之，据她说，3 个月之后，她差不多戒除了烟瘾，只是饭后烟仍然让她心存向往。每当她丈夫在饭后点燃香烟时，她就会说："我现在能为一根烟杀人。"

而他会告诉她别傻了，并恭喜她戒了烟。我坐在那里，心想："如果你不点燃这根烟，对她帮助会更大。"我知道烟民的苦衷，尤其饭后烟对他们至关重要。6个月之后，有一天，他刚点燃烟，她说："我已经完全戒烟了，丝毫没有吸烟的欲望，其实，嘴里叼根烟看起来很可笑。"乔伊斯和我向她表示祝贺。我说："你虽然采用了错误的方法，但重要的是，你成功戒了烟。你自由了！"让我惊讶的是，她的丈夫一言不发。我知道，他们双方都担心她会复吸。

让我惊奇的是，过了一会儿，他居然点燃两根烟，并将其中一根递给他的妻子。我真不敢相信自己的眼睛。看着一个50岁的男人，对刚刚凭着意志力戒烟的妻子做那样的事，简直让我无法忍受。我问：

"你在做什么？"

"她做得很好，值得奖励！"

当他点燃两根烟，将其中一根递给妻子时，他的妻子没说一句话，但她的表情说明了一切。他意识到自己做了一件非常愚蠢的事情，想让这件事像玩笑一样过去。问题是，在座的每个人都知道这不是个玩笑，我们真希望地上裂开一条缝，将我们吞没。这件事本身就足够尴尬了，更糟糕的是，我偶尔会想起朋友脸上那种羞愧的表情。他的妻子肯定感到非常难受，但真正受折磨的必然是那位朋友。他在余生之中，都会记得这件事：他的妻子在历尽6个月的千辛万苦，终于戒掉烟瘾时，他居然试图使她再次上瘾！

此时你肯定会认为这个男人很邪恶、自私，要不就是很愚蠢，但我保证他不是那样的人，这只是香烟这种可怕的毒品所导致的。试着想象一下他的心理，当他的妻子为香烟而焦虑不已时，他却还能吸烟，没有被剥夺这种享受，但突然之间，情况发生了变化，同桌的3个人都无须或不想吸烟，都认为吸烟愚蠢可笑，于是那个落单的烟民也开始感到自己愚蠢可笑。此时他会怎样做呢？他会和所有瘾君子一样，感到尴尬，扭曲的心理让他想把另一个人也拽进陷阱。潜藏的毒瘾引起了巨大的恐惧和慌乱，蒙蔽了他的思想，让他全然没意识到：他想要说服的对象，是他深爱的妻子，他的行为可能会害死她。

每个烟民朋友都在潜意识中想拉你下水

我在前面曾提到，年轻人接受朋友的"恩惠"后，觉得有必要自己买烟，

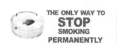

因此会染上烟瘾。对我来说，最讨厌的事情是，眼看一个戒烟数年的人经历同样的事情。朋友警告他们说：

"你会复吸。"

"绝对不会！我永远不会再买烟。"

潜藏在烟民体内的毒瘾已经使他们蒙蔽了心灵，无视任何体面或风俗。我们会向朋友借食物、衣服或金钱，同时还不知羞耻地宣称，我们完全没有归还的意图吗？我们之所以在吸烟方面这样不知礼节，是否因为我们感到，朋友们不仅不会觉得我们无礼，而且还非常乐意看到我们需要一根烟？

我讨厌见到这种情景。看不到自己已经再次上瘾的人，就像等待主人的零星施舍的狗，紧紧地贴着正在吸烟的朋友，等待他给自己另一根烟。我无法忍受那个朋友虚伪地、居高临下地说："我真的觉得这样很不好，你一直都坚持得很好。"同时，当对方难为情时，他却努力地忍住笑，享受着手里攥着的权利，心想："你根本没戒掉烟瘾。你只是白白受了几年苦，恭喜你又变成了烟民。"他暂时忘却了自己也是烟奴。

最后，给你提供烟的人会拉起吊桥，直截了当地拒绝再给你香烟，不是因为他吝啬，而是因为他怀疑你再次上瘾了。很快，就到了我最讨厌的时候，那个数天前还是完全自由的人，那个发誓再也不买烟的人，面临着选择：跳出陷阱，或自己买包烟，并在家人和朋友面前丢脸。至此，唯一的赢家就是尼古丁。

我们找借口说，买这包烟只是为了还给别人，想以此减轻所受到的羞辱，但我们连自己也骗不了，更不用说骗别人。然后，可怕的一刻来临了：你偷偷地跑出去买了第一包烟，然后迫不及待地点燃一根，味道糟糕透顶，你突然被一种悔恨和恐惧感击中：你重新掉进了陷阱！

你厌弃地将香烟扔到地上，狠狠地踩踩它，就好像它是一条死蛇。你将烟盒冲进马桶，数小时后，你又会将这个过程重复一遍，就这样，最终你接受了这个事实：你真的又变成了"烂草"的奴隶。曾有烟民们问我："你真的不怀念吸烟，从来不想抽一根吗？"他们的语气从惊诧到怀疑，各不相同。怀念吸烟？我还没有从获得解脱的喜悦之中走出来呢！

因此说，其他烟民的行为会对试图戒烟的人造成不良影响。当我们在伯明翰的诊所开业不久时，来了一位母亲，她是哭着来的，心情沮丧到了极点。她离开的时候也在哭泣，不过这次是喜悦的泪，她的快乐感染了诊所里其余的人，包括我在内。她离开诊所时已经是个非烟民，心情十分愉悦，她给了我一个大大的吻。当天晚上，她拜访了女儿和女婿，告诉他们这个好消息。当时，女婿也已经决定戒烟，但他用的是意志力方法，他母亲流露出的喜悦只是增强了他的缺失感。他说："你干吗这么兴奋？你戒烟还不到一天。"这句话对她的影响是灾难性的，我4小时的努力在两秒钟之内被毁。她没有当场吸烟，但怀疑的种子已经被播撒在她心里，这颗种子发芽并开始成长。幸好，她又回来见我，我教会她如何避免受到其他烟民的影响。

在第十五章中，我谈到了弗雷德大叔，那个每次都会打进热线的人。事实上，这里存在着两个弗雷德大叔，我讲的是最终戒烟的弗雷德大叔，但至今为止，最为可鄙的弗雷德大叔却是一个从14岁开始就每天抽40根烟的家伙。香烟不带过滤嘴，烟味强劲，但他每抽一根烟都十分享受。他直截了当地拒绝戒烟，却一直活到了80岁，而且在有生之年从来没得过病。顺便说一下，我之所以称他为弗雷德大叔，只是因为每个烟民似乎都有一个这样的叔叔，即便他们自己没有，也会厚颜无耻地借用他人的弗雷德大叔。

关键是，每个烟民都必须有一个弗雷德大叔，我们需要用他们来对抗那些可怕的数据。很多人不顾我们的意愿，不停地用那些数据来叨扰我们。我们也同样死揪着他的妻子简的事例不放，她从不吸烟，却40岁就去世了。一个本来条理分明、思维清晰、富有智慧的人，居然相信个案，却拒绝接受从无数人身上得来的统计数据，这是否让人难以置信？而瘾君子们的心态就是如此扭曲。

在最后一期节目中打进热线电话的那位弗雷德大叔，对于试图戒烟的烟民来说，尤其属于有毒菌株一族。他坦率地承认自己曾涉足烟草产业。他如此坦率，我只好相信他。他还声称自己已经70多岁，50多年来，每天吸烟超过40根，但在一生之中从未得过一天病。等一下，为什么弗雷德这样的人会从不生病？为什么我们毫不怀疑这种陈词滥调？你真的相信地球上有某个人会不生病吗，无论他是不是烟民？这意味着他们从不会感染伤寒、流行感冒、痢疾、天花或水痘，甚至不会头痛？我想，我们有理由认为，那些号称从未生过病的

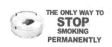

人是故意歪曲事实的人。

这位弗雷德大叔曾经尝试戒烟，但戒烟不久，他就开始感到不舒服，但他的医生却找不出病因。这个人声称，他在哈利街找了三位专科医生，但每个人都没能查出病因。第三个医生问他最近是否改变了生活方式，在得知他戒烟后，医生指出，弗雷德大叔感到不适的唯一原因就是戒烟。毋庸置言，弗雷德大叔又开始吸烟，自此以后他一直过着快乐的生活。

如果有人相信这个故事是真的，我真是佩服你。我并不怀疑他戒烟时感到非常痛苦，当我用意志力方法戒烟时，也是如此。但我不需要家庭医生以及哈利街的三位专家来告诉我痛苦的原因。他的说法不正好证明了我的观点吗？他们找不到任何病因。这是因为，除了认为自己没烟就无法享受和应对生活之外，他没有任何其他的毛病。

我并不否认弗雷德大叔真的存在，尽管他们的寿命并不像我们所期望的那样长。他们非常强健，这是抵抗尼古丁毒素所必须具备的。因此，非烟民被吸烟的影响更大，因为他们对尼古丁没有任何抵抗力。而简之所以患上肺癌，可能就是由于弗雷德大叔 30 年来吸食尼古丁所致。

使弗雷德大叔形成扭曲看法的另一个因素是：如果你将 1000 个人蒙上眼睛，让他们在一天中不停横穿高速公路，晚上可能只有一个人幸存。这个幸存者为自己还活着感到如释重负，并相信自己拥有金刚不坏之身。现在，如果你想要其他人蒙着眼睛穿越马路，他可能会说："我已经证明，蒙着眼睛横穿马路，没有丝毫危险。"遗憾的是，你再也听不到其他 999 个人的意见了。

弗雷德大叔的确存在，但请记住，他是个非常幸运的人，也是个非常强大的人，他必须如此。他之所以整天打热线电话，是因为他已经没有任何朋友，他们都因为吸烟而早逝了。对于弗雷德来说这非常不幸，对于我们的余生来说，这更加不幸。如果那些逝去的人能够打电话，给我们讲述他们的不幸遭遇，我们就不会被这些弗雷德大叔欺骗了！

我的父亲是个强健的男人，我姐姐也非常健康。因为吸烟，他们都 50 出头就去世了。我相信，如果他们不吸烟，如今肯定都还活着。我也同样是个身体强健的人，但我知道，如果自己不戒烟，不到 50 岁就会死掉。我如今还能活着讲这个故事，纯粹是上帝的恩惠。

其实烟民何尝不想戒烟呢！

因此，在戒烟中，忽略其他烟民的影响力，是不对的。很不幸，烟民们往往都是具有控制力的人，这并非因为他们吸烟才变成这样，而是因为尼古丁陷阱本来就是用来捕获这种人的。做非烟民也有不利之处。当你吸烟时，你在主动做一件事情，因此，你易于自我欺骗，从而相信自己获得了某种真正的慰藉或乐趣，但你怎可能主动地想"我喜欢做个非烟民"呢？事实上，你能！我每天都是如此。

你只需如实看待吸烟这件事。从出生以来，社会和大众就一直在对我们进行洗脑，在美化吸烟的同时，也铸就了我们对烟民的看法。我们认为烟民都能控制自己的行为，很享受这一乐事。任何武器都能用于好的或坏的方面，其他烟民既能使我们上瘾或继续吸烟，也能在很大程度上帮助我们摆脱烟瘾，使我们永获自由。

问题是，所有烟民都在说谎，不仅对他人说谎，也在欺骗自己。他们必须如此！即便我们对与吸烟有关的一切事实——肮脏、毒性、咳嗽、奴役、浪费金钱等——都视而不见，我们也会感到自己十分愚蠢。如果我们必须面对一切真相，就会觉得更加难以承受。问题是，我们不仅开始相信自己的谎言，也相信其他烟民的谎言。当我们试图戒烟时，之所以闷闷不乐，就是因为我们感到自己失去了一种享受，被剥夺了某种乐趣。

你肯定以为，当烟民因为吸烟而患上某种疾病时，他们就会改变论调，但事实往往相反。数年前，一个著名的电台音乐节目主持人患上了肺癌。他并没有为此抱怨，反而勇敢地说："抽每根烟时，我都非常享受！"如果你继续深思一下，他的这种反应其实是很自然的。因为，在我们只是愚蠢地冒着患病的危险而吸烟时，我们都必须撒谎，那么，当一切为时已晚，我们已经无法进行补救时，就更有撒谎的必要了。

你是否曾经听尚未患上肺癌的烟民说过这样的话："我抽每一根烟时都很享

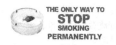

受！"如果你此刻觉得自己做个烟民是很愚蠢的事情，请想想，当你已经来不及戒烟时，你将觉得自己是多么愚蠢！你必须进一步夸大吸烟的愉悦，才能有尊严地生活，或者应该说，是有尊严地死去！

也许你认为烟民就像赛车手，他们权衡着付出和回报，准备为此承受一切风险。如果某个赛车手预知自己将在某场赛事中死去，你认为他还会参加这场比赛吗？请诚实地面对自己，如果你确知下一根烟将引发肺癌，你还会抽吗？大多数吸烟的人都没有真正地接受这些风险，他们只是想：

"这件事不会发生在我身上。"

你真的相信哪个活着的烟民，在抽第一根烟之前，曾经真正想到他们有1/4的概率被害死，却有意识地承担了这些风险吗？如果没有，为什么成千上万的烟民此刻却在吸烟？只有一种合理的解释，他们不仅没有接受风险，甚至根本就无法对此予以深思。他们吸烟并非是出于自由选择，而是因为他们就像陷进了瓶子草里的飞虫，相信自己无法脱身。

那位音乐节目主持人的话，会对烟民或想要吸烟的年轻人产生极坏的影响。事实上，他的话传递了这种信息："即便香烟真的将你害死了，为了那些快乐，也是值得的。"我确信，他并非有意要传递这种信息，他只是要尽可能勇敢地面对死亡。我敬佩他的勇气，但他只是又一个极端的例子，证明了这种暗中危害的"野草"能让烟民沦落到何种地步。

然而，我更敬佩另外一些烟民：他们明知疾病因吸烟而起，却能勇敢地面对死亡，同时，还有勇气承认自己在大半生中都很愚蠢。要承认自己愚蠢，真的需要勇气，尤其当你知道愚蠢使你付出了生命的代价时。"光头影帝"尤尔·布林纳在得知自己将死于吸烟时，就有勇气承认。我还知道，万宝路牛仔也染上了肺癌，如今已经成为积极的反烟运动人士。只要所有烟民不再为自己的愚蠢找借口，欺骗自己和他人，他们很快就会意识到，戒烟不会让他们损失什么，也不会让他们有缺失感。

也许你还没有被我说服。那么，请回答以下问题：

1. 你认为世界上有多少非烟民希望自己是烟民？

2. 世界上有多少前烟民希望自己仍然是烟民？你肯定认识几个偶尔还想吸烟的前烟民，但他们为何不抽呢？是因为害怕再次染上烟瘾吗？毕竟，如果他们真的想要复吸，他们完全可以选择这样做！

3. 如果时光能够倒流，你认为多少烟民会选择不抽第一根烟？

如果你够诚实，我想你的答案会是：

想做非烟民的人口：全世界所有人！

想做烟民的人口：零！

这是个非常确凿的结论。但是，如果你仍然不相信我的话，可以考虑这一点：多年来，我一直在向所谓"根深蒂固的烟民"提供帮助。我说的是那种丝毫不为健康、金钱、奴役和社交冷遇而担心的人。我很多年没遇到这样的烟民，坦白地说，我认为在英国再也没有这样的人。很多年前倒是有不少，而我就是其中之一。

我以前常常会和这样的烟民展开讨论。如果他是个很富有的人，我会说："我不相信你不在乎钱。"他们的眼睛会发出亮光。如果我谈起健康和社交冷遇，他们可能会有点被动，但说到钱，他们绝对处于优势。为了那些精神慰藉和乐趣，花钱是值得的。说来奇怪，就连那些买不起烟的人似乎也并不在乎钱。

接着我会说："我不相信。你每天抽 20 根烟，那么一生就会花费大约 3 万英镑。而你用那些钱做了什么呢？你不仅把钱花光了，而且因此一辈子口气难闻、牙齿熏黄、又咳又喘，被奴役和剥夺自由。对于你所抽的绝大多数烟，你根本不会记得，除非你快被呛死，或因为缺烟而心神慌乱。在你一生中大部分时间，你还会因为不能吸烟而觉得被剥夺了某种乐趣。你花这些钱时，面临着患上致命疾病的风险，并可能在余生之中被他人嫌弃，甚至被自己嫌弃。我不相信，你会认为这样花掉 3 万块钱是值得的！"

很快，你就会明白，烟民根本不认为吸烟是一辈子的消费。对于多数烟民来说，一包烟的价格已经够贵了。有时候，它会花掉我们一天、一星期甚至一年的收入，而我们只有在想要戒烟时，才会发现这一点。在我们一生中，花在香烟上的钱多得不可思议。

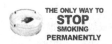

至此，烟民往往会发起攻击，说一些诸如此类的话："烟钱对我来说不算什么，我花得起。为了快乐花钱是值得的。"我会说："好吧。我接受你的说法，但你是个聪明人，我想和你做笔交易，你一定不会拒绝。你提前支付给我一年的烟钱，我供应你余生所需的所有香烟！"

这对你来说是笔划算的交易。别忘了，我说这番话的对象不是想戒烟的烟民，而是那些声称无意戒烟、喜欢吸烟并将在余生之中一直做个烟民的人。假定我说的是："提前交给我一年电费，你就可以一辈子免费用电！"显然他们不会相信我的话，但如果我是诚心的，大家都会迫不及待地接受这笔交易，但我多年来一直在电台、电视节目以及《这书能让你戒烟》中提出这笔交易，却没有人响应。我已经记不清企鹅出版社共售出了多少本《这书能让你戒烟》，我只知道没有烟民来和我做这笔交易，甚至没有人问我："我怎么知道你会不会兑现？"有几个烟民曾经说："我可能会接受这笔交易。"但没有一个烟民真正做到这一点！

你不觉得这很奇怪吗？毕竟，即便他们只再抽几年，他们也不会吃亏。如果时间更长，他们就会赚不少。真相是，就连那些相信自己并未上瘾，只是养成了吸烟的习惯，并觉得自己喜欢吸烟的根深蒂固的烟民，当烟瘾没发作时，他们甚至都无法面对自己将再抽一年的事实，更不用说抽一辈子了。

当我们必须作出决定时，我们会权衡利弊。有时候，我们难以抉择，尤其是在比较两个冰箱或洗衣机时。然而，如果你要决定自己应该做个烟民还是非烟民，答案肯定是：非烟民！没有哪个烟民吸烟是出于自由选择或喜欢，只有一种因素会使我们一直吸烟，那就是恐惧！

我们不知道，其实非烟民没有这种恐惧，香烟也不能驱散这种感觉，相反只会催生它。由于这种恐惧非常巨大，我们大半生都看不见香烟引起的其他恐惧：早逝、身体糟糕、被尼古丁奴役、浪费金钱，等等。

所谓为烟民争取自由权利的人竟然不吸烟！

你听说过 FOREST 吗？它指的是"争取吸烟自由权利组织"。该组织由铁杆烟民创建，旨在抵御近年来可怜的烟民们所遭受的巨大社会压力。当我是个重度烟民时，我是这个组织的忠实拥趸。如果它是个由真正的忠实烟民形成的组织，我仍然会同情这个组织。

我知道，邀请 FOREST 的成员进行这笔交易，才是真正的检验。当然，如果他们确如宣称的那样，他们就会欣然接受这笔交易。

问题是，尽管每个与吸烟有关的节目上都会出现 FOREST 代表，但我却找不到该组织的成员。我的熟人也都没碰见过，电话簿上也没有。大概是 4 年前的全国无烟日那天，我受邀参加一个全国性的电视节目，凡是能和吸烟扯上关系的人都在场。在节目开始之前，我被介绍给 FOREST 的常务董事。我想："我要试试这人到底有多坦诚。"于是，我向他提出了这笔交易。

但他回答说："我很愿意和你做这笔交易，但我不吸烟。"我的目的达到了！让一个非烟民来担任组织的头儿，是多么聪明的做法啊——一个对吸烟没有任何成见，只是对个人自由感兴趣的人！

在 1992 年的全国无烟日上，我接受了伦敦广播公司迈克尔·帕金森的采访，在我之前接受访问的是 FOREST 当时的常务董事。尽管他的观点让我觉得毛骨悚然，但他巧妙地掌控着整个讨论进程，让我由衷地佩服。我也从中学到了很多技巧，如果我在陈述戒烟的观点时，能和他们一样注重技巧，我肯定已经实现抱负了。他讲起话来条理分明，开场就解释说，希特勒是试图禁烟的第一人。你能看出其中隐藏的恶意吗？但这还远远没完呢。他接着说，如今无烟健康行动协会和戒烟协会之类的机构都试图剥夺我们吸烟的权力，如果我们任由他们这样做，明天他们就会杀掉无数无辜的人。

我非常感激迈克尔给我机会，让我向他问几个问题。奇怪的是，我们的意见其实完全一致。我认为，如果自由的选择不会危害他人的生活质量，我们无疑应该坚持。我反对近来盛行的鞭挞烟民的趋势，这部分是出于自由的原则，部分是因为这样会使他们更难戒烟。我唯一不敢苟同的是，他有意地忽略了以下几点：

1. 烟民们根本就没有自由。他们就像上钩的鱼，是被诱惑而咬钩的，并非自己选择了吸烟。有人想过要成立一个组织，捍卫鱼儿被钓在钩子上的权利吗？

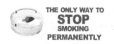

2. 希特勒和吸烟之间唯一真正的联系是，如今吸烟每年能使得全世界250万无辜的人丧命。"大屠杀"无疑被认为是历史上最大的反人类罪行，但我们已经尽可能地审判和处罚了刽子手们。相比之下，烟草商以更快的速度在"屠杀"民众。因吸烟而死的人，比历史上全部战争的死亡总人数还要多。请记住，这还只是考虑了烟草被大量生产以来的死亡人数。但烟草公司不仅没有被论罪处罚，反而被视为合法，甚至还备受尊敬。事实上，法律一直在允许他们推广这种能致命的污秽之物！

那位从未抽过烟的 FOREST 常务董事有什么权利，为西方社会的头号杀手做宣传？当我问他是否认为海洛因应该合法化时，他拒绝回答。他所坚持的"个人自由"伟大原则，为何突然变得如此脆弱，毕竟注射海洛因不会危及无辜的他人。非烟民的权利呢？他们也有权呼吸没被尼古丁污染的清新空气。

最重要的是，为什么这位同志只对烟民们缩短自己寿命的权利感兴趣呢？世界上还有无数伟大的事业，值得他发挥非凡的潜力去为之奋斗。毕竟，连他自己都不是个烟民。

痛苦、可怜、惶惑的瘾君子们啊！

在对吸烟的种种心理误区进行阐释之后，我们就要开始对戒烟方法的探索了。相信你也曾经尝试过不少戒烟方法，也许根本不管用，也许效果不明显，但究竟原因是什么呢？现在，让我们将注意力先转向三类特殊烟民。

第3部分　PART 3
做好戒烟的精神准备了吗

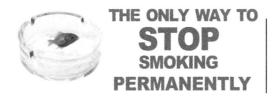

THE ONLY WAY TO
STOP
SMOKING
PERMANENTLY

第4部分

让那些痛苦的戒烟经历见鬼去吧

要爱还是要吸烟

在我接触过的烟民中，有两类在爱和烟瘾之间挣扎的特殊烟民让我觉得尤为可怜：一类是为了胎儿健康而苦苦忍耐烟瘾的女烟民；一类是为了吸烟而选择向最爱的人撒谎的秘密烟民。

工作和家庭的双重压力将女性推入尼古丁深渊

我们可以根据多种标准对烟民进行分类。如：

1. 香烟、管烟或雪茄。

2. 精制烟或手卷烟。

3. 香烟是否带过滤嘴。

4. 年轻、中年或老年烟民。

5. 轻度、中度或重度烟民。

6. 吸烟是为了社交、舒缓压力、醒神、集中注意力或放松。

7. 吞烟或吐烟。

8. 富烟民或穷烟民。

9. 男烟民或女烟民。

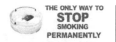

即便只按照以上 9 种标准进行区分，烟民种类就超过了 5000 种。考虑到烟碱含量、烟民的种族、肤色、宗教或信仰等其他因素，马上就会得到无数类别。亚伦·卡尔怎可能接触到如此多不同种类呢？这或许是因为，我在烟民生涯中曾接触到其中大多数，只有两点例外。其中一点就是，我从未学会深深地吞烟；另一点是，我从未接触过女烟民。

在我诊治过的烟民中，长期重度烟民的戒烟成功率最高，他们的状态接近于 10 年前的我；青少年或轻度烟民戒烟成功率最低，这并非因为我不能与他们建立联系。部分原因可能是，他们不相信我的戒烟疗法有效，或者是因为他们觉得难以和我建立联系；但主要原因是，他们逃离尼古丁监狱的需求或愿望不够强烈。

而且，在我诊治的烟民中，母语不是英语的烟民的戒烟成功率低于平均水平。即便他们的英语程度比我更好，也是如此。这与种族或肤色无关，而是因为这些人忙于将我的话译成他们熟悉的语言，而漏掉了要点。我能毫不费力地听懂标准的法语，但如果是个法语笑话，我便找不到笑点所在。

我从未接触过的另一类别是女烟民。然而，由于女烟民的戒烟成功率远远高于男性，因此，性别因素似乎会产生影响。我承认，我曾经和多数男孩子一样，对女孩子有一些偏见，然而，最终我纠正了这个偏见。真是谢天谢地！

诚然，如今在英国和很多西方国家，女烟民的数量超过了男烟民。尤其让人忧心的是，与男孩子相比，染上烟瘾的女孩子数目越来越多。很多女性认为，这是女性与生俱来的不足所导致的，但你必须明白，女性戒烟和男性一样容易。你还必须弄清楚，在当今时代，为何女性烟民更多。

对于烟民性别趋势的逆转，所谓的专家们提出了各种见解。以前，吸烟被认为不是女人该做的事，因此男性烟民更多。有些专家坚称，这是由妇女解放运动引起的：女人们不仅要换下裙子穿上裤子，从事那些传统上由男性承担的工作，还必须通过养成男性的坏习惯，来强调地位平等。很多女性领导认为说话时必须豪放粗犷，可能充分证明了这种观点。然而，我认为，人们并非由于某种原因而决定吸烟，就如同鱼儿不是因为决定咬钩而上钩一样。

大男子主义者会说：女烟民更多并不是什么大不了的事情，但自从吸烟被视为反社会行为以来，成功戒烟的男人更多，其原因十分明显：男性的意志力更强大。

很抱歉，我要说的话会粉碎你的幻想：女性烟民更多的原因，恰恰与此相反。我也认为妇女解放运动间接地导致了女性吸烟，但这并非因为女性想要表现出男子气概，而是因为，尽管女性解放运动使现代女性获得了更多权利，女性社会形象大大提升，但同时也使女性不得不承担更多生活压力。

一些女性担任了以往由男性承担的领导角色以后承认，要与男性获得同样的认可，她必须要比男性优秀 5 倍。电视益智节目或游戏通常由男性主持，他们操着精心准备好的台词，表现得幽默俏皮；而女性的角色仍然是性感妩媚，脸上挂着僵硬而永恒的微笑，有时会脱口说出一些显然是经过设计的蠢话。请别认为我在抱怨，我和其他男人一样，仰慕女性的形体美，但这种场景实在不太讨女性的喜欢。

每当我向前来就诊的女烟民问起她们的职业时，就会深深感到不安。通常她们会回答说："我只是个家庭主妇。"只是个家庭主妇！在如今的文明世界，为何我们的社会不仅贬低家庭主妇，还让她们自身也感到低人一等？

如果你对大多数工种进行分析，就会发现，做家庭主妇可能是少数几种真正压力巨大的工作之一。如果家中有小孩需要照料，孩子们的生命都仰仗于她的机警。尽管主妇的很大部分工作都是俗务，但这并不表示主妇本身缺乏智慧。我以前认为会计需要承担很大的责任，压力巨大，但这只是因为我讨厌这项工作。我现在所做的工作更加责任重大，它决定了烟民们未来的生活，但我并未感受到压力，相反我简直如鱼得水。

尽管我知道自己一定会后悔写下这段文字，但我还是得说：我自己的经历就是一个典型，它证明，女性在如今的文明时代，仍然必须承受不公平。这些年来，因为对吸烟有着深入了解，而且独创了简易戒烟法，我得到了众多的赞扬。我之所以能获得成功，原因之一就是，我能够将全部时间和精力都投入到戒烟之中，除此之外，我几乎不用处理其他任何事情。我觉得自己非常幸运，但我所取得的成就并非源于运气。相反，它完全是因为乔伊斯能力惊人，能够分出心神，去顾及千头万绪，并在有效地处理各种事物的同时，还能保持愉快的心情。

我无须操心账单支付、打扫房间、购物、做饭或接电话。事实上，当我们开办雷恩斯公园诊所时，她大概治愈了一半烟民，让他们根本无须见我。她如此能干，几乎显得我无能。如今，我不会自己买衣服，因为很久之前就忘记了自己的领口尺寸。幸好，我仍然会自己穿衣服，但要不是她每天早晨为我准备好当天要穿的衣服，我肯定会像条搁浅在岸边的鲸鱼，束手无策！而在戒烟方面获得名声的人是谁呢？人生就是这样不公平。在每个成功的男人背后都有一个伟大的女人，而我怀疑，在多数情况下应该是，在每个伟大的女人前面，都站着一个极其平庸的男人。

如今，女烟民之所以多于男烟民，是因为女人的生活压力超过了男性。女性解放运动鼓励女性争取自身权利，以获得和男人同样的地位，却给女性的生活带来了更多压力。我并非在批评女性解放运动，相反，我不仅同情女性，而且支持她们为自己的权利而战。我公开承认，总体来说，女性不仅不比男性差，反而比男性更加出色。

尽管女性解放运动是正义而有价值的，但它同时也增加了女性的压力。很多现代女性除了要承受和男人竞争的压力之外，还要承担着生孩子、做家务和照顾孩子的衣食起居等多种压力。即便她们乐意尝试，也很少有人能应付所有这些事。因此，女烟民比男性烟民更多，就不足为奇了。

准妈妈们，吸烟难还是戒烟难？

我要提醒女士们：根据以上陈述，你们可能会推断女性更难戒烟，甚至认为继续吸烟是明智的选择。不！我要说的是：无论公正与否，女性所承受的生活压力往往比男性更大。因此，她们更可能染上烟瘾并沉溺其中。请你弄清楚：吸烟并不能舒缓压力，相反只会导致压力！的确，对于多数烟民来说，烟瘾不仅是压力的主要来源，而且会使他们生活中其他很多方面显得紧张不堪。

尼古丁的累积性毒副作用以及买烟的花费，会影响烟民的身心健康，耗费

让那些痛苦的戒烟经历见鬼去吧

精力，损伤自尊心，这些都会增加我们的生活压力，但我所说的不止是这些。尼古丁还会导致痛苦、空虚和不安。在这些效应的共同作用下，非烟民能够轻松应付的日常小挫折，对于烟民来说，也是巨大的创痛。

我们暂且假定香烟真的能舒缓压力，那么，与非烟民相比，烟民的生活会相对平静和轻松。但事实上呢？那些神经紧绷、烦躁不安的人不正是烟民吗？尤其在他们不被允许吸烟的时候。总是需要用某种东西安抚神经的人不正是烟民吗？如果香烟真的能起到安抚作用，为什么烟民还会如此紧张不安？

关于吸烟，有太多不幸的故事。我很难确定哪个最为不幸，但孕期吸烟毫无疑问会雄踞榜首。我们的社会使年轻女孩轻易地染上烟瘾，这让我大为光火。我们几乎是将她们逼进了这个陷阱，但当她们怀孕时，我们又让她们承受戒烟的巨大压力。孕期可能是她们感到压力最大的时期，此时，她们觉得尤其需要那根香烟小拐杖。但如果她们戒烟失败，我们就蔑视她们，就像对待虐童者一样。

从医学角度来说，这种态度是可以理解的，即便这对于母亲或胎儿都没什么好处。但非烟民、前烟民、亲属，甚至陌生人，都会理直气壮地羞辱她们，似乎这是他们义不容辞的责任。就连她们的朋友也会加入其中："既然你已经怀孕了，为什么还要吸烟？换作是我，我肯定会戒烟！"直到她们自己处于相同境地时，她们却令人惊奇地能对朋友感同身受。

有些女孩很幸运，她们怀孕后，发现自己再也不想抽烟了，似乎自然为了母亲和胎儿的利益，改变了饮食习惯，其他女孩则需要下决心去戒烟。有些人没有成功，即便孩子出生时健康无缺，她们还是会在后半辈子，一直因此受到良心的谴责，尽管这其实并非她们自己的过失。我不敢想象，要是孩子出生时带有某种缺陷，她们得忍受多大的痛苦。另一些人虽然真的戒烟成功，但在 9 个月的不适、恐惧、期待和兴奋之后，她们迎来了人生中压力最大的时期，在神奇的分娩过程中，恐惧、疼痛、身心消耗达到了巅峰。

如果母子都平安无事，恐惧会就此消失，疼痛和疲劳也在顷刻之间烟消云散，母亲立刻从最低落的状态升腾至最兴奋的情绪之中。然而，这两种极端状态都会激发烟民吸烟的欲望。

有些在孕期中没有吸烟的女人告诉我，她们在剪脐带之前或刚剪完后，就

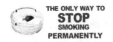

会立刻点上烟。有些人当时忍住了，却在产后抑郁时露出端倪。令人遗憾的是，很少有人因为怀孕而永久性戒烟。和其他戒烟动机一样，一旦诱因不再存在，戒烟的愿望也就随之消失。

很多准妈妈拒绝承认吸烟对胎儿有害，或者会找借口说，在此阶段戒烟只会给胎儿带来更大的危害，甚至一部分医生也会以此为理由禁止她们戒烟。无疑，有些见解是正确的，但我认为多数都只是断章取义、标新立异，或者只是烟民们的又一种借口。他们听到其他人讲过，认为既然其他人能用，肯定也能为己所用。

很多医生完全出于好意，建议不能彻底戒烟的准妈妈减少吸烟量。这个建议看似合乎情理，但我将在第二十一章中解释，这是准妈妈所具有的三种选择中最差的一种。采用这种方法，准妈妈所要承受的不是短短数天的尼古丁戒断反应，而是长达9个月的时间里，都需要承受额外的压力，但真正的可怕的是，这会使准妈妈产生幻觉，认为每根烟都异常珍贵。生下小孩后，母亲将和节食者一样，再也不能忍受被剥夺的感觉。节食者会大吃大喝，而烟民则会纵情吸烟。

在这里，我不想深入研究吸烟对准妈妈和胎儿的害处，相关的文字资料已经很多，并且，准妈妈烟民也不想看到这样的文字。她们其实什么都知道，如果她能因此戒除烟瘾，早就戒了。所有那些抨击准妈妈无法戒烟的人似乎都没有意识到，最不想伤害胎儿的就是准妈妈自身。她也许并未当面承认，可能试图为自己的行为辩护，但她所做的只是烟民们一生中都在做的事情，她已经感到了愧疚。其他人越责备她，她就越需要那个假想的精神支柱。

除了怀孕本身以及随之而来的责备之外，准妈妈们往往同时还会遭受其他的冲击。很多年轻烟民都相信自己处在控制之中，在必要的情况下可以戒烟，但怀孕之后，她们发现自己只是无数个"烟鬼"之一！

妈妈吸烟会把烟瘾传给孩子?

关于吸烟对胎儿健康的影响，有一点我不得不提及。我曾经在书上看到，如果母亲对海洛因上瘾，孩子也就会染上毒瘾，这看似完全合理。毕竟，母亲和孩子的血管里流着同样的血。以此类推，烟瘾也会遗传给孩子。为此，我在亲友圈中展开了调查，试图弄清哪种孩子比较平静，或在初生后数个星期内比较平静。

这个调查只涉及大约 20 个孩子，我承认，它经受不住严格的科学质疑。但结果表明，非烟民母亲的孩子中，有一小部分难以安抚，而所有烟民母亲的孩子都喜欢吵闹。

在多数情况下，我都依赖于这次调查之前数年的观察结果。你也许认为，我的判断受到了主观倾向的影响，你错了。事实上，这个结论似乎与我本身的观点相左，从而使我开始质疑。我一直认为戒断所引起的身体上的不适十分微弱，几乎觉察不到，而烟民戒烟时所遭受的痛苦，并不是这种几乎难以觉察的"痒痒"本身，而是由无法"抓痒"引起的。因此，即便孩子正在遭受烟瘾引起的不适，他也不可能知道香烟能缓解这种感受，但他为何会变得烦躁不安呢？

我知道，当使用意志力戒烟法时，之所以会变得紧张不安，是因为我不能吸烟。我也知道，一旦意识到那种空虚的感觉其实是由香烟引起的，并将很快消失，我就不会因此而感到丝毫的困扰。我只知道那两种情形。在一种情况下，我相信香烟能缓解空虚感；在另一种情况下，我知道香烟能引起空虚感。我不知道，婴儿在未能以任何方式与香烟产生联系的情况下，怎会遭受烟瘾引起的不适。因此，我怎能做出任何结论呢？

有一种理论可能有用。我曾说过，戒断引起的身体反应与饥饿感相同。现在，当我饿的时候，不会哭泣，但在孩童时我会如此。孩子天生就会在饿的时候哭闹，因此，受尼古丁戒断反应困扰的婴儿会持续感到饥饿，从而一直哭闹不停，给他喂奶也不能安抚他。相反，疲倦而困惑的母亲往往会给他喂食太多，从而使问题恶化。

还有一个广受关注的问题，是母亲吸烟与婴儿猝死综合征之间的关系。我不认为这种说法拥有充分的科学依据，但我的确知道：对多数生物来说，出生是一生中最艰难的经历。我知道，烟民如果凭借意志力戒烟，就得承受巨大的痛苦。但我也知道，我随时可以点燃香烟，终结这种痛苦，却宁愿死掉也不愿承受它。相比之下，在婴儿刚刚历经出生的创痛，仍然十分虚弱时，如果遭受

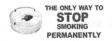

外界施予的痛苦，却没有任何选择，甚至没有那种虚幻的解决方案，天知道他们会有多难受。婴儿的本能大脑可能会认为，避免创痛的最好办法就是停止呼吸，它远远好过强忍痛苦。

在西方社会，女性的平均寿命比男性更长，这是个公认的事实。然而，我发现近年来这种差距在缩小。这是因为吸烟会影响寿命吗？

让我们说回要点。无论你是男是女，是否打算怀孕，我都希望你为了更好地享受人生，而戒掉烟瘾。我并不是说，生活中不存在真正的难题。如果你遭遇了真正的难题，而且你能够做点什么，那就去做。如果你完全无能为力，请接受事实——担忧是无济于事的。如果你是烟民，那么你真的面临着一个严重的问题，幸好，你可以有所行动，那就是：戒烟！

当你开始戒烟时，你也许会和我以及其他无数人一样，发现以前那些难以承受的问题，突然消失得无影无踪了。无论你的问题或障碍是什么，是真实存在或只是假象，一旦你逃离了尼古丁陷阱，它们就远远不再像此时这样糟糕。

秘密烟民：撒谎究竟为了谁

你有过这种体验吗：你想提出抗议，却话到嘴边没有胆量讲出？于是，你从此以后一直鄙视自己。幸好，我在很年轻时就明白了这个教训。在我生命中，很少碰到让我缺乏道德勇气，讲出自己的感受的情景。我所说的道德勇气，并非指通常意义上的勇气。你权衡利弊，要么提出抗议而显得不礼貌、愚蠢或滑稽，要么闭口不言而在余生中一直鄙视自己。我发现前者相比之下不那么痛苦，勇敢的人只会死一次，而懦夫会死千万次。所谓道德勇气，就是指我不够勇敢去做一个懦夫。

然而，尽管我早就明白了这个教训，但我还是变成了一个秘密烟民。对我来说，偷偷摸摸吸烟的人是最可怜的。本来，对你钟爱和信任的人失言已经够糟糕了，而对钟爱和信任你的人撒谎，就更是不可饶恕的大罪，也是最彻底的堕落。人们难以理解，一个平日里诚实正直的人会为了一根烟而沦为骗子。

烟民们没有意识到，他们落入了一种狡猾的陷阱。他们认为自己继续吸烟，是因为愚蠢或意志力薄弱。他们撒谎，不是因为他们天性就不诚实，而是因为只有自欺才能让他们在自己和他人的眼里，保留一点自尊。这些谎言主要是白色谎言，有助于减轻吸烟带来的痛苦，如少报买烟的花销和每天吸烟的数量。然而，在必要的时候，他们也会毫不犹豫地撒下弥天大谎。比如，很多青少年烟民会直视父母的眼睛，否认自己在吸烟。

在《这书能让你戒烟》中，我记述了一个因吸烟而几乎导致离婚的案例。讽刺的是，我们在诊所听到的有关秘密吸烟的故事，同时也最为悲惨和好笑。

有对夫妻相约戒烟，他们都下定了决心。掐灭最后一根烟后，他们扔掉了所有的烟灰缸，并重新布置了整个家。大约 3 个月后，妻子闻到屋子里仍然有一丝烟味，便指责丈夫偷偷吸烟。丈夫直视着她，直接否认了此事。几天后，她在半夜醒来，发现丈夫不见了。她悄悄下楼，发现他跪在壁炉前，正对着烟囱吐烟。妻子觉得这个场景非常可笑，说："如果你这么喜欢吸烟，就继续吧。"但他真的喜欢在冬夜离开温暖的被窝，跪在寒冷的客厅里，只是为了把烟吐进烟囱吗？他肯定感到自己十分愚蠢、懦弱且不诚实。

最好笑的一个故事是：有个年轻的家庭主妇戒烟了，这一切都是因为 7 岁的女儿说了一句"妈妈，我不想你死"，这让她大为触动。她坚持数天没有吸烟，最后采取了折中的办法，每天晚上抽一两根，作为对自己的小奖赏。一天晚上，孩子迟迟不愿睡觉，让她很烦躁。她说："我变得不耐烦，不是因为她不愿意睡觉，而是因为我非常想吸烟。"最后她再也忍不住了，冲下楼进了厨房。她刚点燃烟，就听到背后有个很小的声音说："你不会在吸烟吧，妈妈？"她赶忙将点燃的烟扔进水池，没让女儿看见。我之所以觉得这个故事非常好笑，是因为在我小时候，父母抓住你在吸烟，就会揪你的耳朵，而现在则轮到孩子来逮父母了。

我猜想，所有烟民都有过溜进车库里吸烟的历史。一位烟民到加拿大拜访父母，他的父母都不吸烟，于是他谎称需要呼吸新鲜空气，在 −20℃ 的天气匆忙跑到屋外。进屋的时候他非常慌张。因为他抽的是那种带有塑料托的小雪茄，结果塑料冻在他嘴唇上，他的计谋失算了。不幸的是，塑料托却粘着不掉。这就是做一个烟民的巨大乐趣。

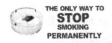

数年来，我因为吸烟常常成为取笑的对象，而奇怪的是，我感到最为尴尬的一次，却是因为一个彻头彻尾的陌生人。那是在美国国内禁烟航班上，飞机飞到途中，突然出现了一阵慌乱，平静的气氛被打破了。4个工作人员匆匆忙忙穿过走道，开始猛砸厕所门。我以为我们被劫机了，或至少有炸弹恐吓，但其实只是一位女士躲在厕所吸烟，触发了烟雾警报器。可能是工作人员有点过于激动，把那位可怜的女士吓坏了，所以经过20分钟的劝说，她才将厕所门打开。

其他乘客得知真相后，都觉得这整件事很好笑。最后，她终于打开门走了出来，显得非常尴尬，孤立无助。我相信，如果飞机上的安全门是打开的，她肯定已经跳下去了，无论有没有降落伞。欢快的气氛立刻消失了，大家都对她充满了同情。我意识到要不是上帝的恩惠，今天站在那里的很可能就是我。我很感激上帝帮我摆脱了尼古丁的囚禁。

对我来说，完全抗拒"不要踩踏青草"和"油漆未干"等标示的诱惑是不可能的。我想："谁这么煞风景？"于是会抑制不住自己，偷偷地将一只脚放在草上，或轻轻触碰油漆，看看它到底是否未干。因此，社会越强迫烟民戒烟，烟民就会愈加坚决而巧妙地违反和回避这种禁令。我们的伯明翰诊所最近接待了一位歌星，他发明了一种装置，以便在飞机厕所里吸烟时不会触发烟雾警报器。我不理解这种装置的具体原理，但我知道使用时，需要跪在马桶前，将一根塑料管伸进马桶。

他为发明了这种玩意而感到非常骄傲，还想申请专利，并相信能因此赚一大笔钱。当你强迫烟民戒烟时，就会发生这样的事。他们如此专注于抗拒外界压力，以至看不到真实的敌人。如果我能让那位明星看见自己在逼仄的卫生间里跪在马桶前的样子，他肯定会意识到，他在抽那根烟时，无论如何也不可能觉得享受。谢天谢地，非烟民不必忍受那种屈辱。

很多烟民认为，他们是因为反抗父母而开始吸烟的。"我的父母都是非烟民，我就是为了反抗他们，才开始吸烟的。"多数父母都不吸食海洛因，而我不认识哪个为了反抗父母而开始吸食海洛因的瘾君子。这种态度就像"我的父母有两条腿，所以我为了表示反抗，便截掉了一条"，不是吗？

让那些痛苦的戒烟经历见鬼去吧

既然大众普遍认为吸烟是反社会行为，这种反叛态度就成为很多烟民拒绝戒烟的最后方式："我愿意承担健康风险，我不需要他人来告诉我是否该吸烟。"

而当你变成秘密烟民，就什么也没有了。你不可能保有丝毫尊严，甚至不能自称反抗权威，以保留某些可疑的体面。反抗权威的人以反抗为傲，他们乐意站出来，迎接挑战。你再也不能说："我吸烟是因为我选择了吸烟。"你之所以不敢公然吸烟，就是因为你为自己的烟民身份而感到无地自容，不希望其他人知道你吸烟。你已经丧失了全部的自尊。

当你变成秘密烟民时，你就沉沦到了极点。你开始对最爱你的人说谎，而更糟糕的是，你开始对你最爱的人说谎。然而，成为秘密烟民有一个好处。你可能欺骗你所爱的人，但你已经不再欺骗自己！

你知道，你已经沉落到深渊，吸烟不是出于自我选择或意愿，而是因为你是一个奴隶！一个痛苦而可怜的瘾君子！

除非你完全认识到这一事实，否则就不可能逃脱尼古丁的囚禁。一旦你接受了这个事实，就不只是可能逃脱，只要你遵循全部指令，你肯定会成功逃脱！

这两类烟民虽然可怜，但他们已经认识到了尼古丁陷阱的骗局，而另一类烟民不仅继续沉迷其中，还会对其他烟民，甚至前烟民产生极大的危害，这就是轻度烟民。

第 20 章　CHAPTER 20
轻度烟民的危害猛于虎

轻度烟民真的快乐吗？

"一点小爱好，对你有益。"

"只要适度，就没害处。"

这种建议可能适用于生活的某些方面，但对于吸烟或其他毒瘾，这就相当于："把脚埋在流沙里，对你有好处，只要不没到膝盖以上"或者"横穿尼加拉瓜大瀑布并不危险，只要不掉到 3 英尺以下"。

也许你认为这些比喻并不恰当。但事实上，两组说法之间的唯一区别是：后者导致的结果快速而显著，而前者的效果比较微妙，且相对缓慢。正是如此，前者才异常致命。你知道多少人死于流沙或尼加拉瓜大瀑布吗？

凡是多次尝试控制吸烟量的人，经过不断摸索都会发现，这种方法只在短时间内有效。在写作《这书能让你戒烟》和看诊时，我都会花费大量气力，解释这种方法无助于戒烟的真正原因。然而，尽管我苦口婆心，并且其他烟民们的亲身经历也证实了这一点，但烟民们仍然相信自己能控制烟瘾。所有烟民在初次染上烟瘾时，也是出于同样的原因。

我得解释清楚：我并不是说，这是烟民上瘾或复吸的唯一原因。而是说，即便烟民有充分的理由去吸烟，也无论这些理由是真实的或只是假象，只要烟民知道自己会因此而终生无法摆脱烟瘾，他们就不会点燃香烟。这意味着，只要你能将这一点铭记于心，你就永远不会复吸。

也许你对这种观点心存怀疑，让我们首先来举个愉快的例子，对之加以检验。比如，如果你在我首次打高尔夫前告诉我："你可以打一局，但如此一来，你就会整天沉迷于高尔夫，而且在有生之年天天如此。"尽管我很想打高尔夫，但我绝对不能接受那些状况。现在，假如人们事先确知，一旦点燃第一根烟，就会整天想吸烟，并永远无法摆脱烟瘾，很难想象还有哪个人会尝试吸烟。

然而，尽管我们知道，从理论上来说，我们任何时候都不应该吸烟，而且我们已经数次证明了这一事实，但为什么还有人复吸呢？这是因为，前烟民的"精神分裂症"并未痊愈，他们被灌输的那些观点也仍然存在，而这些信息与我们根据理智和经验所得出的结论相互矛盾。这些信息认为我们可以控制吸烟的数量或只是偶尔抽几根烟，但它是错误的，必须被清除掉。我们的信念之所以发生歪曲，主要因为以下事实：

1. 并非所有年轻人在尝试吸烟之后都会上瘾。因此，有些人并不会因抽一根烟而染上烟瘾，这是无可争辩的事实。

2. 因为我发现彻底戒烟是件很容易的事，因此，控制烟瘾，只偶尔抽几根，肯定会更加容易。即便如亚伦·卡尔所说，我又染上了烟瘾，我还可以用他的方法再次戒烟。

3. 亚伦·卡尔说，所有烟民都会上瘾，并将终生无法得到解脱，但事实上，很多烟民不再喜欢吸烟时，就戒烟了。成千上万个已经戒烟的烟民就是证明。

4. 在我吸烟早期，我自己也是个轻度烟民。我可以吸烟，也可以不吸烟，我只在真正想吸烟的时候才会抽，因此我知道控制吸烟是有可能的。这是另一个不容争辩的事实。

5. 我认识一些烟民，他们曾经是重度烟民，但现在每天只抽几根香烟，或偶尔抽根雪茄。有几次，我也曾经坚持这样很长时间，因此，我知道这也是可能的。这又是一个不容争辩的事实。

6. 我认识几个轻度烟民，他们一辈子都是快乐的轻度烟民，因此，我知道

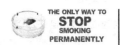

这是可能的。这又是一个不容争辩的事实。

以上事实合在一起，的确构成了强大的证据，证明有些烟民能够终生做个快乐的轻度烟民。我还没有碰到过不羡慕轻度烟民的前烟民，就连多数读过《这书能让你戒烟》或前来就诊过的前烟民，都仍然羡慕轻度烟民。这证明：前烟民的大脑中仍然残存着一些洗脑的痕迹。以上大多数事实都是不容争辩的，但有一点例外，那就是："快乐"这个词使用不当，世上根本不存在快乐的烟民、轻度烟民或其他任何烟民！

让我们彻底消除这些假象吧。的确，有些年轻人在尝试吸烟之后，并没有上瘾。但是，你羡慕那些没有上瘾的幸运家伙，并非羡慕他们吸烟的过程，而只是因为他们没有上瘾。如果你不幸染上烟瘾，那你还有什么理由抽第一根烟呢？这就像掷硬币，如果正面向上，你什么也得不到；如果反面向上，你则会失去一切。

现在，我们可以破除"快乐的轻度烟民"这一神话了。也许你会说，在非烟民和终身烟民之间，存在着这样一种收放自如的轻度烟民，既然有很多这样的烟民存在，理论上你也可以成为这样。我承认，你的确能变成这样的人，不单在理论上，在实际中也是如此。但别急于为此兴奋，我们首先来看看，为何你目前还不是快乐的轻度烟民，或如果你已经是其中一员，你为何还在读这本书？让我们首先弄清你是否真的想做个轻度烟民。

在用打高尔夫球作比方时，我所作的假设并非不现实。显然，没有谁想在下半辈子整天沉溺于高尔夫，但如果是每周打一两次，我想很多高尔夫球迷都会欣喜地打一局。假定你在余生之中，每天只抽两根烟，你会接受吗？更进一步，如果你能自我控制，只在真正想吸烟的时候才去吸烟，你会去抽吗？在你跳出煎锅之前，我要告诉你一个好消息，你现在和多数烟民一样，属于自愿吸烟。你也许会质疑这个说法，但你可以问问自己，有人逼迫你吸烟吗？你抽每根烟都是出于自愿。尽管你的部分大脑希望自己不想吸烟，但这并不能改变你自愿吸烟的事实。

严格来说，并非所有烟民在想吸烟的时候就能吸烟。每个烟民在一生中都会多次遭遇这样的情景：他们极想吸烟，却无法如愿，因为烟已经抽光，却又没钱买烟或买不到烟，或因为环境不允许，或他们的大脑中处在不停的拔河之中，而"不吸烟"的一方暂时处于优势地位。因此，如果所有烟民都做到"在想要吸烟的时候吸烟"，他们只会抽得更多。事实上，如此一来，他们就再也不会受到任何限制，因而会变得与我从前一样，一根接着一根地抽。这是自然趋势！

假定你能接受每天只抽 2 根烟，我又有好消息告诉你，如果那是你想要的，你只要那样做就行了。谁会阻止你吗？其实，如果你羡慕轻度烟民，为何不一辈子都每天只抽 2 根烟？这会让你感到不快乐吧？当然如此。所有其他烟民也都不会感到快乐！

轻度烟民能控制烟瘾？

让我们仔细研究一下你所羡慕的其他烟民吧。与此同时，我希望你们能铭记以下事实。

1. 所有烟民都希望他们从未抽过烟。
2. 所有烟民都会撒谎，对他人，也对他们自己。

在《这书能让你戒烟》中，我写了一个男人的故事。他深更半夜给我打电话，说："卡尔先生，我想在死之前戒掉烟瘾。"他并不是想搞恶作剧的人，他的声音明显有异样。他解释说，他患了喉癌，无法立刻停止吸烟，但正在逐渐减少烟量。他以前每天抽 40 根香烟，现在已经减为每天 5 根手卷烟，但再也没有更多进展了。我说："这样最不可能戒烟。你想吸烟的时候就吸，过些日子再来见我。"

这个故事发生在我看诊初期。我没想到，他依靠惊人的意志力经过一年能将吸烟量减为 5 根。我的话让他彻底崩溃了，他在电话那端痛哭起来。接下来，我犯了第二个错误。我没有坚持让他听从我的建议，而是让他第二天就来见我。

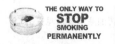

他需要两个疗程，我们每次见面，双方都会弄得眼泪汪汪。事实上，正是这个男人所遭受的令人绝望的痛苦，促使我写了《这书能让你戒烟》这本书。

如前文所说，烟民之所以无法戒烟，只是因为恐惧。当烟民因吸烟而受到严重伤害后，他们会变得更加恐惧。减少吸烟量只会消磨他们戒烟的欲望，并强化"吸烟很快乐"的假象。这些都会强化烟民的恐惧，使他们无法理解我的指令。这是我在诊治那些遭受了严重伤害的烟民时，感到最为沮丧的事情。我知道他们也会轻易戒烟，但我很难让他们彻底放松，认真聆听并理解我的话。

在我对那个男人进行治疗时，第一阶段完全不起作用，可以说，他根本没理解我在说什么。但在第二疗程中，我所播撒的种子开始发芽。有时，他的表情中已经没有恐惧，但过一会儿又重现了。你能想象有人从船上跌落，掉进混浊的湖水中的情形吗？你抓住了他，但只是抓到了一点点，你不敢尝试抓得更紧，因为害怕会抓空。他满脸惊恐，渐渐从你的手中滑落，掉进阴沉的湖水中。他那惊恐的表情一直在你脑海中挥之不去，在你余生之中不时呈现。你会想，如果当初这样或那样做，就会救起他。我对那个男人充满了歉疚，我知道自己有能力让他逃离迷宫，但就是无法让他听进去我的话。我想，如果我把要说的话写下来，他就能在最适当的时候，经常阅读，也许就能让他最终理解我的意思。

从逻辑上来说，每天抽 5 根烟比每天抽 40 根时，更易于控制烟瘾，但只有从"烟民控制香烟"的错误角度来看，才是如此。真正的事实是：当他每天抽40 根时，他甚至没有意识到自己在吸烟！但当他每天只抽 5 根时，他的整个生活完全被邪恶的"野草"控制着。这其实就是：香烟控制着烟民！

可笑的是，如果某个人是海洛因瘾君子，在法律上他也是一名罪犯，然而，他能以海洛因吸食者的身份注册国家健康计划，得到免费的海洛因和医疗援助。而作为尼古丁瘾君子，他甚至不能按成本价买到毒品，他必须支付比成本多两倍的金钱。在前来看诊之前，他曾经咨询医生，医生的意见是："你必须戒烟，否则会为此送命。"他回答说："我知道，所以才来求助。"于是，医生开了尼古丁口香糖。除了诊疗费，这又花了他 11 英镑，而这种口香糖事实上含有他想要摆脱的毒品。

此刻，你可能认为，这只是个例外，你自己永远不会达到这种状态。但请睁大眼睛！每年有 250 万烟民达到这种境地！你认为他们只是在沉睡之中悄无声息地死去了吗？那个男人根本就没死，只是正滑向深渊底部：你也一样，除非你戒烟！

关键是，对他周围的人来说，他是每天只抽 5 根烟的快乐烟民。因为他不会当着他们的面大哭，告诉他们自己正在经受痛苦。和所有烟民一样，当我们尚未戒烟时，我们都会觉得自己愚蠢。我们必须为自己的愚蠢寻找各种虚伪的说词。只要所有烟民都不再回避真相，大声宣告自己就像讨厌吸鼻烟一样，讨厌吸烟，香烟很快就会绝迹。正因为我们以为其他人都在享受吸烟，才紧抓着这种假象不放，认为吸烟能带来愉悦和精神慰藉。

现在，你大概已经理解了他那样的"轻度烟民"的真实情形。显然，当你声称愿意当个轻度烟民时，你所说的轻度烟民和他并不一样：他们每天只抽 5 根烟，或只在特殊时刻吸烟，而且并未因吸烟而遭受重创。在前来就诊的人中，有很多这样的烟民。小组治疗时，烟瘾较大的烟民会怀疑地盯着他们，心想："你肯定是个疯子，居然能做到这样。我要是像你那样就好了。"

在《这书能让你戒烟》中，我也描述了一个典型个案。有个女律师给我打电话，想要单独就诊。我解释说，单独诊治与分组诊治效果一样，但价格要贵得多，这位女士还是坚持要求单独诊治，而且非常乐意支付额外的费用。你也许会想，这没什么好奇怪的，但只要想想：这位女士已经吸烟 12 年，而且每天最多只抽 2 根烟。

此时，多数烟民都会想："每天只抽 2 根，那是每个烟民的梦想。她为什么愿意花巨额就诊费来戒烟？如果你能帮我做到每天只抽 2 根，我愿意付给你双倍的费用。"但每天 2 根只是神话的一部分。我们以为这些轻度烟民处于控制之中，但事实上，没有哪个烟民能控制烟瘾。

这位女士的双亲都死于肺癌，那时她还没有染上烟瘾。她和我一样，在上瘾之前对吸烟有着强烈的恐惧。在生活的重压之下，她最终也试着抽了一根，而且觉得烟味让人难受。但她不像我很快就变成了重度烟民，而是一直在努力挣扎。这样，她就和所有烟民一样，患上了"精神分裂"。这就如同饥饿一样，

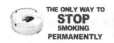

你越长时间不进食，最终吃到食物时，就越觉得食物珍贵。当然，你吸烟越少，对健康的损害就越小，花费的金钱也越少，你就越不需要戒烟。

那位女士不敢抽更多烟，因为害怕和父母一样患上肺癌，但她吸烟越少，患病的概率越小，香烟就越显得更加珍贵。尼古丁陷阱有很多诡秘之处：你吸烟愈少，就越想吸烟！这很像某种捆绑法：被绑的人无论以何种方式稍稍挣扎，都只会被绳子勒得更紧。

而这位女士的真实处境如何呢？你真的认为她是个快乐的轻度烟民吗？果真如此的话，她为何要前来看诊？真相是，她和那个将每日吸烟量减少到5根的烟民一样，生活在梦魇之中。在吸烟的12年间，她的身体一直对尼古丁充满渴望，但对肺癌的恐惧，使她催生了巨大的意志力。她每天吸烟40分钟，剩下的时间都在抵抗着对尼古丁的渴望。也就是说，她每天有23小时20分钟，都在经历戒烟的痛苦。她的朋友和同事都十分羡慕她，当然，她没有告诉他们自己所承受的痛苦，因为她不想让他们知道自己的愚蠢和脆弱。

那位女士代表了一类少见的轻度烟民：他们讨厌或害怕变成烟民，但这种厌恶或恐惧并不足以让他们戒烟，却足以使他们在大部分时间里抵抗香烟的诱惑。还有更常见的一类烟民，他们看似不在乎自己是不是烟民。他们通常已经上瘾，但在生活中并未因此感受到巨大的压力。问题在于，对这样的烟民来说，他们和米勒先生的妻子一样，并未从吸烟中得到特殊的乐趣或慰藉。他们只是经过磨练，成为众多烟民中的一员。别忘了，我们一开始都是这样过来的。他们相信自己永远不会变成重度烟民，然而，一旦他们的生活遭受更大压力，他们往往就会变成重度烟民。我的岳母就是一个典型，她最初只是偶尔吸烟，但她60岁时，他们夫妻俩买下了一家酒馆，生活从此完全改变了。她在65岁时去世，那时她每天抽60根烟。

在这些所谓的轻度烟民中，很多人其实并不是轻度烟民，但他们的确正在逐渐减少吸烟量，其目的是彻底戒烟，或只是戒烟失败而寻求的权宜之计。那么减量戒烟法真的是上佳之选吗？

第4部分　PART 4
让那些痛苦的戒烟经历见鬼去吧

第 21 章 CHAPTER 21

减量戒烟法能有效戒烟吗

你永远无法减掉最后那根烟

在看诊早期，我接待过一位女士，她正控制吸烟量，试图戒烟，她每天要抽 40 根。一天下午，她出于愤恨而将烟揉碎，扔进了垃圾桶，但 1 小时后，她却不得不拨拉垃圾桶里的土豆皮，希望能找到一根烟。第二天，她对吸烟再次充满同样的厌恶，但不想犯同样的错误，于是在烟上涂满芥末后，才将其扔进垃圾桶。1 小时后，她却又在刮擦香烟上的土豆皮和芥末。多数烟民都有过类似经历，但有些人仍然坚称自己吸烟只是因为喜欢其美妙的味道。

这位女士最后认定自己无法立刻戒除烟瘾，她想："我必须设法减轻戒烟的痛苦。我现在每天抽 40 根，如果我能每天少抽 1 根，那样应该不需要多大的意志力，或许我根本不会意识到每天少抽了 1 根。只要我能坚持下去，最终肯定能戒烟。"

我们很可能已经多次尝试过类似的方法，它听起来完全合乎逻辑。过了大约 6 个星期，这位女士每天只抽 1 根了。事实上，连续 3 个星期，她每天都抽 1 根，但她再也无法减掉这最后一根了。于是，她来向我寻求帮助。她这样描述自己的生活："每天早晨，将丈夫和孩子送出门之后，我会坐下来，从烟盒里拿出 1 根烟，转而又心想，我要先洗完衣服再抽，然后又放回烟盒。"在洗衣服后，她会再次重复这个过程，然后再去熨衣服。

她整天都会将这根烟不停地凑在鼻子下闻一闻，就像驴子鼻尖下挂着的胡萝卜，但这并非是在自我欺骗。她知道，她会一直坚持，等到孩子们放学回家后，再坐下来抽这根烟。她已经渴望这根烟一整天，所以你可以想象，她会觉得这根烟有多么美妙，而为了得到这种虚假的乐趣，她又忍受了怎样的痛苦。你或许还会争辩说，这种乐趣是真实的不是虚假的，但事实并非如此。这根烟和往常一样，味道糟糕。她所感受到的乐趣，只是源自渴望引起的痛苦能尽早终结。如果那根烟真的终结了她的痛苦，我也会承认那种愉悦是真实的，但事实恰恰相反，那根烟会使她在余生之中，一直遭受同样的痛苦。

当时，那位女性已经每天只抽 1 根烟了，想想她为此付出了多大的意志力和努力。你认为这一切是因为她想吸烟，还是因为她太想戒烟？假定你在那 3 个月中，遇到了那位女士。如果你问她过去 3 个月在做什么，她会怎样回答？"我知道自己在浪费时间。那些香烟真是太棒了，我甚至都不知道，自己为什么要自找麻烦，遭受这些痛苦"，还是"进展不错！我现在每天只抽 1 根烟"？你的自然反应是羡慕这位女士，但事实上你应该同情她。羡慕轻度烟民，就如同羡慕某个需要终生节食的人——食谱上不是食物，而是毒品。

我们来看看那位女士的真实处境。她的理性大脑认为，只需减掉最后 1 根烟，就彻底戒烟了。但现在，她每天有 23 小时心里完全想着下一根烟，她身体上的唯一愉悦就是终止烟瘾引起的痛苦。就像饥饿一样，你饿得越久，最终进食时，食物的味道就显得越美妙。那位女士并不是在消除她对尼古丁的依赖，而只是让自己更加坚信，世界上唯一宝贵的东西就是香烟。她与那位从 40 根减到 5 根的男人没有任何本质区别，只不过后者已经被拖垮。

你仍然不相信我的话吗？仍然相信世界上存在快乐的烟民，他们完全能控制自己的生活，而且在抽每根烟时都非常享受吗？你怎么知道他们没在控制吸烟量呢？让我们看看，当你尝试减少吸烟量时，发生了什么。我无法了解你的感受，我只能描述我多次尝试减少吸烟量时，所经历的痛苦体验。通过与无数前来就诊的烟民接触，我发现他们也有着类似的经历，如果你能诚实地面对自己，你肯定也经历过。

控制吸烟量其实是另一种形式的轻度吸烟。在吸烟之初，我们会以之作为彻底戒烟的替代方案，或比"即时彻底戒烟"更易于接受的戒烟方式。后来，我们知道，通过这种方案不可能彻底戒烟，最后往往会把它作为一种妥协方案。通过意志力戒烟法的经验，我们的大脑中积累了吸烟的各种害处，并相信一旦成功戒烟，就会得到巨大的收获。这种"大棒加胡萝卜"效应给我们提供了初始动力，但也使我们忍受不安、沮丧和迷惑。

问题是，在你停止吸烟的那一刻，原本促使你尝试戒烟的强大理由开始失去力量。你不再有患病的危险，也不用再浪费钱买烟，更不再是烟草的可怜奴隶。有关吸烟的众多事实并未改变，但它们对你的影响力已经改变。非烟民无须担心贫穷、奴役、堕落和肺癌，当戒烟的诱因逐渐消失时，拔河的另一方——你体内的尼古丁小怪物却仍然不安分。尽管这种感觉不比轻微感冒更难受，但我们知道它肯定在表示"我想吸烟"。我们不知道自己为何想要吸烟，但无论如何都不能抽，这让我们感到很痛苦，并使我们对香烟的需求更加强烈。

这会诱发连锁反应，并迟早导致一种结局。最终我们的心灵会被痛苦充盈，最初的决心开始动摇，我们开始怀疑自己是否能最终变成快乐的非烟民。我们位于恶魔和碧蓝的大海之间，我们不想放弃，放弃就是丧失自尊，承认意志力薄弱，再次被"野草"打败。它还意味着，我们付出的所有努力以及忍受的全部痛苦都将付之东流，我们坚持的时间越长，付出的努力越多，忍受的痛苦越大，就越不想前功尽弃。

这或许是所有瘾君子最可怜的状态，此时，"精神分裂"达到了巅峰。我们的一半大脑非常想要屈服，而另一半大脑却下定决心坚持到底，不可抗拒的力量遭遇了坚定不移的目标。此时，只有一种结果，就是妥协："只抽一口肯定不会有害""我无法即时彻底戒烟，我要试着逐渐减少吸烟的数量""我无法想象再也不吸烟的情形，我只会在特定场合吸烟"。

此时，我们已经不再想要戒烟，而是想要变成轻度烟民。如果你说："我想抽根烟，但我不能抽。"你当然会感到痛苦。如果你说："我想得肺癌，但无法得上。"你也会觉得痛苦。任何你渴望而不可得的事物都会让你产生缺失感，即便你渴望的对象是最致命的疾病，也会导致这种感受。沮丧和痛苦会愈演愈烈，

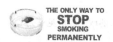

最终，你会找到某种似是而非的理由，让自己能抽一根烟。但一根烟肯定不够，你会想再抽一根，又一根。如此一来，你就再次掉进了那个陷阱。

控制烟量曾让我越戒越上瘾

我尝试过多种戒烟方法，也尝试过多种控制吸烟量的方法，其中常见的一种是：避免习惯性地吸烟，只在社交场合吸烟。但很快，我就从每月光临酒吧一次，变成每晚必到了，这都是为了能够吸烟。结果它不仅没有治愈我的烟瘾，反而使我差点变成了酒鬼！

我曾经想到一个绝妙的戒烟方法：只要我不再买烟，最终就会戒烟。我发现这个点子并非我独创，很多烟民也曾经尝试过，结果都失败了，你或许也亲身尝试过。这个点子的巧妙之处在于，我事先弄清了其他人失败的原因。这是因为他们接受朋友的馈赠时，会感到愧疚，最终只好自己去买。为了避免这种状况，我事先警告朋友们：如果他们给我烟，我会毫无愧疚地接受，不觉得有必要礼尚往来。

结果超出了我的预期，有些人特别地慷慨，都开始给我烟。所有的瘾君子都有这样的遭遇：当你上了瘾，极需要"来一口"时，没人会伸出"援助之手"，但他们一旦发现你想要脱身，就会把烟圈吐在你脸上，把烟塞进你嘴里。

一开始这的确很不错：总有人给我烟，而且都是免费的。然而，我的恩人们逐渐发现了我的诡计，陆续停止了香烟供应。最后，我只剩下一个来源，就是我的秘书。我对她既爱又恨，恨的是她给我烟，爱的是她是我的生命线。数个星期之后，愧疚感开始潜入我心里，但我没有放弃，仍然死守着以前的决定，不去买烟。然而，我那聪明的大脑想到了一个方案。我想，我说过不给自己买烟抽，但并没有说不可以给别人买烟，于是我为她买了一盒。3个月之后，我增长到每天早上给她买3盒烟。我买的是她喜欢的品牌，我并不很喜欢。这样，我就能坦然接受她的馈赠，而同时又能自我欺骗，认为自己正在戒烟。

后来我得出结论，"不买烟"戒烟法的基本理论没有任何缺陷，错误在于，我事实上在鼓励他人给我烟抽。然而，这很容易修正。于是，在经过一段时期的修正，累积了足够的决心和勇气之后，我对新的方法进行了检验。这一次，我不仅没有鼓励他人给我烟抽，还警告他们，如果他们敢对着我吸烟，我就把那个恶心的东西塞进他们的喉咙。真是神奇，当你诚恳而礼貌地向人们解释事物时，人们会变得那么通情达理。结果如我所愿，没人试图诱惑我。此时，问题变得很简单，我只要不买烟，就能很快戒除烟瘾。

我痛苦地捱过了 3 个星期，然后到了某个周六下午，我独自坐在家里看电视，看的是英格兰队和威尔士队在加迪夫千年球场的足球对垒。中线开球前的几分钟显得异常漫长，球场的气氛十分热烈，这种气氛也感染了我，我非常想吸烟。请记住：我并没有下定决心不再吸烟，而只是决定不再买烟。于是我开始翻查衣服的口袋，希望能找到一个烟头。

我知道这只是浪费时间。在过去 3 个星期中，我多次碰到这种情况，即便口袋里藏有烟头，也早就被找到了。然而，需要是发现之母，最终我在旧运动夹克上边的口袋里找到了一截烟，有 1 英寸多长。你可以想象我有多高兴。的确，这截烟显然有些时日了，我不确定到底有多长时间，但我已经有 10 多年没有穿这件夹克了，而且这还是一截不带过滤嘴的香烟。我甚至都不记得自己曾经抽过不带过滤嘴的香烟，但对于干渴欲死的人来说，水里有泥又有什么要紧的呢？

这根烟已经变得很干了，当我稍稍倾斜它时，所有烟丝都撒在了地毯上。我匍匐在地，将干烟丝连同地毯纤维一起塞回了卷烟纸中。当我点烟时，烟屁股燃起了火苗。难道我真的认为这根烟会带给我乐趣吗？我是个快乐的烟民，还是个可怜又可悲的瘾君子？我还因此错过了上半场前 10 分钟的比赛。非烟民会碰到这样的情况吗？

还有一种控制烟瘾的典型方法是：我要将每天的吸烟量控制在 10 根。这种方法其实非常适合我，因为我尽管在白天一根接一根地吸烟，但也可以一根烟不抽，非常快乐地度过整个夜晚。这意味着，我可以在白天每隔 1 小时抽 1 根烟。在所有人当中数我最有福气，既不会因此丧命或口袋干瘪，又能继续吸烟。

一开始，这种方法非常有效。白天，我每个小时都有盼头，很快变成了一个守钟人，每一分钟似乎都过得异常缓慢。我对自己极其严格，必须等到分针

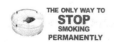

指向 12 点方位时才会点烟。有时候，我会将烟叼在嘴里，站在那里等待秒针完全竖直时，才会点烟。我多么投入啊！

但我没意识到的是，为了做到这一点，我必须具有意志力和自觉性。每根烟能延续大约 10 分钟，一旦抽完，你就必须再等待 50 分钟，才能抽下一根。终于，你遇到了"喝水都塞牙"的一天。你再也无法自律，不能控制自己。不过没关系，你可以第二天重新开始尝试。但魔法一旦被打破，你就会厌倦这种游戏，再也不能有效地自律，于是开始提前支取下一天的额度。

爱尔兰喜剧演员戴夫·艾伦对控制吸烟量的必然结果，进行了总结："我对于吸烟遵循着严格的规定。我平均每天吸烟不超过 10 根，偶尔会借用第二天的额度，但平均值绝不超过。我现在用的是 2046 年 6 月 4 日的额度！"

我没有陷入戴夫·艾伦所描述的这种陷阱，事实上我所做的完全相反。当一小时过去后，我会坚持在下一个小时完全不吸烟。有时，我一整天只抽一两根。我就像松鼠一样，将坚果储藏起来，以备过冬之用，但你真的认为这有助于我戒烟吗？我会因此觉得香烟不那么宝贵，还是会像那位每天只抽 1 根烟的女士一样？我记得，当第一次攒足 10 根烟时，我兴奋得像个孩子，决定第二天全部将它们抽光。一天抽 20 根烟是多么奢侈的事情啊！真是美妙至极！

但随后的一天毁了我，我将辛苦攒下的香烟抽光了。现在，我必须重新限制自己每小时抽 1 根，最终，我定的制度完全决堤。我实在无法忍受了，于是我觉得半小时抽 1 根，每天抽 20 根烟也不那么糟糕。但随后，自然而然地，同样的事情又会再次发生。我觉得每天用 1/3 的时间等待，还是 5/6 的时间等待，并没有很大差别。两种情况都会使你痛苦不堪。最后我决定不再自我控制，上班时间不再吸烟，而是将全部 20 根留到回家后再抽。这种方法一开始也很有效。整个白天我一根不抽，感觉自己像个圣人，一到晚上五点半，我就会立刻冲出办公室，赶回家里并立刻点上烟。当然，在等待了一整天之后，第一根烟让我感到十分美妙，而第二根呢？味道稍逊。当我连续抽到第五根时，我就会想："我为什么要做这种事！"

一个天才的俄国人找到了将每天的吸烟量控制在 20 根的方法。他发明了一种牢固的铁烟盒，一旦将 20 根烟放进烟盒，就再也无法打开。盒子经过设计，

第4部分　PART 4
让那些痛苦的戒烟经历见鬼去吧

每小时吐出 1 根烟。我曾经想弄一个作为收藏，但一直没有弄到。原来，多数盒子在售出后不到一个星期，就被主人用锤子砸开了。

减量戒烟法的"七宗罪"

你是否曾碰到一些微妙的场合，比如要求老板加工资？你知道老板的目的就是要减少成本，所以你以为他会坚决地拒绝你的请求。你就像个象棋大师一样，事先对他可能走出的每一步都想好了应对之策。最后，你鼓起勇气，尽量大胆地走进老板的办公室，大声说："我认为我应该加工资。"老板直直地盯着你的眼睛，过了很长一段时间，说："我赞同。"此刻，你本应欢呼雀跃，但奇怪的是，你并没有这样。你感觉数小时的准备都浪费了，你恨不得对老板说："拜托，你不能这样轻易答应。你应该以某种理由拒绝，因为我都准备好怎样回答你了。"

当我试图将吸烟数量减少为每天 10 根时，也经历了类似的体验。那时，我不能控制在 10 根以内已经成了家常便饭，但仍然不能接受这一尝试失败的命运。每天早晨，我会从最近的烟草商那里买 1 包 10 支装的香烟。两小时后，我会去再买一包，就这样整天循环往复。后来，我开始担心，烟草商也许奇怪我为何不一次购买全天的用量。他也许已经找到了我这样做的真正原因，因为那是唯一可能的解释。他肯定会想："你这个意志力薄弱、没有骨气的家伙，你一盒烟还不够抽两小时。"于是，我想："我要证明给他看！"

我如何证明呢？每天只抽 10 根？并非如此。我沿着相反的方向走 1 英里路，到另一家去买第二包烟，再到另一家买第三包。烟草商们从未表现出留意到我存在的任何迹象，我真的认为自己是个理智的人，然而邪恶的"野草"让我几乎患上了多疑症。也许你发现自己也有这样的症状，如果没有，也不要太自大，你很快就会玩类似的游戏，除非你下决心立刻戒烟。

也许，你仍然相信有些轻度烟民真的能享受所有人的好处。他们每天最多想抽 2 根烟，而且真的从中感受到愉悦。然而，我怎样才能让你相信，这样的情况不存在呢？你只需要动动脑子。我们知道，有些烟民能控制自己每天只抽

2根烟，但你认为有人一辈子都每天恰好需要抽2根烟吗？当然，这也太过巧合了。此前，我们已经说明，吸烟带来的乐趣或慰藉都只是幻觉。然而，即便烟民们受到欺骗，认为吸烟带来了乐趣，或真的缓解了倦意或压力，或相信吸烟真的有助于放松或集中注意力，你认为世界上哪个烟民，每天正好有2次想要吸烟吗？

还有一些轻度烟民并没有严格地控制每天吸烟的数量。他们可以数天不吸烟，偶尔才会过把烟瘾。这听起来比前一种更好，他们平均每星期只需要1根烟，甚至每月或每年才抽1根。但这又如何？要是永远不需要吸烟，不是更好吗？暂时假定吸烟能带给我们真实的愉悦或欢愉，谁会愿意等1年，1个月甚至1天，才得到这种愉悦或慰藉？为什么要剥夺烟民的这种愉悦？

我听说过一位抽管烟的烟民。他在40岁时决定戒烟，但条件是退休后要重新开始吸烟。他的逻辑是，退休后需要做点快乐的事情来打发时间，而且在65岁的时候，他还不必过分担心健康问题。我不知道，这个故事的收场是喜剧还是悲剧，但他忽略了一件事。我这样说可能冤枉他了。他显然是个极其细心的人，意志力也非常强大，更准确地说，他只是有意忽略了一个事实：吸烟没有任何乐趣可言。当退休的那一天到来时，他发现无论如何努力尝试，也无法学会享受管烟的味道。这其实毫不足奇，我花了3个月，才学会抽管烟。而那还是在我年轻体壮的时候，当时我的烟瘾已经很严重，在一定程度上已经对所有毒品都免疫了。

烟民为了抽1根烟，必须等上数小时，这真是糟糕透顶。想象一下，如果你等待了25年，最终却发现，你多年来"为伊消得人憔悴"的东西根本就不存在，你会感到多么痛苦！

我的哥哥很长时间以来都是轻度烟民，他在我之前很久就戒烟了，但每当我们一起去酒吧时，他就会买一包castella香烟。我过去常常羡慕他，有一次，当我凭借意志力戒烟时，曾经做过类似的尝试，但最终失败了。其实，我当时已坚持3个星期没有吸烟，并相信自己已经戒除了烟瘾。我对妻子说："我只在晚上抽一根'哈姆雷特'，这样让我在白天能有个盼头。"我仍然能记得她当时的痛苦表情。为什么非烟民能看得十分清楚，而瘾君子尽管亲身经历着这种痛

第4部分　PART 4
让那些痛苦的戒烟经历见鬼去吧

苦，却仍然看不见呢？我们在一生中会碰到多种强大的戒烟理由，但我们只是为"再抽一根"苦苦寻求着各种借口。乔伊斯说："如果你真的已经戒烟，为什么还要玩火呢？"但非烟民知道什么？当然是我更清楚。不久之后，我又变成了每天抽 30 根"哈姆雷特"的重度烟民了！

如我所说，以前我常常羡慕我的哥哥，但现在，我知道他当时并没有戒掉烟瘾。最初，他只在我们到酒吧后才会买 castella，但后来我注意到，他身上常常带着一包 5 支装的 castella。后来，烟盒变成了精美的皮革雪茄盒，他再次滑入瓶子草底部，这个过程尽管缓慢，却十分无情。他接受了自己复吸的事实。

经过以上种种事例，我们明白了轻度烟民通过控制或者减少吸烟量，会导致几个严重的问题：

1. 他们的身体一直沉溺于尼古丁。这会引起更严重的问题：使大脑也一直渴望吸烟。

2. 他们一生中都在等候下一次吸烟机会。

3. 由于不能随心所欲地吸烟，以部分地缓解戒断效应，再加上生活中常见的压力和负荷，他们大部分时间都得忍受烟瘾的折磨。如果你留心观察轻度烟民，就会发现，他们几乎一直处于不安的状态。

然而，控制吸烟量还有一宗罪，而且要比以上三项总和所导致的伤害更严重。这就是：偶尔吸烟或控制吸烟量会使戒烟变得困难得多。当你接连不断地吸烟时，"喜欢吸烟"的假象就消失了，事实上，连点烟的动作也变成了无意识的机械行为。你会发现，你真正享受的所谓"特殊烟"，如性爱、锻炼或购物之后吸烟，或早间第一根烟，总是发生在禁烟一段时期之后，这是因为吸烟根本没有真正的愉悦或慰藉可言。烟民们点燃香烟时的兴奋，并非来自香烟本身，而是因为终结了烟瘾所导致的痛苦，包括几乎不可觉察的身体痛苦，以及由于在接下来的时间里不能抓挠身体的"痒痒"而感受到的严重得多的心灵痛苦。

因此，当你戒烟时，你想要达到什么目标？难道是在后半辈子认为自己丧失了某种巨大的慰藉或愉悦吗？如果这就是你的目标，那么控制戒烟量必定能使你实现目标。或者，你正试图延长不吸烟的时间，希望通过这种方式，最终完全消除吸烟的欲望？如果这是你的目标，你会发现控制戒烟量只会适得其反。它会强化那种假象，让你更想吸烟。同时，它会减少吸烟的不良反应，使你的戒烟欲望变弱。

你肯定会说："如果这能让你觉得更加愉悦，并减少不良反应，有什么不好呢？"问题是这种愉悦感是假的！你感到愉悦，只是因为由渴望吸烟引起的痛苦被终结了，增强虚假的愉悦感的唯一方法就是强化这种痛苦。将手从沸水中拿出来，当然能让人愉悦。你的手浸在沸水中的时间越长，把手拿出来时的愉悦感就越强烈。实际上，当你控制吸烟量时，增强的是痛苦，而不是愉悦。你应该记住，轻度烟民处于一种不稳定的状态。尼古丁的天性决定了你将不断增加用量，不是忍受"痒痒"，而是抓挠"痒痒"。

只要继续吸烟，痛苦就不会消失

我常常将吸烟比喻为：为了体验脱掉鞋子时的痛快，而特意穿上夹脚鞋。你可能听说过这个笑话：

一个人不顾卖鞋人的劝告，买了一双明显小一半的鞋子。两天后，卖鞋人看到这个人一瘸一拐地走在街上，痛苦万分，但他爱莫能助，只能责怪那个人没有听他的劝告。买鞋的人回答说：

"上个星期，我的房子被烧了。房子和家具都化成灰烬，而保险前一天就到期了。两天之后我的生意伙伴带着我的妻子，携裹所有的资产逃跑了。我生命中只剩下一件乐事，就是每天回到我的小木屋里，脱下这双烂鞋子。"

也许你认为这个故事完全不搭边，但吸烟就是如此。然而，你认为谁遭受的痛苦更多，每隔半小时就脱下整脚鞋子的人，还是必须整天穿着这双鞋子的人？至少，重度烟民能经常缓解戒断反应，而轻度烟民终其一生都在承受痛苦。

无论戒断反应是身体上的还是心理上的，常常吸烟的重度烟民只会在试图戒烟、没有烟抽或不被允许吸烟时，才会感受到它，而轻度烟民大部分时间都在承受这种痛苦。他们每天有大约 1 小时是轻松的，在剩下 23 个小时里，都得忍受这种痛苦。

我得强调，使用我的方法戒烟，不用遭受任何心理折磨。相反，如果你遵循我的全部指令，就会永远拥有快乐的心境。在数天内，你也许会稍稍感到紧张、不安或空虚。这是由戒烟引起的身体反应所导致的，然而，快乐的心境确保你不会受苦。或许，你认为不受苦是不可能的。然而，此时你就像一个只等裁判吹哨，就要投身决赛的足球运动员。你不会感到痛苦，而是完全处于兴奋之中。

如果出于某种原因，你觉得痛苦，想要抽根烟缓解一下。问问你自己，如何才能不再需要抽下一根烟，以及下下一根烟。此时，抽根烟不会缓解任何痛苦，反而只会引起身心上的戒断反应，使你终生受苦。你还要牢记，如果戒断反应让你感到痛苦，这不是因为你戒烟而引起的，而是因为你当初点燃了第一根烟。非烟民不必承受尼古丁戒断反应，只有烟民才得承受这种痛苦，而且，他们不仅在戒烟时会受苦，只要他们继续吸烟，就会天天如此。

重度烟民以为轻度烟民过着神仙般的日子，但事实上，后者的生活最为糟糕。他们想吸烟时不能如愿，也不能体验到自由的快乐。

你每抽一根烟，你的一半大脑就会说："我想要或需要吸烟。"而另一半大脑会说："尼古丁在控制我的生活，浪费我的钱财。这种东西十分肮脏，让人恶心。"要对此充耳不闻并非难事，但有件事你无法忽略：你用来消除戒断反应的东西，恰好是西方社会的头号毒品杀手。每当你试图消除戒断反应，就在逐渐毒害自己的身体，任何理由都不能改变这种状况！

还有一种烟民，常常受到其他烟民的羡慕。他们并非严格意义上的轻度烟民，但往往被当作轻度烟民一样对待。事实上，在绝大多数情况下，他们的烟瘾非常严重。我指的是那些反复戒烟后又复吸的人，其他多数烟民并不认为他们是掉进沙井的不幸之人，而将他们视作具有令人羡慕的能力、可以随心所欲戒烟和复吸的人。当然，这样的烟民和我们一样，不喜欢表现得很愚蠢，因此他们往往会为这种误解煽风点火。

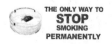

不要相信烟民的话，只需理智地观察他们的真正处境。如果这样的烟民真的喜欢吸烟，他们为何要下决心戒烟？他们戒烟的原因，无疑与其他烟民一样：不喜欢做个烟民！

既然已经成功地戒除烟瘾，他们到底为何还要改变主意，再次吸烟呢？只有一种可能的答案：他们不喜欢做个非烟民！

这真是一些独特的人。他们为何不能下定决心？尽管他们看似独特，请不要羡慕他们，和所有轻度烟民一样，他们并非生活在天堂，而是在地狱。当他们吸烟时，他们羡慕非烟民；而当他们凭借意志力战胜戒烟的痛苦之后，却永远无法变成快乐的非烟民，于是他们只得复吸。而一旦再次上瘾，他们又会想起戒烟的初衷，他们永远处在自己不喜欢的境地。在他们看来，邻居的草坪总是更绿，而他们自己的永远枯黄。于是，他们和邻居交换了房子，但很快，他们的新草坪又变黄了，而邻居的草坪一片葱茏。

记住，要在余生中做个快乐的非烟民，你需要获得特定的心境。如果你认为吸烟确能带来某种慰藉或愉悦，你也许永远不会再吸烟，但你将感到缺失，尽管这种感受十分少见或微弱。如果你觉得某一口让你感到愉快，或带给你安慰，那么在今后的人生中，你就会觉得自己曾在无数吸烟时刻感到愉快，并因此觉得自己丧失了某种乐趣，从而容易受到香烟的诱惑。真正的危险不是吸烟本身，而是对吸烟的渴望。因为，如果你渴望这一根，怎会不想再抽一根、两根或三根呢？

如果你能看到香烟并没有带给你真正的慰藉或愉悦，就会觉得，为香烟烦忧或羡慕其他烟民是多么可笑的举动。因为，如果你这样做，就只会有两种结果：你要么一辈子不吸烟，因而感到无比沮丧，要么继续吸烟。如果是后者，那么无论你的烟瘾是大是小，你都会感到更加痛苦！

我已经讨论了 6 种情形中的 5 种。我尚未谈到的是：如果亚伦·卡尔戒烟法能让人轻松戒烟，偶尔抽根烟又有什么危险呢？即便真的再次上瘾，也完全可以用他的方法再次戒烟。也许，你遵循全部指令，很轻松就戒了烟，甚至很享受戒烟的过程。然而，如果你还残留着或重新产生了吸烟的需求或欲望，那么你就没有彻底理解我的戒烟法。如果你还想回到尼古丁监狱，我帮你逃出来又有何用呢?

我说过,我能帮你认识到,你可以轻松快乐地戒烟并做个快乐的非烟民,但我并没有说,我能让你做个快乐的烟民。相反,我花费大量篇幅,解释了烟民为什么不可能快乐,以及轻度烟民为何比重度烟民更加可怜。前烟民似乎从未明白:他们有很多机会做个快乐的非烟民,但一旦再抽一口,就不再是非烟民,并再也不可能快乐!

继续做个烟民很容易,继续做个非烟民同样容易,但你为何因此认为做个轻度烟民也很容易呢?这就像是认为,一辈子站在栅栏上,保持平衡,不摔落在地,也同等容易。我的戒烟法的唯一目的以及本书的主要目标就是:使你完全消除吸烟的需求或欲望,并使你明白,如果你产生抽一口的欲望或需求,就会产生无数次。

也许有的烟民会说,我也想做个快乐的非烟民,但是不吸烟我就没法集中注意力。要解决这个问题,需要进行详尽的阐释。接下来,我们就阐述如何才能不抽烟而集中注意力?

如何才能不吸烟而集中注意力

吸烟就像抓痒痒，越抓越痒

在我滑向尼古丁深渊的过程中，一度到达了这一阶段：我认为自己之所以不能成功戒烟，只是因为我离开烟就无法集中注意力。我能控制自己的坏脾气，并忍受痛苦。事实上，我就像受虐狂一样，从受难的感觉中体味到了一种愉悦，社会根本不会对我造成任何困扰。相反，对于像我这样完全离不开烟草的人，我在社交场合有着惊人的自信，我能够非常坦然地站在人群之中。当我证明自己并非他们想象中的怯懦者时，家人和朋友们既佩服，又觉得难以置信。

但他们的佩服很快就消失了，而他们的怀疑则被证明是完全合理的，我很快又变成了重度烟民。我凭着自己的智慧，拥有相对较高的收入，但没有烟，我的大脑就变得像一团面。我曾经利用年假戒烟，在前文中我已经讲述了这个故事。还有一次，我想请老板给我的大脑放一个月的假，他是个非烟民，无法理解我的感受，于是我决定还是勉力而为。

但我需要制作月工资表，这项工作尽管能在 10 分钟之内完成，我却既不能托付给他人，也不能拖延。整整一个月，我都在玩井字棋。有几次，我想要制作工资表，但我的大脑每次都会短路，于是我就将工作推到明天。就这样，这件事一直拖到不能再拖为止。最后一天，我坐在那里，盯着工资表两个小时，一直冒着冷汗。讽刺的是，我溜出去买了 10 根烟后，8 分钟不到就完成了这项需要 10 分钟才能完成的工作！这件事满足了我的愿望，证明我不吸烟就无法集中注意力。我并不知道自己到底为何无法集中注意力，就像我不知道为何要抓痒一样。

我之所以不能完成工资表，还有一种解释，但我那沉溺于尼古丁的潜意识大脑并不想了解。或许，它已经知道，如果我能忍受禁烟一个月的痛苦，却无法完成 10 分钟的工作，那我就能毫无愧疚地对家人和自己说："老家伙，你真不幸。戒不了烟真不是你的错，只是因为你离开烟就无法正常工作。"

显然，我并不是带着这种心境开始戒烟的，与所有那些凭借意志力努力戒烟的人一样，我希望时间能解决一切，但它没有。随着时间流逝，我对烟的渴望越来越浓烈，但那份 10 分钟就能完成的工作就是我的命根子。如果我顺利地完成了这项工作，我就再也没有借口放弃戒烟，而不感到羞耻了。

我说不清，当时是否真的相信自己戒了烟就无法集中注意力。事实上，这根本就无关紧要。重点是，没有烟我就感到痛苦，并认为自己会永远这样痛苦下去。那种错觉是我买烟的真正原因，但无法集中注意力似乎是个更好的借口。

所以，我们怎能证明吸烟无助于集中注意力呢？我们必须证明这一点。因为，如果我们对此有丝毫的怀疑，这点怀疑就必然会让你在不吸烟时，真的无法集中注意力。

有些事件能帮助我们作出判定，其中一件发生在我参加会计师资格考试时。我当会计师的唯一原因是，我初中时的就业辅导主任建议我做会计师。我们面谈了 10 分钟，尽管他在我上中学的 5 年中，从来没有教过我，但他说："卡尔，看来你数学很好，我建议你当会计师。"

这就是英国的教育系统。经过 5 年的学习或混日子，我的整个未来就在 10 分钟之内，由一个既不了解我，也完全不了解会计师职业的人决定了。直到我为这家公司工作了 3 年之后，我才明白会计师为何物。在 3 年学习之后，我不得不参加中级考试，我的雇主慷慨地让我休假 6 个星期来进行准备。3 个星期之后，我得知考试时不能吸烟，你能想象我有多么愤怒吗？我已经是个重度烟民，在需要集中注意力的时候，就必须吸烟。不让我吸烟，我就肯定无法通过

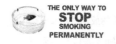

考试。就这样，我发现自己硬撑着学了 3 年，却注定无法通过考试，而这都是因为那些白痴一开始就忘记告诉我，考场上禁止吸烟！

我开始考虑换工作，然而我不是那种轻易屈服的人，或许我不吸烟也能坚持 3 个小时？我找了一份前一年的试卷，定好闹钟，开始想象真正考试时的紧张气氛。我太善于想象了，以至手抖得厉害，根本无法写字，更不用说思考问题了！这自然证明我没有烟就无法思考，不是吗？

这件事距今已经超过 1/3 世纪，却依然鲜活地存在于我的记忆之中。奇怪的是，不久之后发生了一件事，证明我的结论是错误的，我却从来不记得。直到我成功地逃出尼古丁监牢，我才想起来：我不仅成功地通过了那些考试，而且在考试期间，我从未想到过吸烟。在我生命中最紧张、最需要全神贯注的那 3 个小时中，尽管我的身体还在对尼古丁上瘾的时期，我也无须吸烟！烟瘾只是心魔！

现在，我要说回制作工资表的事。这项工作毫无复杂之处，它只是例行公事，我没有将其委托给他人的唯一原因，不是它复杂难做，而是它需要保密。我并没有否认，自己在当时没有烟就无法集中精神，而是说，那是因为我真的相信吸烟有助于我集中精神。如果你相信如此，那么你不吸烟时就不可能集中精神。

让我们暂时抛开吸烟，谈一谈集中注意力的问题。为了集中注意力，你必须首先排除一些会让你分心的因素。如果孩子们在吵闹，使你无法专心，那么你可以换个房间，或对着他们大喊："声音能不能小点，我在思考问题！"你完全有能力驱散那些干扰因素，如果你不这样做，就会愤怒和急躁。假定你得了重感冒，每隔一分钟都要擤鼻涕，你就无法集中注意力，但你曾经想过"什么时候感冒才能好，以便我能完全集中注意力"吗？

如果你有办法消除干扰，却不行动，就会分心或急躁。如果你无能为力，你就会接受它并与之共存。对于钢琴家来说，大头针落在地上的声音都能干扰他，但股票经纪人、商品经纪人和货币经纪人等等能在嘈杂的环境中专心思考，他们从来不会突然怒吼："你们都闭嘴！我要思考！"

为什么会存在这样的差别？这只是因为钢琴家需要完全安静的环境，任何一点噪声都会使之分心。经纪人们也希望周围没有噪声，但他们没有选择，只得如此。非烟民们知道自己也会遇到思维短路的时候，并能接受这一现实。他们思路不畅的时候会怎么做呢？他们要么听听戴夫·布鲁贝克的爵士乐，希望通过休息理清思路，要么只是坦然接受。而当烟民思路不畅时会怎样呢？他们会点燃香烟。有可能，当他们思路不畅时，已经在吸烟了。事实上，那些在工作中需要思考或灵感的人，在此时往往都会这样做。我承认，很多烟民都觉得，离开了烟，他们就无法集中精神，但那只是因为，他们一直感到"痒痒"，却无法抓挠，因此无法思考那个障碍问题。事实上，这种"痒痒"会取代那个问题。要不然，烟民们为何会在清晨时分去寻找通宵营业的加油站呢？如果你思路不畅，当你点燃香烟后，思路障碍会神秘地消失吗？如果真的如此，这就意味着，烟民们从来没有思路障碍，而这显然是胡说八道！

那么，你怎样解决思路障碍的问题？你应该和非烟民采用同样的方式：与之和平相处！

烟瘾是心魔，你强它就弱

可以肯定的是：当我最后一次戒烟后，我既没觉得无法集中注意力，也没有出现以前戒烟时的症状。因此，如果其他烟民们能意识到，吸烟事实上无助于集中注意力，相反只会使思维受阻，那么他们在尝试戒烟时，就不会如此纠结。

有些人认为，注意力无法集中是尼古丁戒断所引起的身体症状，但戒烟时的身体反应十分微弱，你根本觉察不到。真正的原因在于，前烟民们的大脑中此时已经根植了这种想法：当你思路受阻时，有一种简单的解决办法，那就是吸烟。显然，在掐灭最后一根烟后数天里，微弱的身体反应会不停叨扰你。即便没有这个小怪物的叨扰，在一段时间之内，心理因素也会使你的大脑自动地引发机关："抽根烟。"此时就是关键的时刻，你会在不知不觉中被俘获。你自然会想："本来，在这样的情况下，我都会吸烟，但现在我怎么办呢？"的确，你本来会点燃一根烟，但这对你没有丝毫的好处，更关键的是，你甚至不再试

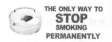

图消除思维阻碍，你只是想着吸烟，而当你想着吸烟时，自然就分散了心神。注意力不集中反过来会让你怀疑：难道吸烟真的有助于思考？就这样，怀疑悄悄潜入你的心中，你接着觉得丧失了某种乐趣，此时就会想："也许我应该试着再抽一根，看看吸烟是否有用。"如果你真的这样做，就不用再怀疑了。此时，你唯一要做的事就是解决思维障碍。既然你的大脑不再为是否吸烟而挣扎，你就能够集中心神思考，也许真的就解决了这个思维障碍，由此，"吸烟有助于集中注意力"的假象便在你心中扎下了根。而如果你没有点燃香烟，疑问就会一直存在于你的大脑之中，从而使你必然无法集中注意力。

为什么不管你从哪个角度来看，香烟似乎都是最后的赢家？这是因为，尼古丁陷阱十分巧妙。但我得提醒你，如果你能洞察其本质，戒烟就会变得很容易。那么，我们如何在掐灭最后一根烟后数天之内，以及在整个余生之中避免诱发烟瘾？你无法避开它们，即便你试图避开，也会导致祸患和痛苦。请记住，本书的全部内容都有关于如何改变我们的心境。为什么在那次模拟考试中，我不止无法思考，甚至都无法写字，但在真正的考试中，我并没有因为烟而感到不安，尽管我相信自己完全依赖于香烟？这是因为，正式考试时我没有疑问，我知道自己绝对不能吸烟！

我说过，考试时我甚至从来未曾想要吸烟。或许我偶尔想到过，只是不记得了。如果真是这样，那么我之所以不记得了，是因为我当时没有花费时间去思考它。我知道不能吸烟，于是接受了这个事实。你会说，但你是被迫不吸烟的，你无须任何意志力，而那些没有人强迫他们戒烟的可怜的前烟民呢？

并非"强迫"在起作用。我们已经讨论过，你越强迫烟民吸烟，他们就越会抗拒。起作用的是：确定！没有怀疑！这才是关键！这就是本书的另一目的：让你的心坚信不疑，当吸烟的诱因被激发时，你从不怀疑！

当你学打高尔夫球时，有人会告诉你，如果你有可能击中别人，那么击球的时候就竭尽全力大喊一声"小心"。不幸的是，他们没教你，当你听到叫声时应该如何反应。自然的反应是望向声音传来的方向，看球飞到了哪里。但在此时，高尔夫球就如同从空中呼啸而过的一颗子弹，是很难找到的。终于有一天，你真的看到了它，事实上，你很难看不到，因为它击中了你的门牙。他们忘记

让那些痛苦的戒烟经历见鬼去吧

了告诉你：当听到"小心"时，你应该转过身去，尽量掩住重要部位，蜷缩成一团。这样可能不够体面，但请你相信我，这样总好过前一种反应方式。

训练你的大脑，使之适应逆向思维。当有人推你时，你的本能反应是推回去。此时，两股相力量就会互相抵消。但学习柔道以后，你就能支配自己以及对手的重量。

在掐灭最后一根烟后的数天之中，如果你思路不顺畅，你的大脑会说："点一根烟。"此时，你有两个选择，其中之一是，为是否吸烟而苦苦挣扎。但无论你最终吸烟与否，你都会分神并感到痛苦，而且肯定会一直无法集中注意力！

幸而，你还有一种选择：提醒自己，吸烟其实只会阻碍你集中注意力，并不能给你带来任何益处，而且你已经知道自己作出了正确的选择，再纠结于这个问题就显得毫无意义。这样做也许无法消除思维障碍，但能使你专注于你应该解决的问题，而不会为否吸烟而苦闷，这样你至少给了自己清理思维障碍的机会。你也许无法将注意力从吸烟上转移开去，但仍然没关系，那你就只是沉浸在自我满足和庆幸之中吧。这样，无论你能否消除思维障碍，你都会感到快乐，而不是痛苦。

前烟民并不十分怀念香烟本身。让他们感到难受的是，戒烟似乎导致了一种空虚感。同时，你需要弄清楚，吸烟并不能帮助思考，它只会让你更难集中注意力。它不会填补空虚，相反只会引起空虚感！

如果你在余生之中，每当思维受阻时，纠结于吸烟一事，你就会制造更大的空虚感！

第 23 章　CHAPTER 23

尼古丁替代品可以戒烟吗

所谓干净的香烟替代品只能画饼充饥

常常有人问我这个问题：如果有一种干净的香烟，完全无毒，也不要钱，你会再吸烟吗？每逢此时，我会坦然回答：绝对不会！

如果你问我：假定存在这样一种香烟，你还会戒烟吗？我也会同样坦诚地回答：绝对不会！同样是干净的免费烟，为何我的回答完全相反？

为了找到一种干净的烟草替代物，人们已经花费了无数英镑。我所说的"干净"并不是指没有难闻的气味或味道，而是说无毒。年纪大的烟民可能还记得，数年前，有些烟草公司试图引入香烟替代品。他们花费了巨额的研究和推广费用，后来悄无声息地放弃了，你觉得这是为什么呢？

只要想象一下，如果你能发明一种干净的烟草，你将会赚多少钱！想象一下，如果烟草公司能够从西方世界的头号杀手身上赚取无数英镑，烟民们将多么乐意购买一种不致命的烟草，而多少非烟民和前烟民又会因此开始吸烟！

告诉你一个好消息：有人发明了一种干净的烟草。在你冲出去购买之前，我要告诉你，你很可能已经尝试过这种东西了，它叫作草烟。"什么！是那种一点都不过瘾的、臭烘烘的、恶心的东西吗？"是的。但即便是你喜欢的香烟品牌，你也曾经觉得它味道糟糕呢。尼古丁口香糖尽管不好吃，却能满足你的烟瘾。无论是你不喜欢的香烟品牌，还是其他含有尼古丁的东西，只要你坚持抽下去，最终都会得到满足。然而，如果你以后只抽草烟，就再也得不到那种虚幻的满足感。

你喜欢打针吗？如果你和我一样，就会讨厌打针。你能想象有人真的喜欢打针吗？海洛因瘾君子。或许，你也和我一样，认为他们之所以注射海洛因，是为了获得他们常常谈到的某种神奇的兴奋感。请试着想象毒瘾发作的瘾君子形象，你真的相信，瘾君子们需要通过服用海洛因得到一种神奇的兴奋感，或平复惶恐和痛苦？非海洛因瘾君子不用忍受这种惶恐感。如果你是个烟民，和游艇事件中的那位男士一样，你就能体会毒瘾发作的海洛因瘾君子的感受。你知道，惶恐的感觉是因烟剩下不多，或没带烟而起。海洛因吸食者并非真正喜欢注射海洛因，这只是他们为了止住可怕的惶恐，而必须做的事情。吸烟也只是烟民为了消除惶恐而完成的例行公事。

也许，你难以接受将吸烟与注射海洛因相提并论。那么，问问非烟民，他们也不理解，为何有人会想吸烟或注射海洛因。这就是烟瘾比海洛因上瘾更加诡秘的原因：海洛因瘾君子知道，注射只是为了获取海洛因，而烟民以为吸烟不是为了获得尼古丁，而是因为他们喜欢。

如果你认识某个想要戒毒的海洛因瘾君子，你会问他这样的问题吗："如果打针能让你感到快乐，你为什么还要在针筒里灌满海洛因呢？"显然，这个问题非常愚蠢可笑。如果你对烟民说这样的话："如果是吸烟让你觉得愉快，你为什么不抽不含尼古丁的烟呢？"那你就同样愚蠢可笑。海洛因瘾君子给自己打针的唯一原因就是获取海洛因，而烟民吸烟的唯一目的就是获得尼古丁！尽管烟民们并未意识到这一点，但事实就是如此。

因此，如果你改抽尼古丁含量较低的烟，烟瘾就得不到满足。吸烟时，你就必须加倍用力，而且往往需要抽更多烟。"吸烟让我感到满足"这句话的意思是什么？要感到满足，你首先得感到不满足。为什么吸烟不能使非烟民感到满足？只可能有一个原因，他们不存在不满足的状态。由此，我们自然可以得出结论：吸烟不仅不能使人感到满足，反而会引起不满足感。专家们已经发现：正是香烟中的尼古丁导致了不满足感。因此，既然都是尼古丁在作祟，你摄入尼古丁的方法是咀嚼尼古丁口香糖，还是在胳膊上贴尼古丁贴片，又有什么关系呢？

我想让你明白的是：我们认为吸烟本身能带来某些性质的快乐，认为肮脏、健康风险、花钱以及尼古丁奴役，是夹杂在令人愉悦的吸烟体验中的不和谐音；如果我们能找到一种安全的替代品，在体验愉悦的同时，不冒任何风险，就美妙至极了。但吸烟本身没有任何愉悦可言。将有毒烟气吸进肺里，是件很不愉快的事情。有人之所以相信吸烟本身令人愉悦，只是因为，我们就是用这种方法来消除身体渴望尼古丁时的那种不满足感。

如果我是在 200 年前写这本书，我就会说："看吧，用鼻子闻这种垃圾，真的毫无愉悦可言，鼻烟只是烟草，里面含有尼古丁。你只是通过这种途径获取尼古丁，而引起麻烦的也正是尼古丁。"

已经有无数前烟民对尼古丁口香糖上了瘾，其中很多人又开始吸烟。有些前烟民再次来到诊所，只是为了戒除尼古丁口香糖瘾。最近，尼古丁贴大受欢迎。我们的雷恩斯公园诊所接待过一位女士，她说："我每天会将尼古丁贴撕下来三次，以便能和丈夫抽根烟，然后我再用胶带粘回原处。"难道，我们真的必须在数年之后向前来看诊的人问这个问题吗："说实话，你每天用多少尼古丁贴？"20 年后，尼古丁瘾君子是否会吹嘘："我已经缩减到每天只用 2 贴了！"或者说诸如此类的话："我只在参加社交活动时才会贴上。""我不需要尼古丁贴，但我喜欢。还有什么事情比饭后贴上一张更令人放松的呢？"

如果你觉得这些场景难以想象，请试着想象抽鼻烟的人讲出这样的话。抽鼻烟的人为他们的愚蠢行径自我辩护时，说的正是这些话。所以，为何使用尼古丁贴的人就不能呢？

烟草公司无可奈何地抛弃了香烟替代品计划，其原因是，他们发现烟瘾并不是吸烟引发的灾难，而是烟民吸烟的唯一原因。我不愿意抽免费的无害烟，就像我不愿意将点燃的烟夹在耳朵上一样：我会感到非常非常愚蠢，而且绝对不会从中得到任何乐趣。

尼古丁替代品会使你戒烟更难

我刚说过，我们吸烟的唯一原因是上瘾，这引发了一个危险。尤其，医疗行业的显赫人物们正在纵容烟草商进行浩大的研究工程，寻找将尼古丁植入人体的其他方法。尼古丁贴技术已经臻于完善，我听说，他们正在研究鼻腔喷剂。接下来，他们肯定会研发一种用鼻子吸的粉末——这样就转了整整一圈。我们为何需要鼻腔喷剂？难道他们不相信贴剂有用吗？你是否注意到，尝试过贴剂的烟民们往往会说："尼古丁贴有助于消除身体的戒断反应，但似乎没有心理效果。"这些烟民甚至不明白，根本不存在戒断时的身体反应这回事，戒断反应只是心理上的。贴剂产生的唯一效果就是，蒙上你的眼睛，希望你因此无法找到烟。

所谓的专家们声称，即便你真的会对替代品上瘾，只要你不吸烟，就仍能避免香烟中的其他有毒成分。这种说法是错的，这就像控制吸烟量不会减少危害一样，只要你吸烟，你就一直保持着烟瘾，这会使你最终抽更多的烟，而这事实上是有害的。因此，替代品会使你烟瘾不断，并最终再次吸烟。

无论如何，尼古丁本身就是一种非常强大的毒品。医疗专家们花费数年，才发现了吸烟的害处。几乎每个月，专家们都会发现与吸烟有关的新疾病，将杀虫剂吸进肺里，真是危害至极。很多烟民因为使用尼古丁贴，产生了不良反应。我建议，在将它贴在胃部或其他身体部位之前，请考虑周详。毕竟，尼古丁口香糖在超过 1/4 世纪之前就已经上市，其背后还有强大的市场宣传，如果它真的有用，所有烟民都应该已经戒除烟瘾了。而如果口香糖不管用，尼古丁贴又怎会有用呢？

实际上，那些对尼古丁替代品产生依赖的前烟民早晚都会复吸。尼古丁口香糖几乎不可能带来那种虚假的愉悦感，尼古丁贴更是如此。最终，烟民不得不接受自己的本来面目：可怜的尼古丁瘾君子！这样，他们就更易于重新开始吸烟。至少，他们现在可以欺骗自己说，他们是因为喜欢而吸烟。而且，他们又可以与其他烟民聚在一起。当你与他人分享尼古丁口香糖或尼古丁贴时，感受不到共享香烟时的友爱之情——然而，这也并非完全不可能：别忘了，从逻辑上来讲，人们使用香烟替代品，有两种原因：

1. 找到一种永久性的乐趣或慰藉，以填补戒烟所引起的空虚感。

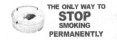

2.当身体遭受严重的戒断反应时，可以起到暂时性的缓解作用。

显然，为满足第二个原因中提到的需求，最理想的方法是：使用一种含有尼古丁的香烟替代品。但就这种产品的推广途径来说，存在着很大的危险。斯蒂尔医生称，尼古丁是一种让人愉快的毒品，在这句话的煽动下，前烟民们认为，这些产品也可以作为永久性的烟草替代品。最近，还有一位著名的医生在全国性电视节目中说，有些重度烟民必须在余生之中都使用尼古丁替代品。

数年前，大众对于吸烟的态度是：如果吸烟不危害健康，也不会使一些烟民对尼古丁上瘾，那么吸烟就没有什么大不了的问题。而最近的大众观点似乎是：只要你不吸烟，尼古丁上瘾就没什么大不了。但是，无论从哪方面来说，尼古丁上瘾都是不好的，而且其危害可能以各种形式体现出来。你不用盲信我的话，只需查阅1971年再版的《柯林斯新国家词典》中对尼古丁的描述，词典中写道："烟草中的一种生物碱；无色剧毒；用于制造果树杀虫剂。"事实上，我们的好朋友——烟草也属于致命的茄属植物！奇怪的是，在1988年的版本中，编撰者们稍微修订了这个词条："一种味道辛辣的油质液体，无色有毒。在空气和光照条件下会变成黄棕色。它是一种生物碱，是烟草的重要成分。"

这个修订看似微不足道，但你或许已经感觉到，我对此有着生动的联想。我了解烟草产业的运作方式，能感觉到它在此处所施加的影响。"剧毒"变成了"有毒"，区别何在？哪种情况能让你更加警惕：食用剧毒品，还是只是一种有毒物质？此外，修订中还添加了"液体"二字，为什么？为了传达更准确的信息，还是让烟民们觉得，只要你不喝，就不会中毒？为什么尼古丁和烟草之间的关系描述，从词条的开头移到了结尾？为什么"用于制造果树杀虫剂"被省略了？因为如果不删除，我们就会形成"尼古丁真的能杀死生命"的印象吗？

医疗专家们可能会说，在特定情况下，用有毒物质去帮助治疗疾病是合理的。但是，如果某人本身就只是因为服用某种剧毒物而患病，而疗愈的唯一方法就是，停止服用这种毒品，那么，让他用这种剧毒品去治病，就不止是异常愚蠢，简直就是精神失常！

为什么英国医师协在这件事情上保持中立？为什么他们把焦点放在焦油

让那些痛苦的戒烟经历见鬼去吧

的害处上，却淡化真正的问题所在：尼古丁？是因为烟草商给了他们巨额好处费吗？

关键是，使用烟草替代品的两个理由，只有在烟民们尚不了解尼古丁陷阱时，才显得合乎情理。事实上，和有关吸烟的所有其他方面一样，如果你发现某种做法看似合乎逻辑，那么，反向而行就是对的。对于戒烟来说，不使用任何烟草替代品，十分关键。我们也同样有必要了解，使用替代品不仅会使戒烟更难，更会使你无法永久性戒断的原因。

让我们回到第十一章"12英尺高的栅栏"这一比喻上去。关于那些虚拟的板条，我有些东西没说。它们并非完全彼此独立，比如，如果你没有遵循永远不吸烟的训导，即便你一丝不苟地遵循其他十条训导，也无济于事，你永远也无法跨过栅栏。如果你未做到"永远不使用其他替代品"，你就不仅不能跨越这根板条，而且也无法跨越其他的板条。你会相信自己牺牲了某种享受，相信你的生命中出现了空洞；你会等待某件事情发生，可能会发胖。这些效应累积起来，早晚会使你感到痛苦，再过不久，你就会复吸！

什么是理想的替代品呢？

让我们逐条检视使用替代品的各种"合理"原因，从寻找永久替代品开始谈起。当我们寻找替代品时，我们通常想要找到某种与原始物尽可能接近的东西。所以，我们首先需要确定到底要寻找什么。我们的目标物需要满足这些要求：在开始使用之前，我们不需要或想要使用它，但一旦开始使用后，没有它我们就无法享受和应对生活。而且，它最好是某种肮脏而让人恶心的东西，能够从身体和心灵上毁灭我们，奴役我们一生，并使我们花费大量金钱。当我们没有它时，它必须显得异常珍贵，但同时又使我们感到易怒和不安。当我们使用它时，它必须能够腐蚀和毒害我们的肺，但同时又带给我们身心放松的幻觉。

到底谁会想要找这样一种替代品呢？除了"毒害和腐蚀肺部"这一条，尼古丁替代品满足以上所有要求，但你何必多此一举？你根本不需要替代品，何不继续吸烟呢？

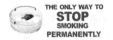

因此，烟民们寻找替代品，不是因为缺烟，也并非尽管喜欢香烟，却仍希望在某些方面加以改善。你想要的是一种拥有香烟的一切优点，但没有其缺点的替代品。显然，你希望它危害你的身心健康，奴役你，使你遭受社交排挤或花费很多钱。所以，你需要的替代品应该是这样一种东西：没有它时，你会易怒并不安；当你服用它时，能暂时地舒缓这些感觉，但此后你又会感到不安和易怒。

什么，这也不是你要的？那你想要什么呢？你需要的东西是：你可以随时使用；你不用将其吃喝进去，但它会让食物和酒更加美味；既能帮你放松，又有助于集中注意力；它价格也便宜。我很清楚，你需要的是这样一种东西。如果你找到了，请告诉我。事实上，这种东西不仅存在，而且是免费的，但它不是香烟替代品。其实，你在吸烟之前就拥有它，当你戒烟之后你将重新拥有。健康的身心具备上述罗列的所有优点，同时没有其中任何一种缺点！但我觉得很困惑，你告诉我，你需要香烟替代品，但你描述的这种替代品，与你一直在使用的香烟，存在天壤之别！

你到底为何需要或想要一种根本对你全然无益的香烟替代品呢？

这就是使用替代品的巨大危害：如果你想找到一种替代品，那么你就是在找一种根本不存在的东西。由于你所使用的替代品毫无效果，而你也找不到真正有效的替代品，你会因此感到沮丧。然而，在寻找替代品的同时，牺牲感会一直延续，换句话说，你就制造了一种空虚感，而这种空虚其实并不存在。

当你得过重感冒后，你会想要患上另一种类似的疾病吗？你当然不会！相反，你会因为痊愈而欣喜不已。关键是，你不需要感冒替代物，进一步来说：你不需要尼古丁替代品。什么东西都无法代替一个健康的身心，可喜的是，你也根本不需要为它找一个替代品！

我希望你已经被我说服，相信自己不需要替代品。然而，如果你坚持要尝试某种替代品，我可以告诉你，事实上我已经找到了一种极其接近香烟的药丸。它的确味道糟糕，但别急，你咀嚼大约 10 分钟。约一小时后，你就会开始感到焦躁和不安。此时，你可以再吃一粒，味道还是不好，但空虚感很快就会消失。再过一小时左右，空虚感又会回来，但幸好，只要你再服一粒，空虚感又会消

第4部分　PART 4
让那些痛苦的戒烟经历见鬼去吧

逝。这一粒仍然味道糟糕，但我保证，这无关紧要。

过一阵子，你根本就不会留意到药丸的味道。事实上，大多数人都学会了享受这种味道，而且它永不缺货，我保证你永远都买得到。看看这个诱人的瓶子，里面装有大约20粒呢。你不必盲信我的话，一半成年人都常常服用这种药丸。要是他们没有因此得到巨大的好处，他们就不会这样做。的确，这种药丸很昂贵，你一生将为此花掉大约3万英镑，但平均下来，每天只需2英镑，几乎可以忽略不计。的确，有人说这种药丸具有副作用。医疗专家称，1/4的服用者都会因此而丧命，但我们都知道，他们总是喜欢散布谣言，扰乱民心。

看看这种药丸多好啊，你还在担心什么？没有人会强迫你，你需要的时候再服用。你为什么不尝试一粒？

我的药丸让你想起某种东西了吗？你准备尝试一粒吗？如果你已经在服用，你还会继续下去吗？

显然，寻找一种永久性的尼古丁替代品，是毫无意义的，但第二个原因总是有用的吧？在戒断反应严重时，服用替代品，以便逐渐减轻对尼古丁的依赖，肯定有用吧？看似如此。所谓专家们相信，烟瘾之所以难以戒除，是因为我们同时在做两件事：一种是破除习惯，另一种是忍受可怕的戒断反应。为什么要同时与两股强大的力量搏斗呢？一次战胜一种，不是更实际吗？在尝试破除这种习惯时，继续给身体供给尼古丁。等到破除这一习惯，再逐渐摆脱尼古丁替代品，以消灭那个小恶魔。

这看似非常合乎逻辑，但事实并非如此，其根本观点是错误的。吸烟不是习惯，而是毒瘾；身体的戒断反应几乎不可觉察。

要成功地戒除烟瘾，你需要杀死两个怪物。一个是你体内的尼古丁小怪物，它如此弱小，一击即破。这个小怪物的唯一作用，就是激发你大脑中的大怪物，后者会将小怪物发出的信号阐释为："我需要或想要抽根烟。"如果你不能吸烟，你就会感到越来越强烈的痛苦和渴望。如果你继续摄入尼古丁，就只会延长两个怪物的生命。

如果逐渐戒烟真的可行，何必要费神去找一种尼古丁替代品？为什么不直接减少吸烟量，以减轻习惯被打破时所引起的冲击，以及可怕的戒断反应所造

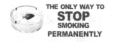

成的痛苦呢？所有烟民都有经验，减少吸烟量无法戒除烟瘾。在第二十一章中，我已经解释了其中原因，并解释为什么所有控制尼古丁摄入量的尝试，都只会让你产生更大的渴望。然而，替代品的最大罪恶是，它不仅无法真正解决问题，让你消除牺牲感，反而会延续这种感觉，从而使大怪物一直存活下去。

最糟糕的替代品是那些含有尼古丁的东西。它们具有其他替代品的大多数缺点，而且还会使你的身心对其上瘾。让想要戒烟的烟民使用尼古丁替代品，就如同对想要戒毒的海洛因吸食者说："不要抽海洛因，抽海洛因是有害的！直接注射进血管吧！"如果你想要注射尼古丁，你会被毒死！

然而，在掐灭最后一根烟后，到变成快乐的非烟民之前，吃尼古丁口香糖或薄荷，肯定没有害处吧？事实上，害处非常大。我将在下一章中揭示"体重之谜"时，对此进行解释。

第 24 章　CHAPTER 24
吸烟有助于减肥吗

尼古丁替代品让你越吃越饿

社会上流传着一种错误观点：吸烟有助于减肥，或有助于保持苗条。所有烟民都知道戒烟一定会导致长胖，我为何却认为这种观点错误呢？而且，戒烟导致的体重增长通常都是永久性的。你或许知道一些这样的例子，很可能你自己就经历过，我无疑也经历过。每次我尝试戒烟，体重都会大幅增加，但有一次明显例外，就是我最后一次戒烟时。在我掐灭最后一根烟后 6 个月，我的体重减轻了约 12.5 千克。

我不否认，多数烟民在戒烟后会暂时或永久性地发胖，但我仍然认为：吸烟不仅不利于减肥，反而还能使你发胖。在《这书能让你戒烟》中，我解释了像我一样的重度烟民，即便一天只吃一餐，也会永久性地超重 12.5 千克。

无论是烟民还是非烟民，当我们每天早上醒来，都需要释放各种压力和痛苦。我们要上厕所和喝水，非烟民需要吃饭，而烟民们更可能会点燃香烟。烟瘾引起的空虚感几乎无法与饥饿引起的空虚感区分开来，这就是吃饭和吸烟之间有着紧密联系的原因。问题是，尽管两者引起的空虚感相同，但食物不会满足烟瘾，尼古丁也不能填饱肚子。

当烟民的身体对尼古丁产生一定的抵抗力后，问题就更严重了。即便在吸

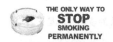

烟时，烟瘾也无法彻底满足。于是，烟民就会持续性地感到饥饿，因此一直想吃东西或吸烟。他们每天吸烟的数量因人而异，而且还受到经济条件、工作、肺部功能、意志力等因素的影响。因此，重度烟民远远不像你所想象的那样苗条，事实上他们往往就和我当初一样严重超重。

为何烟民戒烟后，往往会变胖？这是因为，在戒烟后数日内，体内的烟瘾逐渐积聚，你自然就想用口香糖或薄荷填补空虚感。但这样做有什么坏处呢？它只不过不能驱散那种空虚感。

所以，使用尼古丁口香糖或薄荷，不能带给你任何好处，但这样做的真正后果是：

1. 使你易于被激怒，感到沮丧，因为它不能填补你的空虚感。

2. 刚开始吃薄荷糖时，可能觉得味道不错，但你很快就会对之产生厌恶。如果你曾经嚼过口香糖，就会知道，开始你会觉得味道不错，但很快你的下巴就会感到酸痛，恨不得马上把它吐出来。我不否认，情绪紧张的人会想要咀嚼口香糖。然而，我怀疑嚼口香糖并不能让人放松。请注意观察，他们嚼口香糖时仍然显得高度紧张！他们不正是在为"磨腮帮子"找借口吗？咀嚼往往会延续他们的紧张情绪。口香糖和薄荷会磨损你的牙齿，也会败坏你的胃口，使你无法享受食物的美味。吃东西是一种十分美妙的体验，但吃得过多只是另一种疾病，它会使人懊恼。

3. 最糟糕的是，在你使用替代品的过程中，你的身体和大脑会逐渐接受事实，不再希冀从中得到任何回报。但此时，它们也都对口香糖、薄荷糖或任何替代品产生了排斥。你每次使用替代品时，就会提醒自己，你真正需要的不是替代品，而是香烟。你使用替代品只是为了填补空虚感，替代品所产生的唯一作用，就是延续这种空虚感和牺牲感。

我只是在解释这一点：尽管替代品看似能帮助你戒烟，但事实上只会使戒烟更难。你无须盲信我的话，你很可能已经尝试过这些替代品，它们真的有用吗？还是只让你觉得厌腻和痛苦，让你理直气壮地重新开始吸烟？事实是，替代品不起作用。

吸烟减肥法犹如抱薪救火

吸烟有助于减肥的神话之所以兴起，唯一的原因是：烟民们戒烟时，往往会用猛吃食物代替吸烟。你会说，这又如何？这是由戒烟引起的。你错了！和吸烟所导致的所有其他问题一样，它之所以会发生，是因为烟民们学会了吸烟！

你肯定听说过为了减肥而吸烟的例子，请不要忽略了这个事实：在开始吸烟之前，他们必然就已经存在体重问题。我多次听到烟民提及这个理由，也听说过很多同样合理的原因，但在我帮助戒烟的无数人中，没有一个人能让我相信，他们做出过终身吸烟的决定。他们都只是尝试了一根，然后就上瘾了。他们吸烟的原因是在上瘾之后才形成的，其实是他们为自己愚蠢地掉进尼古丁陷阱所找到的一个借口。他们没有意识到的是，"为了减肥而吸烟"之类的借口让他们显得更加愚蠢。

"你是说，你有意地对头号杀手上了瘾？这不就像剁掉手指，以免再啃咬指甲吗？在作出这个重大决定之前，你肯定仔细考虑过吧？"

"对。"

"我懂了。你发现自己之所以太胖，是因为你不吸烟。你没意识到，发胖更可能是吃喝太多造成的吗？"

"我意识到了，但我无法控制自己的体重。我听说吸烟有助于减肥。"

"不，你听到的可能是'戒烟会增肥'，但两者的意思不同。事实上，它不就意味着'吸烟会增肥'吗？"

"你可能是对的，但我仍然认为值得一试，我不知道自己会上瘾。"

"拜托，如果你听过吸烟能减肥，你肯定也听说过，染上烟瘾后你就几乎无法戒烟。如果的确如你所说，你经过仔细考虑才决定吸烟，但你既然无法控制自己的饮食，又怎能指望去控制尼古丁之类的极其容易上瘾的毒品呢？你是说，你为了减肥，愿意冒着在余生之中患病和饱受尼古丁奴役的危险而吸烟？即便

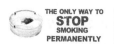

你认为自己可以戒掉，戒烟后不也会重新长胖吗？"

讽刺的是，吸烟的确能帮助烟民减肥：让他们失去四肢！如果你认为吃得更多有利于戒烟，因此故意而为之，可能还算合理，但为了减肥而故意吸烟，真是愚蠢可笑。世界上有一些人十分愚蠢，但最大的傻瓜也不会愚蠢到故意染上烟瘾。

有些专家会告诉你，戒烟之所以会导致发胖，是因为它改变了你的新陈代谢。但当我最后一次戒烟时，它为什么没有改变我的新陈代谢？我不仅没有发胖，反而还变瘦了。当答案十分明显，并不停在他们眼前晃动时，为什么那些所谓的专家却还在四处寻找各种极其复杂的答案？

戒烟是件异常简单的事。所有烟民都希望自己从未抽过烟，而要在余生中做个快乐的非烟民，唯一要做的事情就是，掐灭下一根烟，并在从此以后，无论在经历重压时，还是社交时，一想到吸烟，就对自己说："我不吸烟，不是很幸运吗！"

事实上戒烟为何并非那样简单呢？因为烟民们被虚假的事实、错误的观点和洗脑扰乱了。我写《这书能让你戒烟》，就是为了拨开那些笼罩这个话题的的浮云迷雾，以便你能和我一样，看清它朴实的面目。

如果你觉得吸烟和过量饱食的问题都很难解决，那么，将它们混在一起，只会使事情变得更加复杂，使这些问题更加难以解决。事实上，只要你理解了这些问题，就能轻易解决。这两个问题相互关联，这种联系是身体的还是心灵的，是实际存在的还是虚幻的，都全然无关。事实上，它们并不能相互疗愈，只会使对方更加严重，但为了便于理解，你必须对它们区别对待。

让我们暂时假定，戒烟时新陈代谢真的变慢。由于你的进食量和以前完全一样，你的体重因此增加，你为此而忧虑。此时，你是一个因为身体偏胖而担心的非烟民。由于你相信，体重超重是由戒烟引起的，你想再次吸烟，那么此时，你就和想要通过吸烟来减肥的非烟民处于完全相同的境地。发胖的原因已不重要，你再次吸烟，就和非烟民初次吸烟一样荒唐。

然而，你和非烟民一样有两个选择，一种选择是：接受发胖的现实。与复吸相比，它显得并不那么糟糕。或者，你可以采取这种态度："好吧，我已经戒

第4部分　PART 4
让那些痛苦的戒烟经历见鬼去吧

烟，我的新陈代谢已经减缓。很好！我不仅能省下买烟的钱，而且还能吃得更少，还能省下买食物的钱。"

我敢肯定，吸烟是肥胖的一个主要原因。这是因为它会让你一直觉得饥饿，而且烟民们无精打采，很早就不再积极地参加体育活动。吸烟的另一罪行就是，当你越来越依赖香烟时，你就会有意识地避开那些无法吸烟的场合。烟民往往不再打网球或游泳，我怀疑自己迷恋高尔夫球的原因之一，就是在打球时我还能一根接一根地吸烟。

烟民戒烟后会长胖的主要原因，不是吸烟有助于减肥，而是他们使用了尼古丁替代品。坦白地讲，我不清楚，当身体不再受到尼古丁刺激时，新陈代谢速度是否会减慢。如我在上文中解释的那样，这其实毫无关系，它只是干扰两个问题的众多因素之一，我发现自己引入了另一个干扰因素。此时，你们有些人会说："哈！尼古丁是种刺激物。这就是吸烟有助于集中注意力的原因。"即便它真的是种刺激物，你也不需要它！你的体内已经有足够多的无毒刺激物，在你真正需要时，大脑会自动地适量供应给你的身体。

无论如何，吸烟时，毒素在体内逐渐积聚而引起的麻醉作用，肯定比刺激作用更大。在你掐灭最后一根烟后，这两种作用都将迅速退去。如果戒烟后新陈代谢真的减缓，我相信这并不是因为你被剥夺了尼古丁，真正的原因是，如果你凭借意志力戒烟，往往会因为不能吸烟而郁郁不乐，懒洋洋地四处闲荡；你感到痛苦而易怒，无所适从，像一具僵尸；你焦躁不安，同时又无精打采。此时，你希望自己做个大梦，几星期后再自然醒来。

正是由于这个原因，我在戒烟后没有发胖，我没有感到缺失或痛苦，相反，我感到得意洋洋！一个操控我生命的阴影突然消失了。这种兴奋，就和我得知自己没有患上肺癌时所感受到的一样。我又能尊重自己了，我不再是被尼古丁奴役的可怜人，我自由啦！

愉快的心境更有助减肥

请忘记新陈代谢速度，它只是又一个干扰因素。记住，你的每种身体反应，

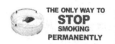

无论是肉体的还是心灵的，都由你的大脑控制。尼古丁或许是一种刺激物，但有意识地摄入尼古丁，就相当于喜欢杏仁的味道而摄入氰化物！千万不要因为戒烟而改变生活方式。在后文中，我将解释其原因。如果你需要刺激，请采用最棒的刺激方式——运动。立刻开始锻炼吧，不是因为你戒烟了，而是因为它能促进肾上腺素分泌，使你感到神清气爽。这是真正的喜悦，你只是觉得活着真好！

吸烟的一种坏处是：烟民们会比正常情况时锻炼更少。你应该为了一种纯粹利己的原因而锻炼：你会因此更加享受生活。健康的体魄有助于培养健康的心灵。如果你状态不好，可以慢慢来，不要太急。最初的锻炼量大小无关紧要，随着体能逐渐回升，你自然会有更多精力，增加运动的强度，同时提高生活的质量。如果你不知道应该做哪些运动，或哪种强度最为合适，请事先征询医生的意见。

有些烟民声称，尽管在戒烟后，他们并没有使用替代品或增加进食量，但仍然长胖了，我相信这种情况真的存在。营养学家会告诉你：节食的人往往有丧命的危险。如果他们严格地控制饮食，就依然会长胖，但当他们只在特定情况下节食时，体重却会减轻，非常神奇。

戒烟后，随着能量和热情渐长，你会觉得食物比以前美味得多，因此往往会吃很多东西。这没有什么问题，它只是你戒烟后会得到的众多乐趣之一。按照我的建议去做，增重不会很严重，而且只是暂时性的。

我保证，当你体验到"启示时刻"后，你将会感到十分自信和安乐，能够应对任何心理上的麻烦，无论是对体重的焦虑还是其他。你会发现，达到理想体重是件非常让人愉悦的事。但你千万不能加餐，否则，你不仅会发胖，而且将不能体验到"启示时刻"。

事实上，戒烟和减肥问题非常类似。只要理解了它们的本质，就都很容易解决。如果你在戒烟后仍然面临体重问题，请参考我的"简易减肥法"。

多年来，我都相信，吸烟有助于维持体重。很幸运，我还有几个在中学前后结交到的朋友，其中那些从未染上烟瘾的人，无一例外都拥有毕业时的那种体型，我的意思是他们没有大肚子。并非所有烟民或前烟民都有大肚子，但很多人都和我一样曾经太胖，或仍然如此。

我并不是说，非烟民都不会苗条，而前烟民和烟民都肥胖。我只是说，你们应该打开心扉，既不要盲信我的话，也不要继续被社会洗脑，应该自己去探究，看看你认识的人中，那些是非烟民，哪些是烟民或前烟民，然后自己弄清楚：发胖的人中更多的是非烟民还是烟民。

烟民们在一生中会遭遇很多强大的戒烟理由。当我问他们为何戒烟时，他们通常会说："影响健康，浪费金钱，控制了我的生活，肮脏，或家人反对。"讽刺的是，如此多的烟民之所以戒烟，抽烟行为之所以必然消亡，却是因为它如今已经成为一种反社会的行为。而曾经，我们抽烟的唯一正当理由就是：有利于社交。

第 25 章　CHAPTER 25

吸烟有利于社交吗

在社交场合吸烟怎么越来越心虚了

如今，多数烟民都认为吸烟是反社会行为，他们当着非烟民的面吸烟，会感到局促不安。然而，我为什么会将反社会置于健康之前，作为反对吸烟的主要原因？这是因为，尽管健康风险是我们希望自己不吸烟的主要原因，但它无助于戒烟。所谓专家或烟民自身似乎从未明白，烟民们不会因为吸烟的坏处而戒烟，相反会因此而吸烟。如果烟民出于健康考虑而戒烟，他们就会觉得被剥夺了某种乐趣，这只会增强牺牲感，让他们早晚再次染上烟瘾。

"促进社交活动"是烟民们常见的吸烟理由，事实上，这从来就不是真正的原因，而只是他们为自知不合理的行为所找的托辞。然而，"反社会"对于戒烟之所以如此有效，是因为它会迫使烟民看到拔河战中的正面：不是我们为何不能吸烟，而是我们为何吸烟。他们因此意识到，连那些"特殊烟"也并非享受。他们以为这是因为吸烟如今成了反社会行为，但事实上，他们从未享受过这些"特殊烟"，吸烟反社会化只是说明了：无论他们喜欢吸烟与否，从此以后，连享受吸烟的幻觉也消失了。这有助于他们意识到自己在现在和过去一直是可怜而不幸的瘾君子。

烟民们总是经常为自己吸烟的愚蠢行为辩护，问题是，他们通常所陈述的理由，连简单的质疑也经受不住。

"我喜欢香烟的味道。"

"你是说，你真的品尝了香烟的味道？"

"这样手上不至于空着。"

"那你为什么要点燃它呢？"

"让嘴巴有点事情可做。"

"你是说你还没有断奶？烟就是个橡胶奶嘴？"

然而，数年前，"吸烟是社交支柱"的观点是很难被驳倒的。毕竟，在那些日子里，香烟是型男或高雅女士的标志。我们开始吸烟，不都是因为朋友或同事们吸烟吗？当遇到陌生人时，敬上一根烟或为他人点烟，都是非常有用的破冰方式。

其实，吸烟从来就对社交无益，还有什么消遣活动比吸烟更具有反社会性呢？但我们为何认为这种污染大气的行径，对社会有利？就连烟民们自身也抱怨，烟气腾腾的屋子让人窒息。非烟民一直认为那种环境不仅危害社会，而且不健康，也非常让人不快。

如果你在早餐厅放屁，即便最宽容的人也不会相信那是一种友善的行为。如果你有意为之，其他人会将你赶走。即便你不是故意的，别人也会认为你极其不礼貌。在这种情况下，放屁会被认为是一种极其"反社会"的行为。然而，假定绝大多数人都有同样的问题呢？如果这成为一种常态，成为大众普遍接受的行为呢？那时，不放屁的人是否被视为古怪甚至反社会的人？在有些文化中，如果你饭后没有打个响嗝，就是对主人不礼貌。即便如此，将在餐厅放屁视作一种社交礼仪，还是令人很难接受。

在真正的社交活动中，人们为了交流本身的乐趣或因为相同的兴趣而聚在一起。音乐爱好者会一起参加音乐会，以增加趣味。垂钓者和高尔夫球手会一起到风景如画的地方去，也是出于相同的原因。烟民们可能会凑在一起，这样他们就不会觉得很傻，但你能想象一群烟民聚在一起，其中有个人说："我们为何不一起到公园去，那真是吸烟的绝佳之地。"

海洛因吸食者认为，共用注射器是一种友好的行为，尽管这样会染上很不

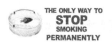

"友好"的疾病。社交行为的真正含义是增进友情，高尔夫球手、垂钓者和拥有共同爱好的人们可能会为了更加享受他们的娱乐或消遣活动，而组建俱乐部或社团。然而，除了吸食鸦片的窝点之外，你听说过烟民组成吸烟协会吗？瘾君子们之所以经常凑在一起，就如同面临同样问题的人会聚在一起一样：如果沉船上还有其他人，他们就不会感到太孤单。正所谓两个人共同承担危险，危险就会减半。

在社交集会上，曾经有人劝你不要喝酒吗？我所指的不是你的配偶或其他人说你已经喝得太多，劝你不要再喝。我指的是，一个你根本不认识的人走向你，说："请不要沾酒，那样不得体。"我从来没听说过这样的事情。

但在很多场合，我倒是见过相反的情形。当有人礼貌地拒绝喝酒时，就会被认为"大杀风景"或"不善交际"。劝酒的人仍然会满脸怀疑地看着他们，似乎表现得不合情理、不友好的人是对方，而不是劝酒者自己。

为什么平日里聪慧、讲理而且讨人喜欢的人会这样呢？这是因为，表现愚蠢和感觉愚蠢之间有着天壤之别。喝酒的人都知道，喝酒太多会使他们举止失态，但这没关系。但如果当场有一个清醒的人，醉酒的人就不仅行动失态，还会感到自己十分丢脸。吸烟也是如此。作为烟民，我们知道自己很愚蠢。那又怎样？我们都一样，但我们最不想要非烟民在场，他们表面宽容，暗地里却看不起我们，让我们不舒服，觉得自己是个蠢货。

自从戒了烟，我就失去了几个非常宝贵的朋友。你肯定认为这是因为我跻身假清高的前烟民之列了，但我保证事实并非如此。我知道，迫使烟民戒烟，必然会使之继续吸烟。相反，由于我鼓励烟民当着我的面吸烟，有些非烟民甚至因此有所不满。我所失去的朋友都是烟民。这只是一种巧合吗？毕竟，如果我们不能看清自己作为烟民的样子，又怎能容忍朋友看到我们的真实面目呢？

人们常常对我说："戒烟有什么不好吗？"我可以发誓："绝对没有。"但我因为戒烟而失去了那些朋友，不是吗？绝对不是！我可以大方承认，我想念那些朋友，尤其那些因为吸烟而在友谊正浓时分开的朋友。但我之所以失去他们，并非因为我戒了烟，而只是因为他们还在吸烟。烟民和非烟民之间的唯一分歧就是吸烟，如果不存在吸烟这回事，他们就没有任何分歧。

让那些痛苦的戒烟经历见鬼去吧

有些所谓的专家不仅会建议你，在戒烟后尽量避开那些可能吸烟的场合，而且会建议你更换朋友圈，但请你不要这样做。在我们的社会中，有香烟存在已经很不幸了，烟民和非烟民有意地相互回避，更加不幸。香烟已经夺走了我们的健康、金钱、精力、自由、体面乃至我们的生命，还要让它夺走我们的朋友吗？这种代价太巨大了！

除了烟民和非烟民们自身树立的藩篱之外，如今的餐馆或公共交通也在强行隔绝他们。隔离和社交彼此对立，即便吸烟并非一种肮脏和恶心的消遣活动，但将其描述为一种社交活动，就如同认为种族隔离是一种社交行为，是非常不明智的。

我抽的不是烟，是折磨

如今，为什么大众普遍认为吸烟是反社会的呢？真正发生变化的是什么？吸烟本身并没有变——真要说有什么改变，那就是：过滤嘴、对香烟的其他一些改良，以及非烟民增多等因素，使烟草的累积污染效应比以前大大减弱。真正改变的只有一种东西，不是吸烟本身，而是社会对吸烟的态度。改变的原因只有一个：非烟民现在占绝大多数。他们不必再沉默地坐在一旁，觉得自己是异类。现在，烟民才是古怪的生物。

香烟不再是型男或美女的标志，而变成了戒烟失败或不敢戒烟的公开标示。在促使他戒烟的成功案例中，不是非烟民认为他可怜，而是让他见证了自己可怜的样子，就像乔伊斯当初使我从非烟民的角度看待自己那样。

我们在诊所听到的一些最悲惨也最有趣的故事，就是使烟民受到激发而尝试戒烟的故事，这些单个事件使烟民得以如实见证吸烟的本质。我觉得最可怜的故事源自一个年轻男人，在他的孩子出生时，他也在场。

"我妻子生产时用了很长时间。大约两小时后，我再也忍不住了，必须跑出去抽根烟。她求我别离开，但你知道烟瘾发作时有多难受。那家医院唯一可以吸烟的地方，是后面的一个圆形楼梯间。我不知道是否医院规定不用清扫这里，总之地上铺着厚厚一层烟蒂。我抽着烟，感到有些愧疚，情绪低落。突然我听

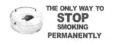

见一个女人气喘吁吁地上来了。她喘着粗气，看起来似乎随时就要生产，但她嘴里还叼着烟，一副典型的"女烟鬼"模样。我觉得很恶心，然后我突然想起，妻子因为我，正在经历一生中最可怕的事情。而在她最需要我的时候，我在做什么呢？我居然还好意思鄙视那个女人。当时我就决定要来见你。"

还有一个典型的例子，一个男烟民去参加家长会。

"我几乎没上过学，但我的孩子被这所学校接受时，我感到非常骄傲。事实上，为了让他在那里上学，我得做两份工作。开会时，教室里大概有50个人，我们都坐得很近，只有我吸烟。当时没有烟灰缸，会议好像没完没了，最后我不得不走到教室外面，点燃一根烟。后来，妻子问我对那些意见有什么看法，但我突然发现，因为一心想要吸烟，我什么都没听进去。"

那个会上很可能还有其他烟民，但他们都以为自己是在场的唯一烟民，也都经历了同样的挣扎。

还有一个不可思议的故事，一个烟民登上伦敦地铁的无烟车厢，那时，整列地铁只有一个车厢允许吸烟。他说：

"每停一站，我就往可以吸烟的那节车厢走近一点儿。当我最终到达时，看见那里只有寥寥几人。我开始和一个可爱的老太太攀谈起来，她肯定在80岁以上。地上全是烟蒂，车厢里烟味浓烈，连我都感到有点恶心。我问她为什么要坐在那节车厢，她说，只有这节车厢有座位。我突然想到，其他车厢都人满为患，而这里却人数寥寥，就连烟民自身也受不了车厢里的脏乱和恶臭！"

也许，让烟民受不了的，并非车厢里的脏乱和恶臭，而是必须承认自己是个行将就木的人。那个隔离的烟民车厢让他们觉得，即便他们并未身处真正的死囚牢，也必然是在麻风病患聚居地。

有个著名的女演员前来寻求帮助。她很难怀孕，经过多年的痛苦尝试，最终生下了一个漂亮的婴儿。一次，她开着车行驶在高速公路上，婴儿在后座上安稳地睡着，系着安全带。她把燃着的烟头扔向窗外。过了一会儿，婴儿开始哭起来。她以为婴儿只是醒了，但后来，她从后视镜里看见有火苗闪动，原来，婴儿的斗篷烧着了。她本能地打转方向盘，驶向路肩。后面响起一阵尖锐的急刹车声，边道上另一辆车差点与之相撞。幸好那位司机反应敏捷，避开了她的

第4部分　PART 4
让那些痛苦的戒烟经历见鬼去吧

车，并跟着开到了路肩。她赶忙把婴儿的斗篷打开，幸好婴儿只是轻微地表皮烧伤，而火就是由那个烟头引起的。

我问她，是不是因为这件事而决定向我求助的。她解释说，她本来以为这件事足以让她戒烟，但不可思议的是，当危机过后，她所做的第一件事就是点烟。事实上，这并不奇怪，任何烟民在那种情况下都会那样做。她说："我认定，如果那种事情还不能使我戒烟，我肯定就没救了。坦白地说，我并不认为你能帮到我。"我能理解那位女士的感受。以前，我明知自己将死于吸烟，但还是没有戒烟。

我说过，我还没有碰见过哪个烟民自认比我的烟瘾还重。我洗澡时从不吸烟，尽管我的很多客户都说，洗澡时抽根烟，再配上一杯香槟，是一种美好的享受。最近，有位客户告诉我，他洗澡时，会用一只手遮住烟。这可能让人难以置信，但以我对烟民的了解，我相信他的说法。

尼古丁陷阱的"催眠魔咒"被打破了

近年来，医疗行业对吸烟有害健康的大力宣传，使大众最终认识到，他们以前视为"社交行为"的吸烟其实是严重反社会的。这就像"酒后不要开车"的宣传一样，使大众对强迫他人喝酒的行为改变了看法。此外，医学界对于吸烟会导致肺癌的研究结果，也改变了社会大众对于吸烟的态度。

肺癌大恐慌使所有烟民都希望自己从未学会吸烟，并下决心要在不远的将来戒除烟瘾。很多烟民就此戒烟了，他们很可能是和我一样已经滑到谷底的那些人。或许他们早就知道吸烟会害他们的命，吸烟与肺癌的关系被披露，只是一种助推器，促使他们开始戒烟尝试。

然而，我和绝大多数烟民对于吸烟的认识并没有达到那种程度。即便在多年之后，当我看到父亲最终从可怕的疾病中得以解脱，我仍然没有充分理解吸烟的危害。我信誓旦旦地说再也不吸烟，但我一离开医院，就打破了誓言。之后，我在无数的场合都违背了这个誓言，直到最终见到光明。

就像告诉青少年骑摩托车有生命危险，并不能真正阻止他们骑车一样，肺

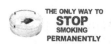

癌大恐慌其实并没有产生很大的作用，但它的确改变了大众对吸烟的态度。人们不再认为香烟"是一种有利于社交的行为"，而是致命疾病的根源。它的重要作用在于，使烟民第一次真正想要戒烟。

不幸的是，恐慌本身不足以使多数人戒烟。然而，以前天衣无缝的尼古丁陷阱此时出现了破绽。在此之前，尼古丁陷阱通过自身的巧妙设计，让烟民们对各种戒烟理由视而不见，一心专注于寻找吸烟的理由。

因此，肺癌大恐慌使很多烟民摘下玫瑰色镜片，看到吸烟的本来面目。它对于前烟民获得正确的心境，在余生中做个快乐的非烟民，也十分重要。

请试着客观地观察烟民，倾听他们的心声——不仅在他们咳喘不停的时候，还要在他们本应享受吸烟的特殊时刻。

最近，在一次高尔夫赛中，我的两个同伴进行了如下对话。

"你为什么吸烟？"

"我抽得不多。"

"你整场都在不停吸烟，就连击球的时候，也叼着烟。"

"雪茄远远不如香烟的危害大。而且，我可以接连几个月不吸烟。"

我强忍着没有插话。非烟民的一方似乎满足于这样的答案，我也乐于见到这种结果，因为我于烟民"心有戚戚焉"。若在 10 年前，说出这样不合常理的话的人，可能就是我。尽管他没有表现出明显的难为情，但我知道他心里在想什么。

关键是，如果我采用的是意志力戒烟法，那么我不仅不会同情那位烟民，反而会羡慕他。我会想："你真是幸运，可以在整轮比赛中一直吸烟，而我却不能。而且你还能连续几个月不吸烟？有的人就是幸运儿。"

而事实上，我的想法是：

"你明明接连不断地抽个不停，为何却说自己吸烟不多？"

"你为什么总是避开对方的问题？"

"你为什么说雪茄的毒性比香烟小？这就如同别人问你'为什么不停地把头往地板上撞'，你却回答说'这样不如撞墙疼'。"

"你为什么要夸下海口，说自己可以连续数月不吸烟？如果你认为连续数月不吸烟是件值得骄傲的事情，为什么还要吸烟？"

"为什么吸烟"是原始问题。我觉得，史上最令人沮丧的歌就是"我的水桶上有个洞"。从第二句歌词明显可以看出，不用桶汲水，就不可能修补那个洞；而桶上有洞，也无法汲水。然而，你仍然需要经历这个单调而累赘的绕圈子的过程。如果你问烟民为何吸烟，就会无穷无尽地绕圈子。

烟民被排挤到社交场合的边缘

大约4年前的圣诞节，我在一家餐厅就餐。时至午夜，人们都已经用餐完毕，没有任何人吸烟。我简直不敢相信，就问侍者："这是个禁烟餐厅吗？"他说："不。"数分钟后，坐在角落上的某个客人点燃了烟。这就像释放了信号弹一样，随后其他席位上的烟民也开始吸烟：他们都坐在那里，希望有人能够鼓足勇气最先点烟。

你注意到了吗？近年来，烟民在餐馆里的行为发生了变化。如今，很多烟民不再在上菜间隙吸烟。当他们吸烟时，不仅会向同桌的非烟民道歉，还会偷偷扫视餐厅，确信还有其他人在吸烟。

还有一种场合，能迫使烟民将头从沙子中抬起来，那就是坐飞机。此时，他们有两种选择：要么不吸烟，要么向周围的所有乘客宣布自己是个烟民。很多烟民觉得，不吸烟是更好的选择。即便你愿意为得到一个吸烟座而大费周章，你也会发现，可怜的烟民越来越被塞到机舱后部。飞机上提供的烟灰缸小得可笑，即使里面没有装满太妃糖纸，要是你关节不够灵活，弹烟灰也有可能会扭伤你的手腕。烟民座永远都不够，而售票系统偏偏会将其中一个宝座分配给非烟民。更要命的是，那个座常常就在你旁边。就像猫咪天生会直奔对猫毛过敏的人一样，无论你怎样拨弄通风器，你散出的烟圈都会直冲那位非烟民的鼻腔。他狠狠地瞪着你，然后用手把烟挥开，但他没有抱怨，这是最让人郁闷的地方。

当你戒烟后再回看自己的烟民生涯，最疑惑的就是：那些巨大的愉悦在哪里？事实上，它们根本就不存在。吸烟带来的只是一生的奴役、尴尬、困扰、耻辱和缺失。认为烟民喜欢吸烟，是错误的。请注意，烟民只有在未意识到自己吸烟的情况下，才显得快乐和兴奋，一旦察觉到自己在吸烟，他们往往就会露出尴尬的神色，心生歉疚。

一年前，我参加了一个派对，我觉得这个派对体现了吸烟反社会的总体趋势。主人夫妇都不吸烟，但他们进行了特别布置，在房间各处都放了烟灰缸。每个客人到达时，我都试着估计他们是否吸烟。然而，直到一半的客人都到场了，我还没发现有人吸烟或表现得像个烟民。

终于，一位女士和她的丈夫来了。她并没有吸烟，但神情焦虑不安，这是烟瘾发作的典型症状。后来，我得知她的丈夫是一位前烟民，由于他已经戒烟，而她没有，因此她感到很痛苦。当她看见烟灰缸时，眉头才舒展开来，但她随即发现屋子里没人吸烟，于是又蹙起了眉头。

在我暗暗观察这位女士的时候，她也开始观察每一位新来的客人，非常渴望找到一位"同志"。过了很长很长的时间，她似乎仍然是在场的唯一烟民，或者即便有其他烟民，他们也并不想率先吸烟。最后，她崩溃了，她站在屋子中央一小群人中，打开手袋，露出一盒 Silk Cut。要是在以前，她会问其他人是否吸烟，也许轮流敬烟一圈，就只剩下半盒了。但现在，她只是羞怯地问了问其他人，甚至没有将烟盒从手袋里拿出来，但其他人都拒绝了。就在她局促不安的时候，大约 10 英尺外的一位女士突然走了过去。我不知道后者是怎样看见那里有烟的。她走过去，说："谢天谢地，我还以为这里只有我吸烟。"尽管她喜欢抽 Marlboro，但还是毫不迟疑地点了一根 Silk Cut。

在那晚剩下的时间里，那两位女士始终黏在一起，站在房间中央，互相敬烟。如今，喜欢 Marlboro 的烟民一定会说自己宁可抽棉线，也不愿意抽 Silk Cut，而喜欢 Silk Cut 的烟民也会说抽骆驼粪都比 Marlboro 强。我想，礼貌加上找到"同志"的感激之情，超越了对于香烟品牌的执著。由于烟灰缸都放在屋子的边上，所以每隔一会儿，其中一位女士就得跑到烟灰缸旁去弹烟灰。她刚回来，另一位又得去。我真希望能给她们拍摄一个快放录像，让她们看看自己整晚是怎样度过的。

我们的伯明翰诊所曾经接待过一位刚刚离婚的顾客，她简要描述了自己的一次遭遇。

"一个朋友帮我介绍了一个男人。她很兴奋地想要知道我对那个男人的评价，因为在头天晚上的整个晚会里，我都在和那个人交谈，不得脱身。我告诉她，那个人无聊而自负，而且身上散发着臭味。她听后显得很生气，说："没人强迫你要他！"她说得一点儿也没错。我觉得很困惑，我为何要和他待在一起呢？我之前为何没问自己这个显而易见的问题？后来我想到了答案，觉得很恐怖。我和他待在一起，只有一个原因：他也吸烟。哪怕他是吸血鬼德古拉伯爵或独眼驼背的卡西莫多也无所谓，只要他是个烟民！"

只要你的朋友圈中还有人吸烟，他们就会紧紧地抓住你，像抓住最后一根救命稻草。那么，戒烟之初是不是应该远离社交场合，改变生活方式呢？

第 26 章　CHAPTER 26
要远离社交场合才能戒烟吗

在"反社会"这艘沉船上挣扎的烟民们

很多所谓的专家会建议你，在戒烟后一段时期内，不要参加社交活动，直到你感到自己已经能够抗拒诱惑为止。当你掐灭最后一根烟时，你会发现，你的烟民朋友和同事会有两种反应。其中一种我已经提到过：将烟圈喷到你脸上，不断地提醒你吸烟有多快乐，并假装忘记你已经戒烟，继续分烟给你抽。真奇怪，亲人和好朋友为何会变得这样恶毒和讨厌呢？

首先，你得明白，对方作为瘾君子，充满了恐惧和不安。不安的感受有一个很大的好处：让我们将自己的生存置于其他一切之上；而不安感的最大坏处是，由于我们只关注自己的生存，浑然忘却了其他的一切，我们会做出一些终生为之羞愧的事情。

你的烟民朋友或亲人并非真的怀有恶意，甚至他们的话也并非针对你，他们只是试图为自己的愚蠢进行辩解。请记住，所有烟民都会说谎。在此，让我们对社交场合经常出现的某一情形进行仔细的研究：你正在与一帮人闲谈，突然有人递给你一根烟，你不自觉地伸手去接烟，但你的朋友想起你已经戒烟。他们为何不在递烟给你之前，而是在你接烟的那一瞬间，想起你已经戒烟？这是不是太巧合了？你会因此感到更加生气，觉得他们其实并没忘记你已经戒烟，而是有意要让你出丑。

的确，他们并未忘记你已经戒烟，但他们并非故意戏弄你。从烟民的角度来看这件事：如今，大众都认为吸烟是种令人反感、不友善的行为。那些已经戒烟，不再依赖于"野草"的人就是强者。在更多时候，载着烟民的船被视为麻风病聚集地，而不是豪华游轮。无数烟民已经逃走，剩下的烟民们则觉得自己像是被困在即将沉没的船上的耗子，害怕很快只剩下自己一人。

当你离开这条船时，你的烟民朋友和熟人会觉得你背弃了他们。但他们并非真的责怪你，他们也希望自己和你一样有勇气戒烟。然而，你已经加入千百万逃离大军之中，仍被困在其中的他们会因此更加觉得自己愚蠢、孤立和脆弱。

他们虽然有些羡慕你，但你不厌其烦地解释做个自由的非烟民多么美好，也会使他们感到更加糟糕。他们本以为你会痛苦不堪，而不是如此快乐。他们可能本来已经决定不当着你的面吸烟，但现在他们怀疑你在炫耀。烟民最需要吸烟的时候，也就是他们不能吸烟的时候，而此时就是其中之一。

他们一直强忍着，直到无法忍受为止，他们想吸烟想得快要发疯了。他们会因没有坚持自己的决定，而感到尴尬和脆弱。他们不想将注意力引到自己身上，于是，他们等待着，直到觉得你已经忘记了这个话题。为假扮到底，他们会假装自己忘记了你已经戒烟，并像平时一样递烟给你。但他们的小诡计导致了意想不到的后果：你居然伸手去接烟。这让他们感到惊慌，此时，他们便会纠结于要表明哪种态度：要么让你点燃那根烟，这样他们就会成为你再次沉沦的罪魁祸首；要么提醒你你已经戒烟，只是这会让你感到尴尬。因为他们真的爱你，于是选择了伤害较小的后者。

既然如此，他们为何要嘲笑你，并告诉你吸烟多么愉快呢？他们并不是在嘲笑你。你认为他们嘲笑你，是因为你一时的纰漏被他们发现了，觉得尴尬。他们其实比你尴尬得多。他们脸上的傻笑，是因尴尬而起，"吸烟很愉快"之类的话也是为了替他们自己的愚蠢行为辩护，而不是要说服你。他们和你一样清楚，那些话都只是借口而已。

一旦你了解到，这些平日友善的人出于恐惧才做出了那样的事，他们就会

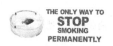

对你产生完全相反的影响。你会明白，他们平常并非不友善或充满恶意，他们之所以举止古怪，并不是因为他们想要伤害你，而是因为他们害怕。这事实上有助于你戒烟，让你为自己离开了那条将倾的轮船，而更加感恩。

相反，那些体贴入微的烟民才是危险的。他们知道你正经历痛苦，竭尽所能地帮助和鼓励你。他们如此体贴，不当着你的面吸烟。这让你异常难受，你非常希望他们能给你一根烟，那样，你就能高兴地说："我已经不用吸烟了。"

然而，最摧毁士气的是，他们向你证明：自己能够控制吸烟，他们不像你那样完全离不开香烟，而且很高兴不当着你的面吸烟。那么，10 年前他们为何没有这样体贴？你需要质疑这样的烟民。

当烟民询问非烟民是否反对吸烟时，非烟民最好的回答不是"不要吸烟，我讨厌烟味"，而是"谢谢你询问我的意见，我的确不喜欢烟味，但我也发现你对烟上瘾，真的不能控制自己，所以你随意抽吧"。你会发现，世界上没有任何力量能促使烟民不吸烟，即便他们没有表明自己必须吸烟，也已经自我证实了这一点。

不要被那些声称"可以抽也可以不抽"的烟民骗了。所有烟民都曾经试着说服自己和他人，自己无须吸烟。他们可以坐在剧场里，看完整出表演而不抽一根烟，也可以在长途飞机旅程中完全不吸烟。而且，他们总是惊奇于自己能取得这样的"成就"，并为此沾沾自喜，觉得有必要在人前炫耀一番。

我可以长时间不吃龙虾，但不觉得有必要为此炫耀。因此，毫无疑问，他们炫耀的唯一理由就是：他们怀疑自己上瘾了。而短时间内不必吸烟使他们相信：只要自己真的想要或需要戒烟，就能戒掉。尼古丁陷阱还有一个巧妙之处，使我们不接受自己已经上瘾的事实，这就是：我们能长时间不吸烟，却不感到过于痛苦，而且，如同前文所说的那样，禁烟一段时间之后，香烟会显得愈加珍贵。

能长时间不吸烟，就能证明我们可以自我控制吗？我们忘记了一点：我们之所以在一段时间内不吸烟，并非因为能自由控制，而是因为不能吸烟。即便那是我们的主动选择，也不能改变根本事实。为什么游艇事件中的那个男人一下船就开始吸烟？烟民们在剧场中场休息时，为什么要手忙脚乱地摸打火机？

当烟民离开父母家、医生或其他禁烟场所之后，所做的第一件事是什么？他们会立刻点烟。短时间的禁烟不能证明烟民可以自我控制，反而只证明了完全相反的结论：他们上瘾了。

现在，再说回那些体贴的烟民，他们不会引诱你吸烟，并表现出可以随意控制吸烟的样子。你不要只看表面，他们其实也在那艘即将沉没的船上，和其他烟民一样脆弱。事实上，他们比其他烟民更加聪慧和敏感，或许感到更加脆弱。不要被他们骗了，他们不当着你的面吸烟，并非想要帮助你，而是因为他们真的觉得十分脆弱。他们只是想向你以及他们自己证明：他们尚处于控制之中，可以随意决定吸烟与否。

烟民越伪装，被烟瘾控制得越深

其实，这两种人之间没有根本区别，表面上来看，"恶毒类"当场崩溃了，而"体贴类"没有。但如果你详细了解并观察两种烟民，就会发现他们遭受着同样的梦魇。他们很快就会坐立不安，开始抽搐。等到实在忍受不住时，他们就会找借口走开。如果他们待了很长时间，就会把玩烟盒或打火机。他们可能会时常忘记自己刚刚说过的话，下意识地伸手拿烟。

当你看到这些迹象，你应该对他们说：

"真的很感谢你为了我而不吸烟，我完全明白你的好意。你这样做无疑很了不起，但你真的不必这样。戒烟的是我，不是你。你肯定也不会觉得，有你在场，非烟民就也得当着你的面吸烟，所以我觉得你不必因为我而不吸烟。我之所以戒烟，是因为我不喜欢吸烟，我很高兴成为非烟民。但我知道你很喜欢吸烟，你以前总会在我面前吸烟，如果你有意地不再这样，我会觉得尴尬。"

这时，局势就发生了逆转。烟民发现，不是他们在同情或体贴你，而是你在同情和体贴他们，他们对此觉得十分尴尬。这时，他们真的很想吸烟。既然他们喜欢吸烟，而你也已经澄清，如果他们刻意不吸烟反而会让你尴尬，那么，他们此刻便会马上点烟了吧。但很奇怪，他们似乎更加坚定了不吸烟的决心。他们会以一句话搪塞过去，比如："我真的不想吸烟，我可以随意控制。"

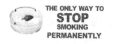

请继续观察。你会发现，他们似乎为你的每一句话而着迷，仿佛你是继奥斯卡·王尔德之后最智慧的人。

而事实上，他们什么也没听见。他们只是在想着如何摆脱当前的困境：吸烟会让他们丧失脸面，而坚持不吸烟则会让他们可怜至极。所有瘾君子一生中都时常面临着这样的两难选择。也就是说，只要他们不戒除烟瘾，就会处于"面朝上不能赢，背朝上则输"的境地。

他们肯定不会一生都这样吧？这只是一些孤立事件，不是吗？不。他们一生都会这样。在烟民生涯中，我们多数时间都能对此视而不见，当那些孤立事件发生时，我们才被迫面对两难的境地，但其阴影会在我们的整个烟民生涯中，一直挥之不去。

如果你特别想报复那些朋友，你可以继续看着他们难为情。当他们以为你专注于交谈，没有注意到他们的时候，他们会缓缓地伸手拿烟。与此同时，他们通常会问你一些问题。这是为了让你分神，以便你不会注意到他们的动作，动作迟缓为他们提供了一点安全保障。万一你发现了，也不会觉察出他们的慌乱。你会觉得，这时候吸烟对他们并不太重要，真正重要的是你正在讲述的激动人心的故事。

出于同样的原因，他们拿出烟后，不会立刻点燃。相反，他们通常会等几分钟再点火。在这几分钟里，他们会把烟放在很显著的地方——事实上，他们往往会将烟用作食指，在说话的同时打节奏。你可能在餐厅见到过这种情景，或者在社交场合看到第一个吸烟的人这样做。

为何烟民需要进行这一套"仪式"呢？既然喜欢吸烟，为什么不直接点燃？这是因为，在那种场合下，烟民觉得有必要向在场的人表明自己处在控制之中。他们真正想传递的信息是："看，我不是瘾君子，我可以随便控制吸烟。你肯定看出来了，我根本没有急着点烟。"而对于细心的观察者来说，他们的行为却证实了相反的结论：这都是瘾君子被烟草奴役的表现。而且，一旦他们点燃烟，就不会再把它放在显眼的地方。事实上，烟民常常会将烟放在桌子底下，或藏在背后。

如果你真的没兴趣看着你的朋友表演这套"仪式"，你可以找借口离开一会儿，给他机会把烟点燃。如果你有虐待狂倾向，可以在关上门后，数到5再突然推开门。你就会逮到他正在点烟，此时他脸上便会呈现出慌乱的表情。其实，在大多数情况下，如果你数到5再推门，他已经把烟点燃了。

我其实并不太善于观察。我之所以知道这些事，只是因为在我吸烟的那些年，我自己亲身经历过。当你尚未摆脱烟瘾时，你的全部心力都用在掩饰这些行为上，根本看不见事实：你其实只是愚弄了自己。

你只是不再吸烟，并没有放弃生活

事实上生活本就非常奇妙，而当你戒烟后，会变得更加美妙。马上去参加社交聚会吧。请记住，你只是要让自己的身心摆脱可怕的疾病，并没有放弃任何东西。你只是不再吸烟，并不表示你不再生活。对于烟民和非烟民来说，社交活动都是快乐的。向你自己以及在场的其他所有人证明：你戒烟后，马上就能感受到其中的乐趣。

即便你是在场唯一不吸烟的客人，也不要害怕。被剥夺了乐趣的人不是你，而是那些烟民。他们每个人都希望像你一样，彻底摆脱那个肮脏的梦魇，尽管多数人不愿意承认，就像你尚未戒烟时一样。但你可以观察他们，他们将成为你享受非烟民生活的最强大动力。

不要认为他们只是在吸烟，还要观察真正发生了什么。请留意他们点烟前的不安，想象尼古丁戒断反应带来的那种不安全感。观察他们如何在诱使他人分心的同时点燃香烟。观察他们抽最初几口烟时，那种如释重负的表情。他们吸烟时，似乎并未觉察到自己在吸烟。请注意观察他们吞烟的动作，观察从他们嘴里和鼻腔里喷出的毒烟，并想象毒烟聚集在他们肺里的样子。请注意，他们只是部分地缓解了"痒痒"，就连在吸烟的过程中，也是如此。但最重要的是，当他们掐灭烟蒂时，尼古丁开始离开他们的身体，"痒痒"和不安会立刻再次出现。观察他们呆滞的眼神和苍白的面颊，倾听他们的又咳又喘，聆听他们的各种借口和不合逻辑的辩解之词，试着想象他们深藏着的恐惧和不安。

但这还不够，因为对于烟民来说，离开聚会之后，他们的噩梦仍在继续。

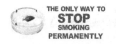

第二天早上起床时，他们会觉得嘴巴里像粪坑。想象一下，当下一个财政预算日或全国无烟日来临，下一波肺癌恐惧兴起，下一次感冒、流感、哮喘或肺气肿发作，下一次遭遇财政危机，下一次家人露出焦虑不安的神色，下一次身处禁烟场所时，他们会觉得自己多么愚蠢和肮脏。请你记住，在下半辈子，他们将因吸烟而花掉大量金钱，并冒着患重病的危险。他们将一辈子呼吸不畅，牙齿不洁，精力不济，被尼古丁奴役，被缺失感困扰，被他人瞧不起，而最糟糕的是，他们肯定会一辈子都看轻自己。

但他们为何要忍受这样的苦难呢？因为每抽一根烟，就能感觉更好？好在哪里？尽管吸烟能使他们在一定程度上回归平静和安宁的状态，但在他们学会吸烟之前，一直就生活在这种状态之中。而且，只要他们不再吸烟，就能再次享受那种状态。而他们从终生痛苦中得到了什么回报呢？什么也没有！

如同我在前文中解释过的那样，前烟民面临的问题之一是，戒烟似乎是一种负面的事情。当有人四处散发香烟时，烟民可以接受，而非烟民不能。但事实恰恰相反：烟民们希望自己不必吸烟，却无法控制自己；前烟民能控制自己，他们无须再做自己不想做的事情。

时刻提醒自己这一点，会对你有好处。在社交聚会或其他场合，如果有人向你敬烟，不要攻击烟民或仅仅礼貌地拒绝。甚至，如果没有人给你敬烟，让你感到自己被孤立，你也可以说："我以前常常吸烟，戒烟有多美妙，真是难以言喻。为了每天早晨醒来后，都能呼吸清新的空气，你应该尝试一下。"你可能觉得这样有点"居高临下"，就像烟民对待非烟民那样。烟民们会认为，你一定会后悔说这样的话。但你和他们不同，你说的是事实，是想帮他们逃离尼古丁监狱，而他们是在说谎，是想把你拉回监狱。

此时，瘾君子们典型的"精神分裂"就开始了。尤其当你与家人、最好的朋友在一起时，你的部分大脑会希望自己做出让步，留在即将沉没的船上。即使你最终抑制住这种念头，他们也认为你会为香烟而心神不安。他们因此相信，继续吸烟是正确的选择。他们的部分大脑不希望你成功逃出监狱，轻松快乐地戒烟。

然而，你事实上帮了那些烟民一个大忙。因为正是那些痛苦的戒烟者，如同晚宴上戒烟 8 年后仍然想吸烟的女士一样，使其余烟民不敢尝试戒烟，相信自己永远无法解脱，但当他们看到你过得很快乐时，他们也因此感到了希望。这就是当今社会中正在发生的神奇之事。尼古丁多年来施与烟民的"催眠魔咒"被打破了。监狱的高墙上裂开了一条大缝，无数烟民已经从中涌过。每当和你一样的烟民通过后，这条裂缝就变得更宽。它一旦裂开，很快就会完全坍塌。

关键是：他们本来以为你会痛苦不安，但他们看到你其实很快乐，这不仅让他们收获了希望，获得了戒烟的动力，他们还会将你视为超人或女超人。更重要的是：你会感觉自己像个超人或女超人！

如果你仍然认为不必现在就戒烟，那么请你记住：与所有其他毒瘾一样，烟瘾不会自动消退。如果你不戒烟，就会向无底深渊坠落得越深，梦魇也就会越来越恐怖。所以，我们不要羡慕可怜的烟民，怜悯他们。

既然肺癌大恐慌已经让烟民清楚地了解了吸烟有致命的危害，而且社会上也进行了大量的公开宣传，为什么烟民还是无法戒烟呢？下面我们就来谈谈这个话题：休克疗法对戒烟有效吗？

第 27 章　CHAPTER 27

休克疗法对戒烟有效吗

健康威胁无法让烟民戒烟

每当看诊时讲到吸烟和健康的话题，我都怀疑烟民们在想："你承诺过不会使用休克疗法。"如果你用健康作为主要武器吓唬烟民，企图使之戒烟，这才是休克疗法。此时，烟民就与被困在着火的建筑顶层的人处境相似，他们拥有两种选择：要么从楼顶跳下，要么留在楼内。两种选择都可能导致受伤和死亡，实在不值得羡慕，我希望自己永远不必面临这样的选择。

事实上，他们并没有真正做出选择，他们的反应是出于本能。只要他们在火海中尚能生存，就会留下，被拯救的希望总是存在的。直到他们再也无法忍受高温和浓烟，才会跳下。这是两种恐惧的简单角力，只有当被烧死或憋死的恐惧，比跳楼的恐惧更加紧迫时，他们才会跳下。

烟民们也处于类似的境地，他们既害怕染上肺癌和肺气肿之类的重病，又害怕戒烟。要戒烟时，后一种恐惧立刻变为现实。就像被困在着火建筑中的人，到迫不得已的时候才会跳楼一样，烟民也本能地推延着那一天的到来，并希望自己在染上致命疾病之前能被谁拯救。

烟瘾陷阱十分巧妙，使烟民的处境远远不如身处火海中的人，这体现在两个方面。首先，困在火海中的人无法对自己的处境视而不见。尽管他不会马上死去，但死亡迫在眉睫，只是几分钟的事情。而烟民们面临的死亡风险发生在多年之后，甚至可能永远不会发生。这个问题无须马上解决，因此，烟民此刻自然也不会关注它。他们可以对这个问题视而不见，事实上他们也正是这样做的。

非烟民很难理解，为什么烟民为了获得可疑的愉悦，而乐意承担如此巨大的风险。我以前也不明白：我亲眼见证了父亲患上肺癌，经历漫长的痛苦，丧失体面，并最终死去，但我为何还要继续吸烟呢？现在，我明白了：这就如同他遭遇车祸去世，也不可能让我不再驾车一样。

如果我们已经消除了吸烟的欲望，此刻为什么还要讨论"吸烟有害健康"的各种血淋淋的细节？如果我们必须如此，亚伦·卡尔不就是在使用"休克疗法"吗？按照他的说法，烟民们不是已经装了满肚子的健康风险知识吗？如果那些知识都没有用，此刻的讨论又有何用？的确，我们已经了解了各种健康风险。然而，你可能知道如何判断地雷的位置，但在你将知识运用于实践之前，它们对你没有任何用处。假定你要穿越一片地雷区，如果你不知道这里有地雷，就不会觉得太痛苦。在得知"吸烟会引起肺癌"之前，烟民们并没有那么痛苦。如果你懂得戒烟的健康风险，却没有因此戒烟，这有何意义？

或许，你是那些相信自己能真正面对健康风险，并乐于接受事实的烟民之一。如果真是这样，我佩服你的勇气。你看过《猎鹿人》吗？记得他们玩"俄罗斯轮盘赌"的场景吗？你认为有多少烟民足够愚蠢而勇敢，会去玩"俄罗斯轮盘赌"呢？1000人中有1个，还是100万人中有1个？而这其实就是烟民们每天在做的事。事实上，在玩"俄罗斯轮盘赌"时，死亡的概率是1/6，而吸烟死亡的概率是1/4。

哈！但我绝对不是在拿两者做比较。事实上，烟民抽一根烟，还会在烟瘾的促使下抽第二根、第三根；而"俄罗斯轮盘赌"不会让人上瘾，你扣动扳机一次，不会促使你再次扣动扳机。其实我认为，扣动扳机一次后，不管你幸运与否，肯定就再也不想这样做。因此，1/4的烟民会因为吸烟，而以比"俄罗斯轮盘赌"中更漫长而痛苦的方式死去。

另一区别之处是，在"俄罗斯轮盘赌"中，无论结果如何，总是很快就过去了。如果你只是吸烟，你却还能活很多年，才会死去。假定你用左轮手枪对

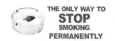

准自己的头，枪膛里有子弹的概率是 15 万分之一，但你在一生之中，每天都有 20 小时得用枪指着头，并扣动扳机。你觉得，多久之后你会得精神病？烟民点燃香烟的时候，其实就是在对着自己的头扣动扳机。如果他们觉察到这一点，你认为他们还会继续吸烟吗？

你记得最近发生的火车相撞的惨剧吗？如果你知道会发生惨剧，还会乘坐那趟车吗？假如我曾经说："你看，火车相撞的概率是你死于吸烟概率的 1/10。但如果你敢冒险乘坐那趟车，我就给你 3 万英镑。"会有多少人勇敢而愚蠢地去冒险呢？也许 1000 人中会有 1 个人？也许吧，但那个人不会是我。假如我修改交易条件："如果你付我 3 万英镑，我就让你乘坐那趟车。"你认为，整个人类历史上会有人接受这样的交易吗？然而，这是烟民为了吸烟所付出的平均金钱代价，他们每天都面临着比坐火车遇难高 10 倍的风险，而他们又得到了什么呢？

什么也没有！

如果烟民们能觉察到这些事实，他们还会继续吸烟吗？当然不会！正因如此，他们才必须对这些事实视而不见。由于我们觉得自己无法戒烟，或者对戒烟的恐惧超过了对肺癌的恐惧，我们就会自我调适，忽视戒烟的健康风险。

是什么让烟民对健康风险视而不见？

我们骗自己说，这种厄运不会降临到我们身上，或者在它降临之前，我们就已经戒烟了。然后，等到它真的发生时，我们又会说："现在戒烟还有什么用？太晚了！"我们甚至没意识到自己抽了很多烟，认为吸烟只是一种习惯。多数重度烟民认为，在他们每天所抽的烟中，他们只享受其中两根，而他们其实没享受其中任何一根。他们之所以那样认为，是因为他们觉得，如果自己不喜欢吸烟，就根本不会抽。然而，即使我们对吸烟的坏处视而不见，我们仍然会觉得自己很愚蠢。试想一下，要是你每抽一根烟时，都清楚地意识到自己在做什么，就更会觉得自己愚蠢吧！你会想：

"我为什么要把这种脏东西吸进肺里？它根本没有任何享受可言。"

"如果我抽了这根烟，有什么能阻止我不抽下一根呢？它已经花费了我 3 万英镑。"

"目前我侥幸没得肺癌，但这根烟也许就会让我的肺产生癌变。"

如果你每次吸烟前，都能这样想一遍，那么，连"吸烟能带来愉悦"的假象也将消失。烟民对肺癌充耳不闻并不奇怪，但有一点我始终无法理解：当医生告诉烟民"如果你不戒烟，你就会失去脚趾"时，他们为何仍然不戒烟？

此时，危险就如同大火一样迫在眉睫。无疑，没有哪个烟民愿意为了吸烟而失去脚趾。然而，他们或许会认为，医生只是在虚张声势，吓唬他们，以使他们戒烟。因此他们继续吸烟，结果失去了脚趾。

这时，医生会说："你还没戒烟。你要是不戒，就会失去双脚，或许还会失去双腿。"你看过这样的电影场景吗？船即将沉没，有个旅客的腿却被卡住了，为免被淹死，他只好截断双腿。我受不了那种电影，我想象不出还有什么比截断双腿更糟糕的事情。然而，很多身处那种困境的烟民仍然不愿戒烟。而现在，他们终于知道医生不是在虚张声势，因为他们已经失去了脚趾。

让我感到惊奇的是，我们接待过的很多烟民根本没意识到，吸烟能直接导致截肢。而我自己，也是到戒烟几个月后才意识到这一点。我记得，在我戒烟数年之前，医生曾警告阿瑟·阿斯基，如果他继续吸烟，就可能失去双腿。但他没有戒烟，最后截肢了。那我的大脑为什么不接受这一信息？是因为我不相信那个医疗专家吗？也许我的确不信，但如果你告诉我，我所在的大楼里有一枚炸弹，即使我不相信，也会先离开大楼。

我记得，当时我很疑惑，一个人怎可能宁愿截肢，也不愿戒烟。我想到了两种原因。现在我已经记不清阿瑟·阿斯基的年龄，但他当时似乎很老了。我想："到了那样的年纪，腿真的还重要吗？""不，腿不重要。没有腿你也能生活，但香烟无疑非常重要！"尽管我最终抛弃了这种解释，但我为何会想到这种解释？这就是烟瘾对大脑的毒害所致。

尼古丁陷阱十分巧妙，我们不明白自己为何要吸烟。在吸烟之初，我们找不到理由戒烟，而一旦有了理由，却是在我们最没有能力戒烟、最需要香烟小拐杖的时候。疾病或缺钱也许会让你暂时戒烟一段时间，但你一旦戒烟，身体很快就恢复了，钱也够用了。如果你仍然对香烟怀有渴望，你早晚会再次落入

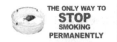

尼古丁陷阱。

最终，你也达到了我所处的境地，烟草和各种毒素使你日渐虚弱，最终拖垮了你的身心。此时，即便你知道自己正走向死亡，也无法摆脱最终的命运。你心想："如果这就是烟民的命运，那么，没有香烟，也不值得活着。"尽管非烟民对真相心知肚明，烟民们也能看清发生在其他烟民身上的事，就像对话中的那对父子一样，但我们似乎唯独看不清发生在自己身上的事情。

是什么力量使每个烟民变成了神经病，心智扭曲，逃避现实，认为截肢好过戒烟的呢？就是恐惧！！

我得澄清，我所说的并非对肺癌或死亡的恐惧，而是更大的恐惧，它让我们对所有事实视而不见，让我们离开香烟就无法享受生活和应对压力。这种恐惧在非烟民的身上并不存在。尼古丁并不会减轻这种恐惧，反而会使之增强。戒烟能带给你的最大收获，就是消除这种恐惧。

对肺癌的恐惧并没有让我戒烟，如果它能对你产生震慑作用，你肯定早已经戒烟了。当我相信戒烟后无法应对或享受生活时，我的本能反应就是对这种恐惧视而不见。然而，一旦我意识到事实并非如此，没有了香烟，我也能更好地应对和享受生活，我就不再感到恐惧，它们反倒变成了我戒烟的强大动力。

我并不是在淡化肺癌、动脉硬化、肺气肿、咽峡炎、血栓症、支气管炎和哮喘等疾病对戒烟的促进作用，这些都是可怕的疾病。甚至到今天，我们的社会仍使无数烟民长期忍受痛苦，并因吸烟而提前死亡，这是社会不可饶恕的罪恶。但休克疗法仍然无效却是事实，其原因我已经解释过。

一个人可能因为害怕被活活烧死，而从大楼上跳下，但如果安全通道畅通无阻，他们肯定不会这样做。我为烟民们提供了一条安全通道：戒烟的轻松方法。因此我的疗法不是休克疗法。然而，健康顾虑是促使烟民戒烟的主要动力，如果烟民们继续对健康风险视而不见，他们就没有足够的动机去使用这个安全出口。

我们之所以对患上致命疾病的风险视而不见，还有一个原因：我们往往认为这是个"命中或不命中"的问题。换句话说，只要我们并未真正患病，就能完全躲过。我知道吸烟会阻塞我的肺部，使我呼吸不畅和咳嗽，但这些都不是真正的疾病。我并未真正生病，只不过没有以前那样健壮了。但这又如何呢？

我只是比以前锻炼得少了，并不意味着我生病。在《这书能让你戒烟》中，我将吸烟描述为一种持续的连锁反应，点烟就像点燃导火线，尽管我们不知道导火线到底有多长，但每抽一根烟，我们就离炸弹爆炸更近了一步。我常常将吸烟比喻成穿越雷区，你可能会踩上地雷，但你也许能幸运地毫发无伤地穿过去。如果你能戒掉香烟，你就会安全地穿越雷区，身心就能得到放松；而烟民却得在余生中一直待在雷区，经受死亡的风险。

烟民们是怎样应付这种局面的呢？他们之所以能忍受，是因为生命本身就提出了同样的问题。生命中唯一确定的事，就是我们迟早会死去。如果我们总是为此而烦忧，就会生活得毫无乐趣。因此，我们要做有意义的事情，好好地生活，尽量地享受生活。烟民们在吸烟这件事上，也采用了相同的逻辑："既然我无能为力，担忧又有什么用？"我想，社会大概希望医疗权威人士着重强调"吸烟可能引起致命疾病"，但即使如此，休克疗法也未能让我戒烟。有些专家让你看烟民肺部的颜色，试图让你因此而戒烟。但如果肺癌都没能让你戒烟，让你看肺的颜色又有什么用！烟民肯定已经留意到了自己肺部的颜色，当非过滤嘴香烟风行时，随处可见烟渍斑斑的手指、牙齿和胡须。事实上，很多人认为，烟民身上的那些印记，比难闻的口气更令人讨厌。然而，那些烟民必然明白，他们的肺被熏烧的程度至少比手指严重 10 倍。他们肯定也知道，由于无法清洗或擦拭肺部的烟渍，肺部变色更严重千万倍，但这并未使他们戒烟！

吸烟的可怕之处就在于发病缓慢

吸烟除了会导致可怕的致命疾病外，和健康之间还有一种联系。这种联系尽管不那么明显，却更加恐怖。我曾经看过一部自然生态电影。电影中，一条蛇慢慢地吞食了一只巨大的蟾蜍。它首先吞掉了蟾蜍的腿，最后只剩下蟾蜍的头留在外面，但蟾蜍脸上却一副心满意足的表情，仿佛找到了一个温暖、美好而舒适的栖息地。我觉得这比狮子杀死羚羊更让人恐怖。我想："蟾蜍肯定知道自己的腿已经被吃掉，脑袋也将很快彻底消失吧？"

这个场景之所以如此恐怖，是因为蟾蜍似乎并未察觉到正在发生的事，这

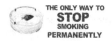

也是我觉得吸烟陷阱的恐怖所在。吞噬过程的另一个诡秘之处在于，整个过程如此缓慢，如同衰老的过程一样。我们每天在镜子里看见的脸都和前一天没有差别，直到看 10 年前的照片，才发现自己明显变老了。吸烟也同样缓慢地摧毁着我们的身心，我们因此一直固守着吸烟的欲望，对之视而不见。当我们不得不面对身心的衰弱时，往往又将之归咎于衰老，而不是吸烟。

我相信，如果当初看到自己体内正在发生的变化，我一定会戒烟的。在这里，我说的是循环系统的逐渐退化。如果我们体内的每个细胞只是缺乏氧气和其他养料，倒也并不十分糟糕，但事实上，我们用大量有毒化学品如尼古丁、一氧化碳、烟碱等，代替了养分。

缺少养分会导致呼吸不畅，让人感到昏昏欲睡，这已经够糟糕了，但最为严重的是，这会妨碍各种器官和肌肉的有效运作。这与艾滋病有着类似的效果，会渐渐摧毁我们的免疫系统。可笑的是，医疗专家最近宣称，艾滋病毒携带者中，烟民发病的速度比非烟民快两倍。这个事实显而易见，他们为何需要花费这么长时间去证实？

地球上所有生命都在为生存而战，无论动物还是植物，都是如此。战斗的形式多种多样，有些是显著的，比如物种之间相互猎食，或相似物种间争夺生存机会，甚至同物种的不同个体互相争夺食物、领域或交配对象。同时，所有物种又都需要与自然作斗争，以求得生存。而有些战斗并不太明显，比如一些物种需要抵抗寄生虫的进攻，以免被吞噬或制服。

庞大的人类已经设法解决了多数生存难题，剩下的敌人主要是战争、污染和饥饿。这些威胁只是源于我们的贪婪和愚蠢，除了它们之外，我们尚未战胜的唯一真正强大的威胁是疾病。

我相信，疾病本身主要是由污染引起的，如同我在第七章中所解释的那样，在没有医疗援助、食物和避难所的情况下，野生动物却仍能生存下来，有些甚至能比人类活得更久。造物主赋予它们强健的身体，使它们能战胜疾病，免疫系统是抗击疾病的最强大的力量。吸烟对人体健康所造成的严重损害，并不会直接导致疾病，但它会妨碍人体免疫系统的正常功能，使之无法抵御疾病的进攻。

艾滋病是一种可怕的疾病，不过，它证明了人体免疫系统的重要作用。我相信，如果我以前能明白吸烟对身体有那么大的损害，我在十几岁时就已经戒烟了。但那时的我们还很年轻，我们和非烟民同样健康，因此也就相信吸烟不会损害健康。许多烟民前来看诊时，会突然想起，他们的身体以前不比非烟民差，甚至在运动或竞技方面非常出色，此时，他们就会恍然大悟。

自然的仁慈体现在诸多方面，其中之一或许就是让我们在毫无觉察的情况下缓缓变老。蛇吞食蟾蜍时温柔而缓慢，大概也是一种仁慈的体现吧。我们可以认为，蟾蜍被吞下时的确感到心满意足。毕竟，无知是福。而且蟾蜍在那种情况下，再也无能为力，就像我们无法阻止衰老一样。然而，就吸烟来说，这种微妙性对于烟民却并不是仁慈，因为他们本来可以做点什么。难道你从未检查过汽车的油位吗？从未保养汽车、更换滤油器或机油吗？如果你什么都不做，发动机能维持多长时间？关于人类的愚蠢，我们已经讨论过。你真的相信汽车比你的身体更加重要吗？即便你愚蠢地不把汽车当回事，你还可以再买一辆，但你只有一个身体！

或许，幸运地拥有健康的人，会将健康视作理所当然。或许，健康并不是你生活中最重要的东西。但请相信我，如果没有健康，你视为最重要的事情也会渐渐变得无关紧要。

既然我们无力阻止衰老，那么，不去看那些老照片，就可以继续骗自己仍然年轻，那样或许更好过一点。然而，没有一张照片能让我们看见自己如果当初没有落入尼古丁陷阱，今天会是怎样，这是件多么遗憾的事情啊！如果有可能让所有烟民的身心状态回到从前，就好像他们从未吸烟一样，或只是让他们提前感受戒烟3星期后的心态，就更好了。那样，我就不必写这本书。他们会想："戒烟后，真的会感觉那么美妙吗？"我得强调，他们不仅会感到身体和精力得到了很大的改善，自信心和自尊也会大大增强。事实上，他们甚至会怀疑："我真的曾经沉落得那么严重吗？"

问题是，吸烟摧残身体的过程是缓慢的，戒烟后身体恢复的过程也是缓慢的，并非立竿见影。使用我的方法戒烟的多数烟民，都能感觉到身体逐渐恢复，但很多凭借意志力戒烟的烟民都声称，他们戒烟后感觉身心较吸烟时更差。这并不奇怪，凭借意志力戒烟时，你会觉得丧失了乐趣，感到痛苦，并时刻沉迷于寻找借口，以便能再次吸烟。或许，由于他们心理状态低迷，因而身体的确感到更不舒服。也有可能，他们只是想吸烟，因此找到这个借口。具体原因我不得而知，但这并不重要。根据我的个人经历，我可以断定，这两种情况都会导致同样的效果。

幸好，有种方法能让你立刻转换心境和身体状态，体验到戒烟之后的感受。如果你养过宠物，就知道在某些时候无法与其交流时的沮丧。比如，宠物生病，却无法告诉你哪里不舒服，或者你去度假，知道宠物在此期间会想念你，不知道你是否还会回来。在这些时候，如果你们能相互交谈和理解，该有多好啊。

与其他物种相比，人类拥有两种奇特的优势。其一是我们能相互交流。我能够和你深入交流，畅谈各种细节，给你讲述我的亲身经历，以及那些自认为永远无法获得自由的烟民的故事。你因此有机会对这些经历感同身受，并从中学习。人类还有一大优势是，人脑具有想象的能力。你无需事事亲身体验，就像你不仅能看到尼克·佛度赢得公开赛冠军的过程，还能体会到他在此过程中所感受到的压力、考验、痛苦和辉煌。因此，你可以估测吸烟对你的身心损害的程度，并预测自己很快将达到何种地步。

吸烟竟然还会导致这些疾病！

如果你观察过重度烟民、嗜酒症患者或海洛因吸食者，就会发现，他们显然没有从毒品中得到任何真正的好处。你十分清楚，要是没有那种"拐杖"，他们将过得更好。不要只是将他们认定为"傻瓜"了事，相反，你要通过他们，看到自己的真面目，明白自己其实也被困在瓶子草底部。你已经陷入多深，并不重要，当你从中脱身时，你会感觉十分美妙。别再想"这种事不会发生在我身上"，它已经发生了，就在你抽第一根烟的时候。

如今，很多医生认为吸烟与多种疾病有关，其中包括糖尿病、子宫癌和乳腺癌等等，其中有许多疾病，是我戒烟以后才知道的。

当我忙于鄙视阿瑟·阿斯基之类的傻瓜和神经病时，我根本不知道自己多年来患有动脉硬化。我的脸色几乎总是苍白的，但我以为这是天然的肤色，或缺乏锻炼所致。我从未想到，这其实是因为毛细血管被阻塞了。我 30 多岁时，患有静脉曲张，但在我戒烟之后竟神奇地消失了。大约在我戒烟之前 5 年，每天晚上我的双腿就会有种奇怪的感觉，它并非尖锐的疼痛或针刺感，只是让我感到不舒服。我每天晚上都让乔伊斯给我按摩双腿，直到戒烟至少 1 年之后，我才发现再也不必按摩了。

大约在我戒烟之前的两年，我的胸腔偶尔会剧痛，我怀疑自己患了肺癌，但现在推测，应该是心绞痛。戒烟以后，这种症状就再也没有出现过。

在我年幼的时候，每次受伤就会流很多血，这让我很害怕。没有人告诉我，流血其实是一种很重要的天然疗愈过程。当疗愈完成后，血液会自动凝结。我一度怀疑自己患有血友病，害怕自己会流血而死。但当我成为烟民以后，我发现受伤后流的血少了，而且伤口流出的都是一些棕红色的、黏糊糊的东西。

这种颜色让我感到不安，我知道血液本来是鲜红色的，于是认为自己患有某种血液病。但血液浓稠，让我感到高兴，因为这样就不会大量出血。直到戒烟后，我才知道吸烟会使血液变稠，而血液呈现棕色是因为缺氧。当时，我不了解这种效应，但后来我发现，正是吸烟带来的这种效应让我感到最害怕。当我想到，可怜的心脏需要夜以继日地输送血液，使之在逼仄的血管里循环流淌，一刻也不能停，我觉得真是奇迹：我居然没有中风或得心脏病。这让我意识到，我们的身体并不脆弱，这台不可思议的机器是多么强健和精巧啊！

在我 40 多岁时，我手上有褐黄斑，褐黄斑是长在年迈之人脸上或手上的一些褐色或白色斑点。当时我没有理睬它，认为这只是提前衰老的迹象，是由于我生活方式忙乱所致。但 3 年前，雷恩斯公园诊所接待的一位烟民说，之前他戒烟时，褐黄斑就会消失。我竟然已经忘记了自己也长有褐黄斑，经过查看，发现它们居然神奇地消失了！

你也许认为我患有疑病症。我相信，在戒烟之前，我的确如此。吸烟的罪恶之一就是愚弄烟民，使我们相信吸烟能带来勇气，而事实上它只会在不知不觉中消磨掉我们的勇气。当父亲告诉我，他不想活到 50 岁时，我非常震惊。我丝毫没有想到，20 年后，我也同样感到"人生无趣"。你或许觉得这一章营造了一种悲观的氛围，但我发誓事实恰恰相反。我年幼时害怕死亡，以前我认为

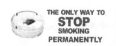

吸烟能消除这种恐惧，它或许的确起到了这样的作用吧，但它只是将对死的恐惧替换成了另一种恐惧：对生活的恐惧！而这要比对死亡的恐惧更加糟糕。

如今，我对死亡的恐惧又回来了，但我不会因此感到困扰。我意识到，它之所以存在，是因为我如此热爱生命。就像小时候一样，我不会沉溺于对死亡的恐惧之中。我太忙了，忙于将生活过得尽可能多姿多彩。我很可能活不到100岁，但我会努力。我还要努力享受每一个宝贵的时刻！

关于吸烟对健康的影响，有两点是我在戒烟后才意识到的。其中之一是，我以前晚上会反复做噩梦，梦到自己被追赶。我只能推断，这些噩梦是由整夜不能吸烟的不安所引起的。

如今，我唯一的噩梦是，我有时会梦到自己又吸烟了。这种梦对于前烟民很常见，有些人担心，这意味着他们在潜意识之中仍渴望吸烟，但你不必担心。事实上，这表示你很高兴自己变成了烟民。当你做噩梦后醒来，有一阵子你会感到迷迷糊糊，分不清梦境和现实，当你意识到这只是个梦时，你会感到非常高兴，不是吗？

当我写到"梦见被追赶"时，我将追赶（chase）写成了贞洁的（chaste）。也许我只是写顺手了，但我可以由此引入戒烟的第二个好处。当我在看诊期间说到吸烟是否有助于集中注意力时，偶尔会问："你身体里哪个器官需要血液供应最多？"此时，男烟民脸上往往会露出傻笑，表明他们不愿讨论这个问题。作为一个有点害羞的英国人，我发现这个话题非常令人尴尬，我无意撰写一个小型的金赛性学报告，详细讨论吸烟对性活动和性兴奋度的不利影响。有时我也会和前烟民讨论这个话题，直到戒烟之后，我才意识到吸烟会导致阳痿。此前，我一直将性欲衰退归咎于年事已高。我可以保证，当你身体健康强壮时，你会更享受性生活，性生活的频率也会大大增加。

既然这些方法都不能帮助你彻底戒烟，那么，在掐灭最后一根烟之后，到你的身体不再渴望抽烟之前，你应该怎样做呢？让我们来仔细地探究那些可怕的戒断反应。

第4部分　PART 4
让那些痛苦的戒烟经历见鬼去吧

那些可怕的戒断反应

无烟的恐慌堪比世界末日

我说过，烟民吸烟只是为了缓解尼古丁引起的戒断反应。我还说过，身体上的戒断反应非常微弱，几乎难以察觉。我承认这看似矛盾。然而，这是真实的，就和与吸烟有关的很多其他异常现象一样。

再次说回游艇事件中的那个男人。烟民们一生中都曾多次遇到类似情景，这是每个烟民的噩梦。当那个男人没有烟时，他感到慌乱，但他一旦拿到烟，却不再需要或想要吸烟，更奇怪的是，他事实上很高兴自己在游艇上没有吸烟。显然，他的问题只是心理上的。

我进行模拟考试时，刚灭烟不到几秒钟就哆嗦成一团，而在真正考试期间，我坐了 3 个小时却没有想到吸烟，这是为什么？为什么烟民们能够连续睡眠 8 小时，醒来时也并未紧张不安？是因为睡觉时没察觉到烟瘾吗？可能如此。但如果身体戒断反应真的非常严重，烟民们肯定会在夜间醒来。很多烟民的确会在夜里经常醒来，此时他们就自然会抽根烟，止止"痒"。如果他们寝食不安主要是因为戒断反应，我并不会觉得奇怪，但即便如此，他们还是没有肉体上的痛苦！

事实上，如今的多数烟民会在天亮之前起床，很多人会在卧室里吸烟；还

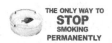

有些人会梳洗完毕、吃完早餐，然后走出家门，再点燃香烟；有的甚至等到开始工作时才开始吸烟。他们不仅没有感觉到任何肉体痛苦，甚至没有任何不适。那么，戒断反应到底是肉体上的还是精神上的？

自然，他们希望从每天的第一根烟中获得乐趣，就像醒来后喝杯茶或咖啡解渴一样。然而，如果他们点燃了烟，你却将烟从他们嘴里夺走，并掏走他们的烟盒，他们会打断你的胳膊，抢回香烟。

慌乱的感觉并不真实存在，在你的烟盒变空之前，这种感觉就开始了。你肯定经常会在深夜碰到这样的情景，你在心里默默计算："起床之前还有 4 小时，但我烟盒里的烟只能维持 1 个小时了！"慌乱的种子此时就播下了。如果你在参加社交活动，情况就不那么糟糕。你总可以谎称头痛，提前离开，但如果你是主人，就不能脱身了。当你抽着最后一根烟时，恐慌就达到了顶峰。甚至，在你谨慎分配剩下的几根烟时，就已经开始感到恐慌了。

你的思维因此明显处于游离状态，但 2 小时后，你的客人才终于察觉到。此时，你只剩下 2 根烟，上床前你得抽掉一根，剩下一根留待第二天早上。当然，如果你夜不能寐，就得再花 2 小时去找通宵加油站。在座的还有一位烟民，除了问你为何抽这么多烟，并反复问你为何不和他们一样每天只抽寥寥数根，他整晚都沉默不语。

其他的人都神情严肃地点头赞同，但都不说话，只有你的非烟民妻子，似乎觉得有必要如往常一样插上一句："这样的话我已经说了很多年了！"为什么他们都看不见所谓轻度烟民整晚都在吸烟？更让人沮丧的是，他们也没看到，尽管那个人慷慨地带了两瓶酒，却没有带烟。吃完饭以后，他一根接一根地抽着你的烟，正是因为这个原因，你才只剩下两根烟，开始感到慌乱。接着，他又丢下了一颗炸弹："你介意我抽一根吗？"

"我当然介意！我可以给你一品脱血，甚至给你一个肾！但你不能再抽我的烟！"我们心里这样想着，但我们能怎样做呢？我们只得递给他们一根，说"当然没问题"，尽量不让我们的语气或表情泄露出真实的想法。如果我的话让你感觉慌乱，我要提醒你，是尼古丁引起了这种感觉，非烟民根本不会体验到。很快，其他烟民就会坐立不安——我指的不是只剩下两根烟的烟民，而是所谓的轻度烟民。人们认为他们对吸烟并不在乎，但他们整晚都没拒绝别人分发的烟，最后还要抛弃尊严，向别人讨一根！作为烟民，你一定会遭遇类似的经历，而且会在不同场合下，扮演轻度烟民的角色，或者烟剩下不多的那一位。

当他们口袋里的烟不多时，多数烟民都会感到慌乱，而我在还剩下几盒时，就开始发慌！我必须在口袋里装上 5 整盒烟，才能快乐地打一轮高尔夫。其实，即使在风大的天气，我一轮也只需要 40 根烟，但我为何需要带 5 包烟呢？因为在我只带 2 包烟的时候，有一次，露水太重，有一包完全被浸湿了。我喜欢"吃一堑长一智"，所以自那以后就会带上 3 包。

后来有一次，我们打到半轮时，一个球友走过来说他没烟了，问我能不能分他一些。我不假思索地回答说："对不起，我只带了 3 包烟。"你肯定能猜到他的回答。自那以后，我就会带上 5 包烟。为何是 5 包？球友要整整一盒肯定就够了，但我告诉你，我已经学到了教训。在 30 年中，我就两次遇到这样的事，也许还有其他不测呢。

年纪大的烟民可能还记得 Kensitas 牌香烟，每盒烟还外带一个小包装，里面装着"朋友们的 4 根烟"。我觉得这个花招极其荒谬可笑。你能想象这种情景吗？你把烟盒递给朋友，结果，尽管主烟盒里还有很多烟，"朋友的 4 根烟"却已经用完了，你说："不好意思，伙计，剩下的都是我的了。"还有一种更可笑的情景。你清晨起床，发现主烟盒空了，"朋友的 4 根烟"中还剩一根，你想："尽管我很想吸烟，但我不会堕落到去抢朋友的烟。不过我相信他们也不会在意我借一根。"

当然，一根烟不过就是一根烟。如果你想分给朋友一根，为什么不让他从主烟盒拿一根？它只是可笑的小花招？或者，那时的营销人员敏锐地意识到，烟民们并不愿意将他们的宝贵"财产"分给他人，除非是为了让后者上瘾。

当我在分组诊疗中提到"那种慌乱的感觉"时，多数烟民都会点头认同，偶尔会有个别重度烟民说："我不懂你的意思。"其他的人就会惊奇地看着他。在后来的诊疗中，我说到烟民们宁可抽骆驼粪，也不愿无烟可抽，那个人又说："我不同意。如果我无法弄到喜欢的牌子，宁可不抽。"先前惊讶的人此时就表现出明确的敌视。

我开始探寻原因。我知道，所有瘾君子都必须对自己撒谎，但多数自我欺骗都是为了说服自己不戒烟。一旦他们决定前来看诊，他们就不必继续欺骗自己。事实上，能够洗刷自己良心，并发现其他人也曾沉迷于同样的谎言，让他们感到很高兴。

我发现，很多年轻人和轻度烟民可能没有察觉到这种慌乱，或者他们不愿意承认，但这些烟民往往并不太在乎烟的牌子，并不会非常偏爱某一种香烟。通常，只有根深蒂固的重度烟民才会挑剔品牌。

我还察觉到，很多重度烟民到诊所来时，根本没有戒烟的意图。但对我们来说，这样的烟民就像妓院里的主教一样显眼。他们看似想要戒烟，而且说话诚恳。他们声称，当剩下的烟不够，或者找不到自己喜欢的牌子时，并不会感觉慌乱。同组的其他人对此尽管心存怀疑，却也稍微受到了震慑。

尽管我对此印象深刻，但同时也感到焦虑。我一直认为自己已经彻底理解了尼古丁陷阱的本质，但这些烟民并不符合寻常模式。最终，我还是弄明白了。我之前不理解，是因为数年来我也是那种烟民之一。他们为何没有慌乱的感觉？是因为他们太害怕了。和我以前一样，他们确保自己永远不会缺烟。他们因此可能认为自己在吸烟的问题上宁缺毋滥，但他们从未经受过考验。因为他们太害怕，永远也不敢不储足自己所喜欢的牌子的香烟。

戒断反应只是对未知痛苦的恐惧

对于戒断反应，你必须深深铭记两点，其中之一是：戒断反应不涉及任何肉体痛苦。

在第四章中，我举了一个例子：运动员在一场橄榄球赛中忍受的身体痛苦，比戒断反应更严重，但他们仍然会享受比赛的过程；女人们也完全能克服怀孕时的痛苦。很抱歉，女士们，如果你认为，将 9 个月的孕期与 80 分钟的橄榄球比赛相提并论的人很轻浮或傲慢，我保证自己绝非那样的人。有句俗话说："如果妻子生第一个孩子，而丈夫生第二个孩子，就绝对不会再有第三个！"更恰当的说法是："如果丈夫必须生第一个孩子，世界上根本就不会有孩子！"我想不出还有什么比生孩子更恐怖的事情,而且,我绞尽脑汁也想不出,除了痔疮加上永久便秘,还有什么男人必须承受的是和怀孕一样恐怖的事情。在我看来,与怀孕最为接近的痛苦就是橄榄球或拳击比赛。

事实上,还有无穷无尽的例子。如果你摔断了一只腿,你会遭受剧烈的身体疼痛,也会感到恐惧,还会想象自己将遭受更大的痛苦。然而,一旦医生给你治疗完毕,打上石膏夹,你的恐惧就消失了。你仍会感到剧痛,而且知道痛苦将继续下去,但此时你已经能够控制局面,因此开始和护士开玩笑,并允许朋友们在石膏夹上涂鸦。

关键是,即便戒断反应真的涉及肉体痛苦,我们也可以应付。你可以自己验证一下:试着掐捏大腿,并逐渐使劲。你也许能承受剧烈的疼痛和不适,却不感到恐慌或害怕。这是因为你能自己控制局势,你不仅知道疼痛的原因,而且能随意地消除恐惧的根源。现在,请重复数次。当疼痛到达极限时,试着想象疼痛不知来自何处,而且是瞬间出现的,而且你也不知道这种疼痛会延续多久。接着,想象疼的不是大腿,而是你的头、耳或胸部。此时,你立刻就会感到恐慌。疼痛不是生命中最大的恶魔,我们天生就能应付疼痛。最大的恶魔是不知情,它会引起恐惧和惊慌!

马拉松选手能长时间忍受身体痛苦,同时还能感到享受。还有一个典型的例子是每年的大学划船比赛。输掉比赛的人十分悲惨,垂头丧气地坐着;而胜利者们尽管也同样精疲力竭,却能坐得笔直,面带笑容。在身体疲累的同时,他们却处在兴奋之中。为什么会一家欢喜一家愁?原因显而易见。双方都花费了大量时间进行准备、训练,经受了身体和心灵的磨练,他们的目标只有一个:在比赛中获胜。最终,他们双方也许只有一英寸的差距,但这一英寸却会导致胜负之别,让一方喜气洋洋,另一方痛苦不堪。然而,这绝对与他们的体能状态无关,只是心理上的差异。获胜的队伍可以马上再赛一轮,就如同奥林匹克运动会上的长跑项目金牌得主,他们为了赢得金牌,拼尽了最后一丝气力,却能马上再绕场一周,以示庆祝,甚至丝毫不觉得劳累。

说到戒烟反应,烟民和非烟民们都会立刻想到烟民戒烟时遭受的可怕创痛。你应该铭记的另外一点是:只有烟民才会遭受戒断反应!它贯穿于整个

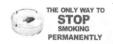

烟民生涯！

在前文中，我提到了烟民们所感受到的"痒痒"。你不妨注意观察，当烟民无法吸烟的时候，他们会把玩双手，或将一只手放在嘴边，否则，他们就在咬腮帮子。我相信，我的牙齿受损就是这种持续性的咬磨所致。以前，我并未将它与吸烟联系起来，而是认为这是由生活中的普通压力和紧张所造成的。

由于每根烟都只是部分地缓解了身体的痛苦，烟民们即便在吸烟时，也消除不了对香烟的饥渴。很多重度烟民在没吸烟时，也会将空着的手凑近嘴边。

我说过，烟民们会遭受戒烟的痛苦。事实上这样说是不正确的，因为香烟导致的身体痛苦微弱得难以察觉，它只是一种空虚、不安的感觉。烟民们从未遭受过任何剧烈痛苦！当他们试图戒烟时，只要没有了这种他们以为能终结空虚感的支柱，他们真正遭受的只是一种可怜、恐惧，甚至是惊慌的感觉。你必须记清这两点：

1. 只要烟民意识到吸烟不能消除缺失感，反而会引起这种感觉，他们戒烟时就不会感到丧失了某种乐趣。

2. 如果你没有意识到这一点而继续吸烟，那么，在余生之中，每当你被禁止吸烟或没有烟的时候，空虚和不安的感觉就会生起。即便你只是怀疑剩下的烟不够，也会如此。

不要误解。我说戒烟几乎不会引起可察觉的身体反应，并不意味着，烟民凭借意志力戒烟时不会难受。他们也许会夸大身体的不适，如果他们真的这样做，只是因为心理上的痛苦和沮丧非常真实，我对此一清二楚。靠意志力戒烟时，我不止一次流下了眼泪。如果你从摩天大楼上被扔下，却不知道底下有一张安全网，你所感到的恐惧就和没有安全网时一样。换做是我，即便我知道有安全网，恐惧感也不会减少。

这种恐惧如此之大，以至于烟民宁可截肢，也不愿意戒烟。曾经有一次，同车有一位女士威胁她的丈夫说，如果他再不停车，她就要跳车买烟，而当时，车正以 60 英里 / 小时的速度行驶。毫无疑问她不应该在此时跳下去，但她把车门打开了!

有个警探曾经抱怨,很难让疑犯认罪。我说:"如果疑犯是烟民,只要不给他烟抽,不出半个小时,他就会连亲妈也供出来。"

"这是不允许的。即便可以,而且对方是头号公敌,我也不忍心那样对他。我宁愿把我自己的烟给他。"

真是奇怪,没有烟抽会引起如此大的恐惧,以至于烟民们都不忍心让他人承受这样的痛苦,即便对方是罪犯。更奇怪的是,我们的法律也不允许剥夺头号公敌使用头号杀手的权利。

只要放松心情,戒烟就没有那么可怕

然而,尽管这种恐惧和慌乱感可能真实存在,它们也只是由无知和幻觉引起的心理感受。幸好,在抽最后一根烟之前,这些感觉就可以消除。在第十四章中,我问过:"我们为何要抓痒?"想象你身上某处发痒,你却不能抓挠,这种痛苦不止几秒钟,而是要持续6个月。想象6个月之后你会是什么样子。在此期间,你要坚持一次也不抓挠,需要多大的意志力。进一步来说,假如你认为,如果不抓挠,这种痛苦将持续一生。那么你觉得自己能忍几个小时、几天、几星期、几个月还是几年?如果你真的能坚持6个月,试着想象一下,当这种痛苦最终消失时,你会感到多么轻松和高兴!

这就是烟民们凭借意志力戒烟时所承受的痛苦。在身体感受不到任何痛苦之后,每到饭后、无聊的时候、紧张或需要集中注意力的时候,前烟民仍然会觉得自己被剥夺了某种真正的愉悦或精神慰藉。尽管这只是幻觉,但他们心里仍会感到有点"发痒",然而他们再也不能抓挠,烟民们十分贴切地将这种感受形容为"背上的猴子"。就像水龙头滴水的细微声音能让人最终发狂一样,前烟民们对于诱惑的抗拒也会逐渐被瓦解。同时,他们渐渐忘记了戒烟的初衷,丧失了对再次上瘾的恐惧。最终,诱惑战胜抗拒,他们会再次点燃一根烟。接着,他们要么会在不知不觉中缓缓滑回尼古丁陷阱,要么直冲到底,瞬间沦为重度烟民。

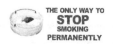

那么，如何将"背上的猴子"赶走呢？幸好，这只猴子并不真正存在，它只是幻想出来的，更准确地说，它是社会对我们的洗脑所致。为何我忍不住要抓挠蚊虫叮咬过的地方，却可以完全不抓挠疱疹？这只是因为我知道，如果抓挠疱疹，它就永远不能痊愈。为何我觉得戒烟十分简单，因为我意识到：想吸烟的空虚和焦虑感是由前一根烟引起的，而再抽一根就必然会让我终身痛苦不堪！

当我最后一次戒烟时，没有经历以前尝试戒烟时体验到的戒断反应，原因就是，我之前已经体验过了。以前，我之所以备受折磨和苦痛，是因为我相信戒烟剥夺了香烟带来的愉悦或慰藉，但现在，我意识到这种愉悦或慰藉只是假象，我不再感到缺失，也不再觉得痛苦或备受折磨。相反，我只感到自己获得了自由。

或许你已经被我说服，相信戒烟引起的身体反应几乎不可觉察。但即便如此，在你掐灭最后一根烟后一段时期内，你的身体仍然会对尼古丁充满渴望，如何度过这段时期呢？假定这种渴望只是心理上的，怎样消除它？最重要的是，你怎知道自己已经真正逃离了尼古丁陷阱？

我保证，所有答案都会为你揭晓，但关于戒烟的最简便方法，我对于两点仍然不太确定。确切地说，我对这两点了如指掌，只是不确定，是否应该向所有想要戒烟的烟民提出这些建议。其中之一是时机问题，对于这一点，我将在后文中讲到；还有一点就是，如果你想要体验到"启示时刻"，则首先必须了解"5 天症状"和"3 星期症状"是怎么回事。

第 29 章　CHAPTER 29

"5天症状"和"3星期症状"

戒烟就是对抗那个叫尼古丁的怪物

在点燃第一根烟时，你应该意识到，你在身体里创造了一只邪恶的怪物，它酷似绦虫，唯一的区别是，这个小怪物酷爱并赖以生存的唯一物质是一种强效毒品，名叫尼古丁。要将这个恶魔赶出体外，你只需做一件事——掐灭香烟现在这个怪物只能饿死。你看过这样的电影吗？男主人公对女主人公说："把门锁好，除了我，任何人叫门你都别开！"然后，男主人公前脚刚走，他最好的朋友就来敲门。至此，所有观众都知道这位好朋友就是狼人，他们也同样确信，全世界唯一蒙在鼓里的人就是女主人公。尽管男主人公吩咐她不要为任何人开门，但这个笨女人仍然会把门打开。

戒烟后的数天里，你也会处于完全相同的境地。尼古丁怪物待在你体内，我将其比喻为绦虫，并不是说它是真正有生命的寄生虫，只是它对人类身体的作用与绦虫无异。它是真实存在的，就像饥饿感一样真实。然而，饥饿感不会自动消失，而在你掐灭香烟的那一刻，身体对尼古丁的渴望就开始死去。它会诱使你给它喂食，让你以为它是真正有生命的寄生虫。

很多烟民觉得，对于这个怪物，有两点难以理解。我们将继续用疱疹来打比方，这样有助于进行解释。

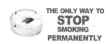

THE ONLY WAY TO STOP SMOKING PERMANENTLY

这书能让你永久戒烟　274

1.如果我被蚊虫叮咬后，需要一刻不停地抓挠伤口，那么，要强忍数天不去挠它，肯定需要巨大的意志力吧？事实并非如此。请记住，是我选择了抓挠伤口，我几乎没有任何理由抵抗这种诱惑。无论如何，疤疹也不像蚊虫叮咬那样烦人，我很容易忍住，不去抓挠它。你会说：那么，要忍住几天不吸烟，应该也很容易做到吧。但事实上不是这样的，这是因为戒烟引起的身体反应微弱得几乎不可觉察，戒断反应纯粹是心理上的。

2.疤疹是亲眼可见的，你可以看着它逐渐恶化，清楚地知道它何时消失。但身体戒断反应是不可觉察的，既不可见，也感觉不到。因此，你有可能根本不会发现它的存在，但它确实将存在一些时日。你唯一的感受就是："我想抽根烟。"这会使你感到不安，因为在我对你进行反洗脑之后，你本不应该再想吸烟。由此，疑问悄无声息地潜入你心中，水龙头就开始漏水了。

因此，我们必须明白，微弱的身体反应是存在的。有些前烟民被反洗脑过度，甚至意识不到身体反应的存在。当我掐灭最后一根烟时，能觉察到戒断引起的身体反应，但我不再将其阐释为"我想吸烟"。我彻底洞察了它的本质：它是上一次吸烟引起的空虚和不安，这种感受本身并不令人愉快。但同时我又感到非常高兴，因为我明白这种感觉产生的原因，并知道我体内的那头小怪物正在死去。我像虐待狂一样，从小怪物的每一次垂死挣扎中体验着快乐，也根本无须刻意控制自己，因为我一点也不想吸烟。

因此，即便你戒烟后一段时期内，有"想要抽根烟"的感受，也不要焦虑，请如实地观察它：这头小怪物想让你为它开门呢，你会和那个女主人公一样愚蠢吗？还是为自己的地位发生了逆转而扬扬自得？现在，它再也不能耀武扬威。相反，它完全处于你的控制之中，再也不能杀死你。事实上，你正在消灭它。

戒烟引起的身体反应不涉及疼痛，而且几乎不可觉察，你甚至认为可以忽略不计。然而，"想要抽根烟"的欲望将让你永远得不到解脱。

戒烟的危险期

从你掐灭最后一根烟的时刻起，你的身体就会开始渴望尼古丁，请将渴望程度的变化想象成一幅线形图：渴望逐渐累加，最终会达到一个峰值，这大约是在戒烟后第 5 天。我将这个峰值现象称为"5 天症状"。此后，身体对尼古丁的渴望开始衰减，直到大约 3 星期后，它才彻底消失。

医疗专家会告诉你，尼古丁是一种速效毒品，会在戒烟后数小时内迅速离开人体。我对此毫不怀疑：事实上，我自己的观察和推论与此结论相符。然而，你所关心的问题是，已经对尼古丁上瘾的身体在戒烟多久之后，才不再感到难受？由于戒断引起的身体反应十分微弱，而且真正的痛苦主要是心理上的，因此这个问题没有明确的答案。那么，我的"5 天症状"理论从何而来呢？它来自我采用意志力戒烟法戒烟时的亲身经历，而且，经我帮助而成功戒烟的那些前烟民们的亲身经历，也证明了这一点。

凭借意志力戒烟的烟民往往会发现：在戒烟后 5 天内，他们的心里只想着吸烟，或更准确地说，只想着自己再也不能吸烟了。但接下来，他们会进入另一个阶段，这个阶段可能只持续几个小时。在此阶段，前烟民们突然发现，自己已经忘了吸烟这回事，他们因此舒了一口气：此前，他们以为，没有香烟的生活肯定会痛苦不堪，而现在他们相信时间会解决一切，但这个时刻也蕴藏着巨大的危险。前烟民们感到已经渡过了难关，庆幸自己挺过了可怕的灾难，觉得应该稍稍奖励自己一下：抽一根烟应该不会导致什么危害吧？

相比之下，"3 星期症状"则更加危险。此时，你觉得自己已经真的戒除了烟瘾，看到他人吸烟时，你不再觉得羡慕，反倒不明白他们为什么要叼着那种愚蠢的玩意儿，还点上火。此时之所以更加危险，是因为你感到身心自由了，会受到极大的诱惑，想要点燃一根烟，不是为了奖赏自己，也不是因为你真的想抽，而是为了向自己证明，你已经根除了烟瘾。如果你傻乎乎地真的点燃一根，你会发现它味道古怪，除了证明你已经戒烟之外，不能带给你任何慰藉或愉悦感。

你的确已经戒烟了！不过是在你点燃这根烟之前，这根烟又将尼古丁注入了你体内。当你抽完这根烟后，尼古丁开始退去，疑问会潜入你的心灵，一个微弱的声音说："味道真糟。"但另一个微弱的声音说："也许吧，但我还想抽一根。"通常情况下，你不会立刻再抽一根。

无论如何，你都不想再次上瘾，因此，你会安然度过一段时间。当你再次受到诱惑时，你会想："上个星期我抽了一根，没有上瘾。如果再抽一根肯定也没事。"尽管你当时可能意识不到，但你已经和以前一样，掉入了同一个陷阱。

"3 星期症状"是使用意志力戒烟法的烟民最接近"启示时刻"的时候。我得强调，上述情况只会发生在凭借意志力戒烟时。既然亚伦·卡尔的戒烟法能让人轻松地掐灭最后一根烟，为什么还要对意志力戒烟法进行如此详细的讨论呢？

所以我有点左右为难，不知道是否应该给你这个建议。如果你理解并遵循了所有指令，我就能明确地告诉你，你将在掐灭最后一根烟之前或之后不久，体验到"启示时刻"，并再也不会受到香烟的诱惑。我也能向你保证，你一定会体验到"启示时刻"。然而，你也许自认已经理解了一切，但你如何确定这一点呢？从我数年来所获得的反馈来看，多数烟民都误解了我给出的某些要点，却仍然轻松地戒了烟。

通常，烟民们会对我说："就和你说的一样，前 5 天（或 3 个星期）很难受，然后就非常轻松了。"事实上我从未这样说过。他们觉得前几天难受，是因为他们误解了"戒烟会让人难受"这一点，还是因为他们误解了其他要点？我无法回答这个问题。

即便他们在一段时期内真的觉得难受，最终还是会成功戒烟。别忘了，即使单单凭借意志力，很多烟民也成功戒烟了。因此，如果你没有立刻体验到"启示时刻"，不要感到沮丧。

那么，你如何知道自己已经渡过困难期，你的身体不再需要尼古丁呢？这是个困境。如果我不给你时间限制，你会在余生中一直等待它发生，就和很多使用意志力戒烟法的人那样。如果我给你一个时限（5 天或 3 个星期），你也会期望它按时发生，如果它因故没有出现，你就会丧失信心，感到痛苦不堪，坚信它永远不会再次发生。

"5 天症状"和"3 星期症状"是真实存在的，但具体时限并不确定，因为它们会受到诸多因素的影响。或许，因为一些其他的原因，你在戒烟后 5 天内感觉非常轻松。你心想："这有什么困难的？"然后，在第 6 天，你遭遇了任何人都可能遭遇的霉运，所有的坏事都在这一天发生了。尽管这其实与戒烟毫无关系，但你体内的小怪物因此而达到巅峰状态，就在你自认已经度过最困难时期时，你突然沉落到谷底。

还有一个重要的因素，你需要加以考虑。身体对于尼古丁的渴望与常见的饥饿感、沮丧和慌乱感很相似，它只是强化了空虚和不安。然而，正是在饥饿或沮丧的时候，你最可能吸烟。当然，吸烟时你会稍微感到轻松一些，你的大脑因此而被蒙骗，认为吸烟真的减轻了那些负面的感觉。

这就是烟民凭借意志力戒烟时，总是不确信自己是否已经戒除烟瘾的原因之一。就像晚宴上那位戒烟 8 年后仍然想吸烟的女士一样，这些人在身体不再遭受戒断反应之后很久，一旦遇到常见的饥饿或沮丧状况时，他们的大脑仍然会将这些感受与"我想吸烟"联系起来。事实上，吸烟连部分缓解沮丧情绪的假象也不能产生，但他们是如何知道这一点的呢？他们不知道。相反，他们仍然相信吸烟有助于应对糟糕的状况。此时，由于他们认为自己被剥夺了某种有益的慰藉，他们遭受的压力反而更大了。

此时，他们就陷入了困境，要么带着缺失感度过余生，要么可以一探究竟。不幸的是，他们探明究竟的唯一方法就是再点燃一根烟。如果他们这样做了，压力就会稍稍缓解——不是任何真正的压力，不是尼古丁戒断引起的压力，而是"被剥夺了某种慰藉"的缺失感所导致的额外压力。

此时，他们已经将尼古丁注入体内，当他们掐灭那根烟时，尼古丁就会开始消退，这会使真实压力导致的沮丧感增强。而他们打破了不再吸烟的誓言，会使沮丧感进一步增强。结果会怎样呢？他们会一不做，二不休，索性再点上一根烟。这根烟也会带给他们轻微的激励，会部分地缓解上一根烟引起的戒断反应。此时，他们所做的一切都只是为了说服自己：香烟能带来真正的解脱。他们并未意识到解脱只是一种假象，甚至没有发现自己又回到了瓶子草中，以后只能朝一个方向前进，那就是向下。

不要等待烟瘾消失的那一天

那么，如何打破这种困境呢？如果戒断反应微弱得几乎不可觉察，而且不能与普通的饥饿和沮丧区分开来，我怎能证明它真的存在？因为即便没有真正的压力时，烟民也会产生这样的感觉。别忘了，那位在西班牙餐馆就餐的游客以及乘游艇出海的男人，都处于非常轻松的场合，他们的唯一压力是没有香烟。请想象海洛因瘾君子无法吸毒时的恐惧和慌乱，以及他们获得毒品时的如释重负。非海洛因瘾君子是体会不到那种痛苦的，非烟民也体验不到，而毒品并不会缓解那种慌乱，相反，正是它引起了恐慌！

显而易见，戒断反应是由毒品引起的，但如果相应的身体反应察觉不到，你怎知道它何时消失呢？你无法知道！关键是，因为它微妙得不可觉察，你也无须知道。无论你是在决定戒烟之前感到难受，就像游艇上的那个男人一样，还是和凭借意志力戒烟的烟民一样，在戒烟之后觉得难受，都只是心理问题。它只是源于一个假象，即你被剥夺了吸烟的乐趣。一旦驱除了这种假象，问题就迎刃而解。

晚宴上那位女士已经戒烟 8 年，显然不再遭受身体上的戒断反应，她的问题只是心理上的。她戒烟的时候仍相信自己真的喜欢饭后吸烟，那么在 8 年之后，怎会不相信呢？事实上，她在后半生会一直这样认为。然而，如果她之前已经证明，饭后烟就和其他时候吸烟一样令人恶心，她还会抱持着这种假象吗？

只需加以检验，就能解决这个困境。简而言之，这正是你需要做的事情，所以请不要焦虑。也许，想到这里，你仍然会感到恐慌？请记住，烟草公司就是利用那种恐惧和慌乱，使你沉溺于烟瘾中而不能自拔的。你还需要记住，尼古丁不会消除恐惧和慌乱，只会使之更加严重。想一想，你真的有必要感到慌乱吗？如果你不再吸烟，会有什么可怕的后果吗？

如果你再点燃一根烟，就会有可怕的事情发生！

我只是在要求你一件事：掐灭你手里点燃的香烟。你已经无数次地做过这个动作，但这根烟具有极其特殊的意义，它很可能将成为你一生中真正享受的唯一一根烟，其原因很简单：因为这将是最后一根。但如果你在掐灭它时，感到沮丧或觉得做出了某种牺牲，你就会非常难受。

如果你掐灭最后一根烟后，等着 5 天或者 3 星期过去。你在等待着什么呢？

等待身体上的烟瘾消失吗？我已经解释过，根本不可能确定身体反应是否已经消失。

是等待心理上的烟瘾消失吗？如果你在 5 天或 3 星期中仍然渴望吸烟，此后你怎可能不再渴望呢？

那么，是等着看看自己是否会成功戒烟吗？在 5 天或 3 星期之后，你会变得比现在更加聪明吗？

假定你种下了草籽，会坐等 7~10 天，看着草长出来吗？这种做法非常愚蠢。如果你真的这样做，就会感到厌倦和痛苦不堪。相反，继续你的生活，然后在某天醒来时看到翠绿的草坪，这样要好得多。即便如此，如果你愚蠢地坐在那里守候，草最终也会长出来。草的生长是一种自然现象，不会因为你的感受而受到影响。然而，假定你等待的不是草长出来，而是不再痛苦，在头 5 天或 3 个星期，甚至在余生之中痛苦不堪，这对你有帮助吗？

这又是一个我在此之前甚至都没想到的问题。说到这里，我要感谢年长的丹尼斯·布雷给我以指点。有一次，我使用意志力戒烟法，已经戒烟 3 个星期。我记得当时感觉并不太糟糕，而丹尼斯也是一个前烟民，他问我戒烟的进展如何。

我回答说："我已经挺过 3 个星期了。"

"挺过了 3 个星期？什么意思？"

"我已经连续 3 个星期没有吸烟！"

"你在等什么吗？要一直挺到死吗？你已经戒烟了！"

他的话让我开始自省。我想："我在等什么呢？难道我要在后半辈子，一直怀疑自己是否会复吸吗？"那时，我已经体验到一个迷你的"启示时刻"，数天来都感觉不错。之所以称之为迷你"启示时刻"，是因为我并没有全然理解尼古

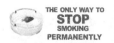

丁陷阱的本质，尽管奇妙的感觉延续了数天，但最终还是出了问题，我又返回了尼古丁陷阱之中。但这一点我要留待以后再讨论。

有些烟民问："我是什么时候才感到自己像个非烟民的？"或"做个非烟民是什么感觉？"你想过要问他人"不吃橘子是什么感觉"吗？如果你换种方式提问："假设你想吃橘子，却不让吃，你感觉如何？"答案会是："感觉很糟糕。"如果你根本不想吃橘子，就无所谓。但如果你想吃，就会因此而恼火。当你说"我不想吸烟"时，香烟于你也无关紧要。请试着消除"烟民和非烟民似乎是不同种族"的印象。烟民并非一刻不停地吸烟，当你掐灭每根烟时，你感觉自己变成另外一个人了吗？当然没有！事实上，你在一生中多数时光，根本意识不到自己正在点烟、吸烟或掐灭烟蒂。你每次灭掉烟时，其实只发生了一件事：在接下来一小段时间里，你不再熏自己。在随后数天里，你的感觉与以前一样：你就是你！尽管你的身心变得更加强大，拥有更多金钱和精力，也更有自信和自尊，但那个人仍然是你！

不要等待在 5 天或 3 星期后再变成烟民，连 5 秒也不要等，这一点至关重要。等待是烟民们凭借意志很难戒烟的原因之一，他们到底在等什么？等着弄清楚自己是否会复吸吗？如果真是如此，他们等待的就是"不做某事"，他们将必须一直等待下去，直到死去！

从掐灭最后一根烟的时刻起，你就变成了非烟民。请记住，我们要获得的是一种心境！带着得意、自信和终将胜利的感觉开始戒烟，具有同样重要的意义。如果你想到戒断反应，你就仍然会觉得惶恐，别忘了：你在吸烟时一直遭受着这种痛苦，而你根本没有察觉到。所以，戒烟后你绝对不会更加糟糕。想一想划船比赛。我们的队伍因为获胜而兴高采烈，对方输掉了比赛，正陷入深深的沮丧之中。同一个事实使双方具有不同的心境，划船比赛获胜的概率是50%，但你非常幸运，只要你遵循我所有的指令，就有 100% 的机会打败对手。

现在，让我们来消除一种迷思，它是所有想戒烟的烟民十分关注的问题，这就是：戒烟后还能享受人生吗？

第4部分　PART 4
让那些痛苦的戒烟经历见鬼去吧

戒烟后我还能享受人生吗

什么时候才能确定戒烟成功了呢?

现在你也许会有这样的疑问：既然不能等待烟瘾消失，那我怎么才能确定戒烟成功了呢？如果确定不了，戒烟后我还能享受人生吗？

如果他们上瘾的根本原因，就是他们相信可以只抽一根烟，那么，认为戒烟之后就无法充分享受人生或应对压力，则是烟民们推迟戒烟的主要原因。他们会说："放心吧，我会戒烟的，但不是今天，明天吧！"

他们的恐惧包含了两个不同的阶段：

1. 戒烟之初的痛苦和创伤期，大致就是我们所说"戒断期"；假定我们真的熬过了最初的创痛，接下来就是——

2. 我们的余生。当我们的心灵不再被吸烟占据，我们就证明了：戒烟之后还有着真正美好的人生。

我为何将第二阶段也称为恐惧？因为在我们戒烟后很多时期，我们会得意扬扬，为成功逃脱尼古丁陷阱而欢欣雀跃，全身充满力量，同情其他烟民，疑惑自己为何多年需要吸烟，并确信自己再也不会上瘾。然而，如果你凭借意志

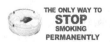

力戒烟，这种时段就很少见而短暂，中间还夹杂着怀疑期。在怀疑期中，我们开始羡慕其他烟民，但仍然必须抵抗香烟的诱惑。尽管我们并未有意识地想到吸烟，但仍然感到一种永久性的空虚。

我们永远无法触摸那种感受的真正原因，是我们觉得错失了某种快乐吗？还是我们仍然不确信自己已经成功地戒除烟瘾，仍然害怕失败？

这两个阶段哪个更糟糕？是最初的创痛，还是不吸烟的余生？在这里，我要说明一下，其实"非烟民"这种表述非常不好。这就好比我们要谈的是海洛因瘾君子或前瘾君子，但我们却把从未吸食海洛因的人称为非海洛因瘾君子。"非"便是否定，就像"放弃"一样，它的言外之意是：非烟民错过了某种东西。

我十分确定哪一阶段更加糟糕。我曾经讲过，在最初的创痛阶段，我不止一次留下了眼泪。然而，我的眼泪并非由创痛本身而起，而是因为我以为自己再也不能获得彻底的自由。

你什么时候变成非烟民的？答案本身很简单：在你每次掐灭烟头时。我真正想说的是：你何时成为一个永久的非烟民？答案也同样简单：当你掐灭最后一根烟时。的确如此，但你怎么知道那是你人生中的最后一根烟？当你通过驾驶考试时，你的驾驶技术仍然和通过考试前一刻无异，但你会产生美妙的成就感："哇！我通过了！"关于吸烟，有个真正重要的问题，需要你去回答：

你什么时候才知道自己已经戒烟？

前来就诊的烟民给出的答案五花八门，例如："当我能和我朋友一起出去喝酒，而不需要吸烟时，我才知道。"然而，晚宴上的那位女士在戒烟8年之后还想吸烟。如果答案依赖于特定场合，烟民就不知道自己还要等待多久，才能彻底戒烟。

"当我整天不吸烟时。"不同烟民给出的时限不同，通常从1天到1年不等。但烟民怎知道自己的预测是否准确呢？

"当我感觉自己成为非烟民的时候。"我们在第十六章中已经讨论过这个回答。

驾驶员之所以能高呼"哇哦"，是因为他们确知自己已经通过驾驶考试。在

让那些痛苦的戒烟经历见鬼去吧

以上所有回答中，前烟民都觉得自己丧失了某种东西。如果你拥有这种感觉，你怎能确信自己不再吸烟呢？即便你没有这种感觉，你也不一定确信自己不再吸烟。要成功戒烟，尝试、希望或自信能成功都是不够的，而是要确信自己能成功。

但是有很多烟民相信自己永远不能彻底解脱，有很多年，我就是其中之一，并为此而痛苦不已。我们这一代烟民也许记得，有一种 STRAND 牌的烟。如果你能记起这个名字，肯定也记得它的广告语："有了 STRAND，你永远都不是独自一人。"

我虽然从未抽过 STRAND，但那句广告词确实是我的致命弱点。我当时对香烟的态度就是：当我口袋里有一包烟，就不需要其他同伴。香烟不仅是我的朋友，也是我的自信、勇气和个性的源泉。我真的相信，如果戒了烟，我失去的不仅是真正的伙伴，还会是带给我力量的精神支柱。

我甚至从来没想到，正是这包烟在摧毁我的勇气和信心。非烟民没有烟也不会焦虑不安或感到慌乱，而我怎么也搞不懂，在我还有一包烟时就已经惴惴不安。早期，当烟盒里只剩下 3 根烟时，我才会开始恐慌；而到了后来，我只剩 3 包烟时，就开始坐立不安了。

广告专家告诉我，从商业效应来说，STRAND 的广告词是失败的。我觉得十分惊奇，因为我认识很多其他烟民，他们和我一样喜欢这个广告，也许这是众多的"逆火"案例之一。在那时，烟草广告都会强调吸烟的社交优势。也许 STRAND 本来希望通过这个广告，传达这种含义：当你分发 STRAND 时，你会被朋友包围，而不是说，当我口袋里有一包 STRAND 时，我就不再需要其他朋友。也许烟民发现香烟其实是他们的敌人，憎恨 STRAND 是因为他们离不开这个敌人。

问题是，如果你相信自己永远不能彻底解脱，你就真的会这样。

成功的信号是吸烟的欲望消失

假定你认为自己染上了艾滋病病毒，接受了检测，需要等待 1 星期才能得到

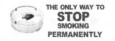

检测结果。在这个星期，你肯定很不好过。如果你必须等 1 个月或 1 年，情况将更加糟糕。现在，假定你必须等到死，永远也得不到检测结果，又会怎样呢？

不确信自己真的已经摆脱烟瘾的烟民，就会遭遇这样的状况。诚然，这并不像我所举的例子那样糟糕，但其效果是一样的。他们在等待戒烟证书，等待所有的疑问消失，但只要他们还有疑问，疑问又怎么能消失呢？他们必须在后半生一直追问自己是否已经成功戒烟。事实上，他们永远也不知道答案，因为当你死去时，没有人会给你写封信，告诉你："顺便说一下，恭喜你，你真的戒烟成功了。你或许有兴趣知道这一点。"

他们在余生之中，一直心存期盼，希望自己再也不用吸烟。等待烟瘾消退是一种非常令人沮丧的体验，试想，等待某种你希望永远不发生的事情发生，会让人多么沮丧啊！

因此，使用意志力戒烟法戒烟的烟民都非常痛苦不安，他们一直希望"什么事也不要发生"，直到死去。这就导致了那层薄云，也就是我之前所说的"少了什么东西"的空虚感。这也是一种强烈的助因，使烟民相信自己拥有上瘾性人格，相信"一旦上瘾，就永远不能彻底解脱"或"一时是烟民，就永远是烟民"。

或许这样说有些过于消极，但晚宴上的那个女士仍对吸烟心怀渴望，所以宁愿做个烟民就是明证。然而，我不想让你觉得自己会变成她那样，幸好，你也不必那样，因为你将使用我的戒烟法。但为何我们在烟民生涯中，明知下述事实，却还要吸烟？我们知道：

1. 我们并未有意识地想要变成终身烟民。

2. 烟民都是傻瓜。

3. 非烟民比我们幸福得多。

4. 在上瘾之前，我们都能享受人生，而且无数前烟民已经证明，一旦戒烟就能回到那样的日子。

答案是，我们确信前三点是事实，但对于第四点，在我们亲身证明之前，我们怎能确知自己不吸烟也能享受和应对人生呢？这就是真正的问题所在。为了确信自己永远摆脱了烟瘾，你必须没有任何怀疑。但在你确信这一点之前，怎可能没有怀疑呢？

但这个问题并不像想象的那么严重。以我自己为例，当催眠治疗师对我说"吸烟是种毒瘾，如果你长期不吸烟，就能成功戒烟"的那一刻，我就知道自己一定能戒烟。我既没有想到这会很简单，也没想要马上戒烟。当时，我根本没有想到这些，但在那一刻，我就已经获得了自由。因为我相信这些话，我已经确信自己能成功戒烟，我之前的疑问烟消云散了。直到后来我才明白，你重新变回非烟民的时刻，不是掐灭最后一根烟时，而是当你知道自己永远不再想要或需要吸烟时。这便是我的戒烟方法。而其他戒烟方法正相反：你先掐灭最后一根烟，并希望吸烟的需求或欲望随之消失。

直到今天，我也无法解释，为何"吸烟是一种毒瘾"这句话对我产生了如此大的影响。当时，我对毒瘾和吸烟都没有充分的了解。我知道，关键在于，我当时清楚自己吸烟的原因，并非我的人格或生理具有某种不可控制的缺陷，而是因为一些不好的外在影响，而这些影响是我能克服的，即便这可能需要付出毕生的精力。

这句话对我之所以重要，是因为它使我确信自己能成功戒烟。我永远也无法弄清楚，为何这句话让我如此确信，因为要弄清这一点，我必须要理解我的意识和潜意识多年来所积累的有关吸烟的全部信息的总效应。我只能告诉你，"吸烟是种毒瘾"在我身上产生了理想的效果。

那么，哪句咒语能帮你打破困境，使你意识到，戒烟后不仅不会失去吸烟的乐趣，反而会更好地享受人生并更好地应对生活压力呢？其实你并不需要任何咒语。尽管那句咒语使我轻松戒烟，但我之所以绝对不会再次上瘾，是因为我理解了尼古丁陷阱的本质。我要做的唯一事情就是，使你也洞察尼古丁陷阱的本质。

到目前为止，我们就是在做这件事情。很多人认为自己已经洞察了烟瘾的本质，如果你也这样认为，不要急于采取最后的行动。我要求烟民在我发出掐灭最后一根烟的指令之前，不要这样做。这是有充分理由的，急于戒烟，就相当于尚未做好充分的准备工作，就去攀登喜马拉雅山。

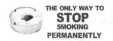

你也许认为自己已经做好了准备。你或许是对的，但你可能忽略了一些事情，或者你根本没意识到这些事情。一旦你开始登山，胜负就关乎你的生死。这听起来可能有些夸张，但戒烟的时候，你的确冒着同样的风险，不必拿自己的生命去做赌注。记住，我已经永久性戒烟，并帮助无数烟民做到了这一点。如果你能做到这一点，就根本不必读这本书。

或许，你仍然抱有这样的看法：不可能所有的烟民都能轻易根除烟瘾。若果真如此，你就必须消除这种谬见，而要做到这一点，你必须理解为什么会有这种谬见。

戒烟之初：没有烟我心太乱

我们从出生起就被灌输"戒烟很难"的观点，就是谬见的主要原因之一，不是吗？我们都认识无数烟民，他们已经证明了这一点。最更要的是，我们自己也亲身证明了。我们不只认为戒烟很难，而且确知：当我们没有烟时，就会感觉慌乱。尽管这种感觉或许不合逻辑，却非常真实，戒烟时的不安和痛苦也非常真实。

我们知道，吸烟本身是不合情理的，但我们既然找不出吸烟的理由，为何似乎还离不开香烟？在第十三章中，我描述了一位在西班牙餐馆没有烟抽的男烟民，这个例子尽管有点夸张，但却非常有代表性。既然香烟总是让人感到恶心，但在那样的场合，我们为何会感到慌乱？

他唯一的问题是，沉溺于尼古丁使他拥有那种空虚和不安的感觉。尽管他并未遭受任何肉体痛苦，但这种感觉却是真实的，而且非常糟糕。他不能理解这种感觉的成因，只知道"我想吸烟"。事实上，他既不明白自己为何想要吸烟，也不明白香烟将如何消除不安和空虚感，但他无须知道原因，只要知道吸烟具有这样的效果就行了。他无法吸烟，因此感到痛苦，并开始慌乱不安。这没有任何神秘可言，只是自然的事情。

然而，在第二十八章中，我们已经讲到，烟民缺烟或凭借意志力戒烟时，会感到慌乱不安。那种慌乱的感觉是心理上的，一旦你明白，香烟远远不能消

让那些痛苦的戒烟经历见鬼去吧

除空虚感，反而会导致空虚感，你就已经消除了慌乱的根源。这就如同将牢房的钥匙交给了囚犯。如果你对此有任何疑问，请重读第二十八章。

你也许会说，烟民缺烟时感觉慌乱是合情合理的表现。毕竟他们无意戒烟，当不能吸烟时，自然会产生缺失感，并感到痛苦。然而，如果烟民真的几乎察觉不到身体上的戒断反应，他们凭靠意志力戒烟时，为何会感到如此痛苦呢？他们必定是想戒烟，所以才下决心戒烟。但他们戒烟时，为何又感到痛苦和缺失呢？

他们真的想要戒烟吗？回头看看你最初想要戒烟的时候，那时你真的想戒烟吗？恐怕你只是担心吸烟会损害你的健康和钱包。即使在今天，多数烟民仍然使用着"放弃吸烟"这个说法，甚至戒烟专家们也是如此。你的一半大脑肯定想继续吸烟，否则你早就戒烟了。既然你从来都不理解缺烟时感觉慌乱的原因，为何认为一旦戒烟，慌乱就会随之消失？从理论上来说，反而可能更严重。如果我们因为在餐馆数小时不能吸烟就感觉慌乱，那么，下半辈子都不能吸烟无疑要糟糕得多。

事实上，当我们采用意志力戒烟法戒烟时，在关键的最初数天里，我们并不会感到慌乱。我们已经厌弃了烟民生活，因此非常高兴能获得自由。然而，正是在开始数天，身体戒断效应达到了巅峰。使用"巅峰"这个词可能会引起歧义，让人觉得那种痛苦非常严重。更准确的说法应该是：在数天之后，身体戒断效应达到最不可忽略的状态。即便是在巅峰时期，身体戒断效应也并不严重。

你也许觉得最后一句话难以理解，但它就是事实。尽管在当时，我认为自己从世界上烟瘾最重的人，变成了世界上最悲观的非烟民：身体戒断反应仍然没有消退，与重度烟民在密闭空间中一起待上一整天，我就能感到尼古丁离开身体引起的那种空虚和紧张感。这使一些烟民感到担心，然而，他们担心的不是"这会影响你的健康吗"，而是"这会不会让你还想吸烟"。不，我根本不想吸烟。相反，我想走到室外，呼吸新鲜空气，让那种脏东西和紧张感从我身体里驱散。

实际上，即使你采用的是意志力戒烟法，也只有在暗暗产生疑问的时候，

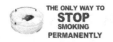

才会感到痛苦。假如我们有足够的勇气去尝试戒烟，一开始也可能感到慌乱。别担心，这一次，我们下定决心要识破其中的诡计。如果其他烟民能做到这一点，我们也能。然而，在开始戒烟不久，那个微弱的声音就说："我要吸烟。"这个声音来自于我们的体内，是真实存在的。此时，我们会发现自己身处困境：我们仍然决心戒烟，但我们的一半大脑说"我想吸烟"。这句话的真正含义是："我想做个烟民。"一个人怎可能在心里想做烟民时，戒除烟瘾呢？

这个简单的事实看似并未唤醒烟民们。在诊所的问卷调查中，有些烟民说："我喜欢做个烟民，但我其实并不喜欢吸烟。"有的答案则相反："我喜欢吸烟，但不喜欢做个烟民。"如果你听到高尔夫球手说："我喜欢做个高尔夫球手，但讨厌打高尔夫球。"你肯定会建议他去检查一下脑子。

这就是烟瘾所引起的"精神分裂症"的威力。烟民们认为吸烟和做个烟民是两件不同的事情，请记清楚：烟民们之所以是烟民，只有一个原因——他们吸烟！如果你吸烟，你就是个烟民！要做个非烟民，只有一个前提：你不吸烟！永远不！但这不是在下半辈子中做个快乐非烟民的唯一前提，不过，这也是拥有正确心境的一个关键前提。

戒烟让我们感到十分困惑、害怕、沮丧、不安和痛苦，这很奇怪吗？如果戒烟后没有这样感觉，才真是奇迹。事实上，我们能够挺过这种苦难，就是对造物主的致礼，有些勇敢的灵魂单单凭借意志力成功地戒除了烟瘾，就更是伟大的奇迹。

然而，我们已经充分讨论了阻止我们戒烟的部分恐惧，也就是对于戒烟之初的创痛的恐惧。本章的基本目标是，消除这种更微妙，也更强烈的恐惧："戒烟后，我还能享受生活或应对生活压力吗？"

戒烟后，我还能享受生活吗？

到目前为止，烟民认为戒烟后最怀念的将是饭后烟，尤其是与朋友一起度假时，在餐厅里就餐之后。雷恩斯公园诊所接待的一位烟民描述了那个美妙的场景。他聪明体贴，而且真的想戒烟，他生活中唯一真正的难题就是烟瘾很大。简而言之，他属于那种在就诊一个阶段之后，往往就能轻易戒烟的烟民，但他来了5次，仍然没能戒烟。我开始感到绝望，不仅他自己，就连我也相信他全部理解了尼古丁陷阱的本质，而且确实遵循了全部指令。

他并没有吸烟。事实上，到他第6次来诊所时，他已经连续9个月没有吸烟了。他其实并未遭受严重的戒断反应，但如我之前所描述的那样，他感觉自己似乎在等待什么事情发生。我承认，当时我觉得第6次看诊也会失败，直到我们告别时，他无意之中说了一句话，才使我真正触摸到他的问题所在。当时，复活节即将来临，我提到自己将在巴黎组织一个研讨会。他说：

"我发现自己很难接受这个事实：我永远不能再坐在巴黎某间咖啡厅外的阳光里，听着手风琴演奏，一只手里端着酒杯，另外一只手里夹着高卢烟，看着人来人往。"

我想，他描述的是多数烟民觉得最适合抽根烟的典型场景。于是，我说：

"回想一下，你上次这样做时，真的一边抽着高卢烟，一边想'这根烟就是我理想的天堂'吗？你描述的场景的确非常惬意，我准备这个周末就去享受一下，但与那根高卢烟无关。以前我认为自己不吸烟就无法享受高尔夫，但我现在发现，一想到在打高尔夫时吸烟，我就只觉得恶心。你随时可以再体验到那种乐趣，但如果你告诉自己，没有高卢烟就感受不到乐趣，就真的会如此。而且，你抽的是 Silk Cut，抽 Silk Cut 的人往往不喜欢高卢烟。"

他告诉我，他从未抽过高卢烟，也没去过巴黎。我吓了一跳。既然他没有经历过那种场景，他本应该快乐地度过50年，而不觉得自己失去了那种美好，但事实恰恰相反：他因为自己从未体验过的那种场景，而产生了缺失感。这就是洗脑的力量。他不明白自己正因为一种虚拟的美好而闷闷不乐。

让我们暂时说回晚宴上那个仍想吸烟的女士身上。她将自己置于一种何等荒谬的境地！她8年未吸烟，按她自己的说法，她也无意再吸烟。我不知道，她在那8年中付出了多大的意志力，更不用说，她在后半辈子还要付出多少。但在过去8年以及后半生中，她都将渴望某种她宁愿永远不再触碰的东西。

渴望一种并不真正存在的虚幻之物，有什么问题呢？我得说清楚，香烟是存在的，但说它们能带来某种慰藉或愉悦，或者能让人胃口大开，却是虚假的。

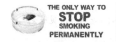

其实，即便我们发现那些最惹人喜爱的东西事实上是假的，我们也不会感到过分不安。然而，还有什么事情，比渴望西方社会的"头号杀手"更荒唐呢？绝对没有！

经过社会的洗脑，我相信香烟就是我的精神支柱，而那位烟民也受到感染，脑子里装着一幅有关香烟的虚假图景。你可能会说，晚宴上的女士失去了她真正喜欢的饭后烟，但事实上，她也是因为她从未真正体验到的虚假快乐而困扰。

如果你仍然觉得难以相信这一事实，只需暂停片刻，回想一下你参加过的那些社交活动和宴会。在你一生中无数个吸烟的时刻，有多少次你曾这样想："能将这些烟吸进肺里，夫复何求？"

回看吸烟的那些年，我记得有无数次，觉得烟味古怪寡淡，甚至让人恶心；有更多次，我感到喘不过气或因剧烈咳嗽而抽搐。我还记得，剧烈咳嗽所引起的尴尬，以及当非烟民露出嘲弄的表情时，我感到多么局促不安。但我想不出哪次吸烟时，我曾想"我就是理想中的天堂！"或"做个烟民是多幸运的事情啊！"我倒是记得，在无数次晚宴和社交场合中，我因为不能吸烟而痛苦至极，而当我终于能点燃香烟时，我是怎样的如释重负，但这是两码事。

你肯定能回想起很多舒适惬意的吸烟场景，就像在西班牙餐馆中享受美妙之夜的那个男人一样。那个夜晚之所以美妙，是因为他可以吸烟吗？若果真如此，他完全不必浪费钱，直接待在家里吸烟即可。你认为，当他不停吸烟时，他真的知道自己在吸烟吗？其实，那个美妙的夜晚后来之所以变成了彻底的灾难，只有一个原因：他是个烟民，而不是他没有烟。香烟不仅没能成全那个夜晚，反而毁了它。非烟民不会遇到这样的事情！

你肯定听人说过这样的话："我今晚不出去，要在家里放松放松，看看电视。"在无数自称喜欢吸烟的烟民中，是否曾有人告诉你，"我不必出门，也不用待在家里看电视。我买了一包烟，是我最喜欢的牌子，我准备整晚吸烟，不做其他任何事"？

如果你能完全坦诚地面对自己，你就会发现，只有当你非常想吸烟却无法吸烟的时候，或者你在吸烟，却希望自己不必吸烟的时候，你才会意识到自己在吸烟。

第4部分　PART 4
让那些痛苦的戒烟经历见鬼去吧

尼古丁戒断效应催生了假象，但你之所以会上瘾，是因为你被社会洗脑了。在第三章中，我提到，如果你忽略掉烟草广告中主人公叼着的烟，就会发现，香烟并没有为他们增添魅力。在现实生活中，当你觉得香烟十分重要时，需要发挥更大的想象力，才能明白这一点。因为，如果你不停告诉自己，在某些场合，没有烟你就感受不到其中的乐趣，那你肯定就会真的如此。

那位梦想在巴黎露天咖啡厅吸烟的朋友完全明白，尼古丁愚弄烟民，使之相信他们从吸烟中得到了名副其实的慰藉或愉悦，但他忘记将这些事实与日常吸烟的情形联系起来，他并未真正消除洗脑的影响。然而，这是必须做到的。你需要对所有这些情形加以分析，从而认识到吸烟只会使状况更糟，而不是继续保留这种假象，心想"没有烟我就无法享受这样的场合"。试着反复告诉自己真相：摆脱尼古丁的奴役后，你会快乐得多。

没有烟，我该怎么应对压力？

现在，我们来应付相反的情形：在不能吸烟的情况下，我应该如何应对压力？

我要说的并不只是真正的大创痛，而是普通人生活中经常遭遇的日常小烦恼，典型的一个例子就是汽车抛锚。好吧，我们都是通情达理的人，知道想要开车，就得接受它偶尔罢工，但它为什么总在大雨滂沱的深夜抛锚？总是在距离电话亭、车库或村庄 10 英里的最危险路段抛锚？为什么路过的车辆都不停下来搭一把手，而是喇叭长鸣，以 80 英里 / 小时的速度疾驰而去，将泥水溅满你全身，仿佛你只是在路边野餐？

我毫不怀疑，在这样的情形下，如果你是烟民，自然就会点上一根烟。但当你戒烟后，如果再遭遇类似情形，就有麻烦了。非烟民遇到这样的事情时会怎么做？他们会感到很郁闷，并尽一切力量解决问题。而前烟民此时会如何？他们也感到极其郁闷，心想："在这种时候，我本来可以抽根烟的。"

他们绝对是正确的，但我希望你此刻能回头看看你上次遭遇这种状况或类似状况时的情景。你可能对这件事情仍然记忆犹新，但你记得，当它发生时你

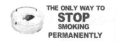

是否正在吸烟？你真的记得自己如何点燃那根烟吗？如果你当时没有烟，你肯定会记得。你只抽了这一根？但最重要的是，这根烟帮你解决麻烦了吗？你是否站在那里，像个玩沙的孩子一样高兴，心想"尽管我很冷，全身湿透，还将错过一生中最重要的约会，但没关系"？还是仍然感到非常难受？

当前烟民遭遇上文中描述的社交场合或第二十二章中的紧急情况时，就会开始为不能吸烟而郁闷。他们忘记了这一点：香烟不仅于事无补，反而会使情形更加难堪。请接受事实吧：在戒烟之后，你会和非烟民一样遭遇人生起伏，但如果碰到这些情况，就开始想要吸烟，你将因为假象而受苦。尽管你此时没有吸烟，不用承受香烟留下的空虚感，但当你执著于一种并不存在，也不可能存在的假象，或寻找根本不存在的替代物时，空虚感就产生了。

这样一来，你的好日子就变成了坏日子，而坏日子则变得更加糟糕。为什么不对自己好一点？你可以反过来。当你遭遇坏日子时，对自己说："尽管今天不太顺利，但至少我不用被可怕的'毒草'奴役。"如果是好日子，则告诉自己："活着真好，自从摆脱了对香烟的依赖，日子好多了。"我并非要你戴着玫瑰色眼镜看待生活，只是要求你别像烟民那样，总是将人生看得十分惨淡，而是要如实见证生活的本色。

在戒烟以后，除了汽车无法启动、抛锚或车祸之外，你还会遭遇很多常见的危险，这些情形可能诱发你吸烟的冲动。与其静候这些时刻到来，并希望自己在那时已经忘了有关吸烟的一切，远远不如预料到它们的存在，并提前作好心理准备。

有些社交场合可能紧张而无聊，包括那些需要你集中注意力的场合，常见的例子有：房屋买卖、圣诞节、婚礼、假期以及葬礼。这些场合对于你来说可能显得古怪，我最害怕的则是：如果再也不能吸烟，我还能打高尔夫球吗？享受就更谈不上了。你需要扪心自问，对你来说，哪些场合可能存在问题或危险，然后提前做好相应的心理准备。

在机场，前烟民往往最易受到诱惑去抽1根或1盒烟。你对即将展开的假期生活充满憧憬，十分激动。为了确保没有落下任何东西，你非常忙碌。你半夜就起床了，甚至毫无必要地提前了1个小时，但出于某些原因，在出发前的

让那些痛苦的戒烟经历见鬼去吧

最后时刻，你仍然无可避免地一阵慌乱，结果到机场时已经迟到，你感到十分沮丧。恭候你的既有好消息，也有坏消息。好消息是飞机晚点了，你仍能赶上飞机；坏消息是，飞机已经晚点 8 小时。

你十分疲倦，沮丧而茫无头绪。真巧，你突然发现，机场大厅里唯一空余的座位正对烟草免税店，你脑海中掠过这个想法："只抽一次，就这一根，应该没问题吧。"但在你被这个想法占据大脑之前，请想想，你以前碰上飞机晚点时，会这样想吗："耶！我是烟民。这时候我本来应该在异国的沙滩上晒太阳，但我却整天坐在这里。不过这有什么要紧呢？我有很多包烟。我就坐在这里，一根接一根地吞云吐雾就好。"

如果你仍然有疑问，请注意观察同机的烟民们。他们真的意识到自己在吸烟吗？他们看起来快乐愉悦，还是比你更加沮丧、疲倦和无聊呢？十有八九是后者，因为烟民本身就处于这种状态。

只有在两种情况下，我们可以认为吸烟具有缓解疲劳的作用，其一是你年轻时试抽的几根烟，还有就是成功戒烟后，"可以安全无恙地抽一根"的那一根。这根烟能让你暂时忘却疲劳。基于上文中所阐述的理由，你将为这根烟付出巨大代价，即：在下半辈子继续吸烟。既然如此，你何必要引诱自己上钩呢？

我说过，晚宴上的那位女士，还有类似的一些哀怨的前烟民们，都愚蠢地继续对一种虚幻的愉悦，对他们希望自己从未碰触过的香烟充满着渴望。此时，你或许会想，他们可能的确很愚蠢，所有烟民都知道自己一辈子都很愚蠢，但无论你渴慕的是尼古丁、香烟还是雪茄，你有别的选择吗？这种渴慕何时才会消失？

幸好，你还有一个选择。在下一章中，我们将对以下两种非常严重的误解展开讨论。

1. 身体渴慕尼古丁。

2. 身体对尼古丁存在依赖。

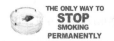

对吸烟的渴望何时才会消失

戒烟就像拔河，而对手就是你的心魔

我已经讲过，有些所谓的专家在讨论毒瘾时，他们的表述本身就会导致上瘾问题。到目前为止，最常被误用的词就是"放弃"，它意指永远的牺牲。但更严重的误用是"依赖"，无论前面添加的是尼古丁、酒精或海洛因，当你离开某物就不能生存的时候，你才"依赖"于它，而瘾君子从来没有依赖于毒品，他们只是自认为如此。当医生或专家使用这个词时，他们只是强化了瘾君子的恐惧。

瘾君子从来不曾依赖于任何毒品。一个人可能依赖于药物而生存，就像糖尿病患者需要胰岛素一样，但这样的人不是瘾君子。他们有合理的理由，使用这种毒品，而且处在控制之中。而上瘾则完全相反，它意味着失去理性，缺乏控制。瘾君子们可能认为自己有合理的理由，而且的确处于控制之中，但我此刻说的是事实，而不是假象。既然所有烟民都没有合理的理由去吸烟，那么无论烟瘾多轻，他们都是尼古丁瘾君子。

你永远不会对任何毒品形成身体或化学上的上瘾，上瘾只是一种心理假象。这种假象也可能是由身体或化学原因引起的，但无论如何，它本身完全是心理层面的。

我曾经说过，无论何时，如果烟民想客观地分析吸烟的优缺点，答案都是：烟民是个傻瓜！

回想你第一次吸烟时的情景，假如你当时想的不是"是否抽这根烟"，而是"是否要做大半辈子烟民"，你肯定会仔细思量，然后再做决定。假定你的确逐一权衡了所有因素，结论大概会是这样：

优点：10 磅

缺点：100 磅

如果你愿意，你可以亲自权衡一遍，但其实没必要。就像那个列出了 60 条戒烟理由的男人一样，无论他想出了 6 条还是 6000 条理由，都无关紧要。他这样做，只是为了让自己接受事实：他是个傻子！而他其实早就知道这一点。

显然，每个烟民经过权衡，都会得出不同的结论。但正确的答案是：

优点：零

然而，只有那些未经洗脑的人，才能明白这一点。关于做个烟民的"弊病"，每个人的答案都有所不同，但我们其实不必再纠结细节，结果总是严重倾向于非烟民一边。既然如此，为何那么多人选择吸烟呢？不！这不是他们的选择，他们只是被诱入了尼古丁陷阱。

在我们上瘾后，吸烟的利弊之比并没有发生很大改变。当我们的身体适应了难闻的烟味，"吸烟带来慰藉和愉悦"的假象开始产生，"支持"一边可能增加了几磅，但当吸烟损害健康、浪费金钱以及奴役烟民的影响显露出来之后，"反对"一边很快就会增重更多。那么，此时我们为何要继续吸烟呢？毕竟，没有任何人强迫我们。一种可能的答案是：我们忽视了理性事实。然而这只会导致另一个问题：我们为何关闭了心灵？

如果你承认，从理性的角度看，支持和反对吸烟的力量之比差不多应该是 10：1，那么，是什么力量使天平倾向了支持吸烟一边呢？无论这种力量是什么，它肯定异常强大，因而才能与烟民对于吸烟的肮脏、奴役和健康危害的担忧抗衡。

答案是：我们体内的尼古丁小怪物，不停唆使我们点燃香烟。但亚伦·卡尔仍然认为，那个小怪物引起的身体痛苦其实十分微弱，几乎觉察不到。

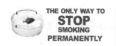

我保证真的是这样，但如果你没有了解小怪物的本性，你的生活质量就会受到严重影响。当你的大脑将这种微弱的痛苦阐释为"我想抽根烟"，而你无法吸烟时，你就会感到非常痛苦。如果你相信没有烟就会一直痛苦，那种痛苦就会引起恐惧和慌乱。就是这股强大的力量，让我们不顾更可靠的理性判断而继续吸烟，从而一直困在恐惧的监牢之中。

尽管恐惧可能只是心理上的，但如果你不了解它，它就显得非常合理而真实。然而，一旦你意识到，一根烟远远不能缓解这种恐惧，反而只会增添你的恐惧，它就失去了强大的威力。事实上，它会转化为另一方的支持力量，成为戒烟的又一个强大理由。

幸好，在掐灭最后一根烟之前，你就能消除这种因无知而产生的纯心理上的恐惧。一旦你完全理解了尼古丁陷阱的本质，并明白戒烟是件很容易的事，而且戒烟后你将和非烟民一样享受人生，这种恐惧就已经被消除了。

如我在第十四章中解释的那样，"上瘾"这个词的含义是：某种不知名的力量驱使我们无视理性判断，继续吸烟。瘾君子并非被真正的高墙囚禁，而是被无知和恐惧囚禁。消除无知和恐惧后，监狱的墙壁就会坍塌，烟瘾也是。

微弱的身体戒断反应本身只是一座小土丘，但在大量的洗脑作用下，小土丘看起来就像一座大山。消除恐惧和无知后，"继续吸烟"一边剩余的唯一力量就是那座小土丘。然而，微弱的身体痛苦也是由吸烟导致的，不能通过吸烟而消除，它自然也应该加入"反对吸烟"的队伍。现在，拔河双方开始向同一方向用力，比赛因此而终结，痛苦和奴役也随之终结。

很多曾经不幸地成为重度烟民的人都知道，将吸烟比做拔河再贴切不过了。将其描述为一种运动是不合适的，更贴切的描述是"合法的折磨"。和其他赛事一样，当对垒的双方势均力敌时，战事最为激烈。

几乎没有什么比势均力敌的拔河之战更痛苦或无聊，双方都拼尽全力，一动不动地贴着绳子，僵持不下。在观众看来，比赛似乎持续了数小时之久，而对于双方来说更是漫长。你可能觉得，这主要是体能和耐力的竞争，但事实上它纯粹是一场心理战。主要的心理问题是：你除了觉得肌肉疼痛之外，意识不到任何其他事情。疼痛从大腿开始，逐渐蔓延至全身。

站在最前面的运动员最为吃力。你紧紧盯着对手们的脸，他们都咬紧了牙关，青筋暴起，但最恐怖的是他们的眼睛，他们像僵尸一样双眼空洞。你可以看出，他们什么也没想，似乎并没有像你一样承受着巨大的压力。你绝望地逐一检视他们，希望能找到薄弱环节，但你什么也没有找到。很显然，他们都乐意靠在绳子上度过下半辈子。

当队伍中有人崩溃的时候，拔河比赛就结束了，你拼命想要避免成为那个"罪魁祸首"。在赛后的休息室里，总会有各种各样的话题可聊，但拔河比赛之后有什么话题？你不可能谈论 20 分钟裁判的水平、绳子的颜色或比赛场地的状况，拔河比赛中，其实只发生了一件事：最终，最薄弱的一环突然崩溃。

你相信对手的队伍中没有任何薄弱环节，于是开始寻思自己的队伍。问题是，你看不到他们，有些瞬间，你产生了幻觉，以为他们都离开队伍喝啤酒去了。痛苦如此沉重，以至于你以为自己正孤军奋战。你很快意识到这只是一种妄念，但你相信其他队员并没有像你一样用力。于是，你开始感到恐慌，你觉得腿一阵抽筋。除非其他队员马上崩溃，否则你肯定就会成为下一场比赛开始前的唯一话题。

某本书中曾说，巫师仅仅凭借心念就能杀人。你也简单尝试了一下，看是否能使同组队员心脏病发作。结果，真是幸运，终于有个人崩溃了。其他队员心里恨不得轻吻他，而不是批评他。在全世界所有运动中，可能只有在拔河比赛时，队员们才会既想赢又想输——当然这是在你并非链条薄弱环节的前提之下。输掉的一方还要遭受最后的侮辱，被对方粗鲁地在沙石上拖行一截。出于某些原因，你似乎并不想放开绳子。也许，经过刚才的折磨，此时被沙石擦伤和磨得淤青，反而让你感受到一种自虐的快乐。

当你回望吸烟的那些岁月，你也许会难以理解当初为何不觉得痛苦。与拔河相比，吸烟的唯一不同是：你会有意地折断链子，并像胜利者一样感到骄傲。

戒烟失败就是恐惧在作祟

当接听烟民的电话时，我有时会建议他们，在看诊前不要试图戒烟，甚至

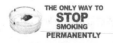

不要试图控制吸烟量。他们听到这些建议，会觉得困惑或如释重负。当我告诉他们，在掐灭最后一根烟之前不要试图戒烟或控制烟量时，他们也会感到如释重负，并更加惊讶。

有些人发现，他们吸烟的数量会比平时少，但多数人会吸烟更多，以至于在刚开始进行小组治疗不久，由于房内通风设施不够，房间里烟气腾腾，如同鸦片馆。很多客户以为这是一种"以毒攻毒"的疗法。如果"以毒攻毒"真的有用，我肯定早就用过了，但事实上它没用，其原因我已经解释过了。其他烟民觉得这有些自相矛盾。在将要开始治疗时，我会说：

"吸烟对你毫无益处。"

"既然这样，你为什么还要让我们继续吸烟，直到举行掐灭最后一根烟的仪式为止？"

我之所以这样说，有多个重要原因，其中之一非常明显：整个治疗过程是以破除假象和所有烟民都抱持的错误观点为基础的，很多错误观点只在烟民真正吸烟时，才能成功地破除。

还有一个原因是，无论你接受与否，烟民其实都是瘾君子。所有毒瘾都有十分诡秘之处，使使用者极易陷入其中，这就是：当他们服用毒品时，要么没意识到自己的行为，要么就希望自己没这样做；只有当他们不再吸烟，尼古丁开始离开他们的身体时，出于某种未知的原因，他们才想吸烟。如果他们不能吸烟，就会因为这个事实而开始苦苦纠缠，从而变得烦躁，无法集中注意力并开始感到慌乱。

你会说："哈！你承认吸烟有利于集中注意力了。"不，我没有！他们之所以感到慌乱且无法集中注意力，是因为他们学会了吸烟，而不是因为他们在戒烟，非烟民没有这种痛苦。然而，我不想与正处于慌乱状态的瘾君子谈话，无论慌乱的原因是他们被剥夺了毒品或是其他。如果我这样做，即便他们努力地聆听我说话，也无法领会我要传递的信息。

如果幽闭恐惧症患者不敢乘坐拥挤的电梯，或者有人不敢乘坐飞机，而我对他说："走进电梯吧，或登上飞机吧，我将消除你的恐惧。"你认为我成功的机会有多大。

患有这些恐惧症的任何人都会证明那只是白费口舌，除非我先帮他们消除部分或全部恐惧，否则他们绝不会进入电梯或飞机。如果我强迫他们，只会使他们更害怕或慌乱。极端恐惧之下，他们宁可杀死我，也不会屈服。如果他们这样做，也是合法的，因为他们只是在自卫。

此时，我们再次面临如何定义的难题，定义导致了一些可怕的问题。我们用"恐惧症"来指代那些没有任何正当理由的恐惧，比如我对蜘蛛的恐惧。如果我去咨询心理医生，他们肯定会将我的恐惧形容为"恐惧症"，这会让我更加害怕，因为我会觉得自己的身体存在某种根本缺陷。

如果我要在某个岛上度过一生，这个岛上没有任何高过脚面的天然或人造景观，我就没有理由恐高，但你真的认为我不会有恐高症吗？在乘坐电梯或飞机时，我们通常会有几种恐惧：

1. 害怕电梯断电，飞机遭遇机械故障或结构损坏。
2. 害怕空间密闭，导致窒息。
3. 害怕被困。
4. 害怕失去控制，或者，由于个人安危仰仗于陌生人的技能、专业技术以及机械的功能，因而感到害怕。

如今，坐飞机还有爆炸或被劫持的危险。对这些危险感到害怕，是自然而正常的反应，并不是恐惧症，它们都真正危及我们的生命。不正常的是那些不知出于愚蠢、无知还是麻木，而对这些危险毫无觉察的人。然而，如果你能向恐惧者解释飞机后备系统和自动防故障装置的工作原理，并让他们明白，机组人员也同样渴望生存，并对安全飞行充满信心，就有可能消除后者的严重恐惧，并说服他登机。

烟民之所以会戒烟失败，只是因为恐惧作祟。掐灭最后一根烟，就相当于登上飞机，然而两者之间有一些重大区别：一旦机舱门关闭，飞机起飞，心怀恐惧的乘客就无法下机，这也许会增加他的恐惧，但他至少能飞完全程；而当烟民掐灭期望中的最后一根烟时，他们真的不必恐慌，因为他们随时可以重新吸烟。然而，我已经说过，只有当你确信自己再也不会吸烟时，你才能在下半辈子一直做个非烟民。因此，如果你起飞时，带着随时可以"下机"的态度，尽管你可能因此消除慌乱，但同时你也必然会戒烟失败，这只是时间早晚的问题。

起飞时，你应该带着义无反顾的心境，这一点很关键。因此，事先消除所有的恐惧和慌乱，同样至关重要。幸好，这是可能做到的。害怕蜘蛛、电梯或飞机是正常而自然的反应，我们永远无法根除这些恐惧，即便要尝试这样做，也是愚蠢的，它们是我们自我防御的一部分。完全丧失这些恐惧是危险的，我们会变得扬扬得意。由于机组人员过于自满，飞机上的 200 多人都遇难了。然而，害怕戒烟却不是正常或自然的，这种恐惧不是与生俱来的。所有烟民在染上烟瘾之前，都没有这种恐惧，讽刺的是，它正是由吸烟而引起的。这种恐惧并非生存必需的一种防御，相反，它必然会使我们走向毁灭。

这种恐惧是由吸烟引起的，完全没必要存在，但好在我们可以在戒烟前彻底根除它。然而，如果对方是个惶恐不安的瘾君子，我就不能这样做。我需要烟民心态放松、冷静而理智，如同他们面对其他事物时一样。只有那时，他们才能对吸烟形成永久而彻底的理解，在掐灭最后一根烟的那一刻，成为快乐的非烟民，并在余生之中一直如此。

意志力戒烟法的谬误

在前一章中我讲到，烟民的脑子里对于何时才会变成非烟民，存有一些疑惑。我们已经讲过，如果你的目标是正面的，是要做成某事，那么无论任务多么艰辛，当你完成时，你至少清楚自己已经达到目标。但你怎样才能知道，自己已经达到不做某事的目标了呢？无疑，你只能宣称"到目前为止"再没有做某事。我们意识到自己问错了问题，真正要厘清的谜团是：我何时才知道自己将变成一个永久性的、快乐的非烟民，这样我们就已经消除了部分疑惑。

很不幸，尽管找出真正的问题所在并不容易，但要找到相应的答案远远更加复杂。烟民如何才能确知自己将在余生中一直做个快乐的非烟民？所谓的专

第4部分　PART 4
让那些痛苦的戒烟经历见鬼去吧

家只会导致更严重的混淆。无烟健康行动协会规定的成功戒烟的标准是：一年不吸烟。不多不少正好一年，真是方便！你相信这样的巧合吗？无数使用简易戒烟法戒烟的烟民，在掐灭最后一根烟时，就知道自己已经获得了自由，该怎样解释呢？而还有一些烟民，尽管多年没有吸烟，却仍然有吸烟的渴望，最终不得不前来就诊以消除那种渴望，无烟健康行动协会又该如何解释呢？

　　显然，一年之期纯粹是鲁莽的臆断。一年之后会怎样？那些已经戒烟一年，却仍想吸烟的烟民，将感到多么不安。相比之下，烟民们自己定下的戒烟纲领更加合乎情理。但如果连所谓专家都无法说清你要实现的目标是什么，你有多大机会实现它呢？

　　这就是采用意志力戒烟法不可能戒烟的原因，它是建立在下述错误观点之上的。

　　1. 戒烟是种习惯，只要无限期地打破这种习惯，即可成功戒烟。但我们已经阐明，吸烟不是习惯，而是上瘾行为。

　　2. 戒烟就得做出某种牺牲，烟民必须"放弃"某种东西。如果你戒烟时，相信香烟能真正带来慰藉或愉悦，那么无论戒烟多少年之后，你都不会感到快乐。尽管这种牺牲感事实上只是一种假象，它还是会延续下去，而无法吸烟只会使你心里更加渴望吸烟。

　　3. 要成功戒烟，需要极大的意志力。你的左右手哪只更有力？你可以检测一下：双手交叉，放在胸前，然后向外推，逐渐用力，直到较弱的手被迫放开为止。但这是不可能的，因为尽管一只手相对较弱，但对抗的双方并非两只手，而是你和你自己。没有人强迫你吸烟，烟民无法戒烟，不是因为缺乏意志力，而是意志力发生冲突。

　　4. 掐灭最后一根烟之后，必须经历一段痛苦的过渡期，才能变成非烟民。然而，过渡期到底有多长，却没有合理的定义。甚至成功的标准是什么，也没有定义。

　　简而言之，意志力戒烟法中夹着无知、怀疑和恐惧。不足为怪，烟民几乎

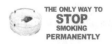

不可能通过这种方法成功戒烟。然而，其主要的错误在于，烟民们一开始的出发点就错了，这个错误产生的影响超过了其他4个错误的总和。烟民开始尝试戒烟时，就会说："我想做个非烟民。"然后在接下来数天里，他们对香烟朝思暮想，心里却在说："我想做个烟民。"的确，他们非常希望自己不再渴望吸烟，但事与愿违，于是他们在想要成为非烟民的同时，又渴望继续吸烟。

我们已经阐明，成功戒烟的关键之一是消除全部疑惑，还有什么比你不确定自己是否想要戒烟带来的后果更糟糕呢？在经历戒烟期的痛苦之后，前烟民无一例外会认为，戒烟比继续吸烟更加痛苦。而谁能责怪他们呢？我当然不能，我正是因为同样的原因，而吸烟多年。幸好，你并非必须采用意志力戒烟法不可。

或许，你仍然认为，你无法确保生活中不再发生某种事情。比如，你不能断言自己肯定不会被陨石击中。尽管发生的概率非常小，你也不能认定这种事情绝不会发生在你身上。因此，在每年都有无数前烟民再次上瘾的情况下，你怎么知道自己在下半辈子一定能做个快乐的非烟民呢？

然而，我向你保证，我确信自己不会再次染上烟瘾，而且，每个前烟民也能获得永恒的自由。尽管复吸的概率比被陨石击中要大得多，但前烟民有一个很大的优势：如果陨石将砸中你，你也毫无对策；而就吸烟来说，一切都在你自己的控制之中，任何人都不能强迫你吸烟。

因此，你唯一需要提防的人就是你自己。人们为何要吸烟？答案只有一个：因为他们想吸烟。

对尼古丁这个怪物说"不"！

吸烟有无数种诱因。它们是处于意识之中还是完全下意识的，是由烟瘾小怪物引起的，还是由社会对烟民的洗脑引起的，都不重要。烟民的一半大脑说"我想吸烟"，而另一半大脑说"我希望自己从未抽过烟"，这也毫无关系。事实上，烟民抽每根烟时，都会经历这种"精神分裂"。尽管烟民在真正吸烟时，很少意识到这一点，但它的确存在。

因此，为了确保以后不再受到"我想吸烟"这种想法的困扰，我们只需牢记三点。第一，消除"可以偶尔抽根烟"的观点。第二，理解为何每根烟都对你无益，以杜绝一切可能激发吸烟欲望的诱因。如此一来，你就不会再想吸烟，并且不会产生丝毫的牺牲或缺失感。

然而，最重要的一点是，你应该消除"烟瘾仍会不时被触发"的迷思，并打消这种观念：当掐灭理想中的最后一根烟后，你必须经历长短未知的过渡期，然后烟瘾才会彻底消失，或减轻至可以忍受的程度。

很多人难以相信，是否渴望吸烟只是他们可以轻易作出的一个选择。他们错误地认为，你要么渴望某种东西，要么不，自己对此无能为力。这种误解之所以存在，有三个原因。首先，无论我们喜欢与否，身体在一些时日内，会继续渴望尼古丁。尽管这种渴望微弱得不可觉察，但它的确存在，也的确具有毁灭效应。

此前，为了行文方便，我多次提到"微弱的身体渴望"，而事实上，身体无法渴望任何东西，不管是毒品、食物还是其他东西。身体能够体验饥饿、疲倦、痛苦和疼痛，但就连这些感觉也只是通过大脑才体验到的。如果你失去意识，你就体验不到。

只有大脑才能渴望，进一步说，只有意识大脑才能对某种东西产生渴望。自己是否渴望香烟，是每个人都能轻易决定的事。潜意识中的一些幻觉或许会产生一定影响，但渴望本身是意识范畴的，处于每个烟民的控制之中，而且一直都是如此。

我们之所以觉得自己无法控制对香烟的渴望，还有一个原因：当我们尝试着凭借意志力戒烟时，越是努力不想吸烟，就越会牵动吸烟的心思。因为我们发现无法做到不想某物，就认定自己无法不渴望它。

然而，第三个原因，也是最主要的原因是，几乎每个前烟民都像晚宴上那位女士一样，或多或少都会在某些时候想要吸烟。我们因此认为，我们在戒烟后仍然会渴望吸烟，至少在过渡期内如此，正如我们认为吸烟能带来某种乐趣或慰藉一样。

假定一个孩子想吃奶油面包，但这个面包其实是用硬纸板和肥皂做的。孩

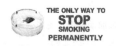

子在品尝后还会想吃吗？当然不会，尤其如果面包中还含有氰化物。这个孩子渴望的是一种虚假的东西，一旦弄清真相之后，他就不会再想吃这个面包。晚宴上那位女士以及无数与之类似的人，之所以仍然渴望吸烟，只是因为他们虽然已经戒烟，却没有认识到真相。他们因为这种让人后悔不迭的东西而郁郁不乐，这或许有些愚蠢，但可以理解。她真的认为饭后烟是种享受，而戒烟使她丧失了这种乐趣。她仍然认为吸烟能带来真正的慰藉和愉悦，因而自然会产生缺失感。

你也许会说，尽管那个孩子不再想吃假面包，但假面包刺激了他的味蕾，他会想吃真正的奶油面包。在这种情况下，那个孩子至少能吃个真正的奶油面包，以满足他的渴望，而前烟民所遭受的真正创痛就在于此。他们要么继续将香烟视为真正的奶油面包，觉得自己被剥夺了美味；要么会洞穿假象。然而，世界上有真正的奶油面包，烟民却找不到"真正的"慰藉，来满足对香烟的渴望。这就如同你发现最后的朋友其实是你最大的敌人，一方面很高兴自己发现了真相，但另一方面又感到痛苦不堪，因为你失去了最好的朋友，却收获了一个敌人。

但事实并非如此。那个人从来都不是你的朋友，你只不过以为他是。他其实只是你最大的敌人，因为你信任他，他却辜负了你。既然你现在明白了他只是敌人，他就不再值得你的信任，也不能再伤害你了。你其实失去了一个敌人。

我觉得，为让烟民对尼古丁陷阱形成正确的看法，这个比喻再恰当不过。如果你的亲密朋友或亲人去世，你肯定会经历一个悲痛的过程。甚至当你走过最初的悲痛，继续生活时，你的生命中也留下了空白，永远无法填满。但这是"既成事实"，你对此无能为力。除了接受现实，你没有其他选择，而最终你也一定会接受现实。

当烟民、酗酒者、海洛因吸食者或其他瘾君子凭借意志力戒除毒瘾时，也会觉得失去了一个朋友。他们明知自己作出了正确的选择，但仍然会产生牺牲感。假定他们也走过了最初的创痛，继续正常的生活，空虚感也将一直存在。这种空虚并非真实的，但只要他们相信如此，其效果就完全一样，而真正重要的差别在于：这个特殊的朋友其实并没有死去！相反，在烟草产业、其他烟民

第4部分　PART 4
让那些痛苦的戒烟经历见鬼去吧

以及社会大众的作用下，前烟民们在余生中必然时时刻刻受到禁果的诱惑。

然而，如果你失去的是俗世的敌人，就不必经历最初的创痛。相反，你会欢欣雀跃，从一开始就感到庆幸，并在余生中一直如此。幸好，香烟事实上绝对于你无益，戒烟也不需要你放弃任何东西。

我们已经说明，掐灭最后一根烟后，刚开始你必然非常想吸烟。在你下半辈子的众多场合中，你都会想吸烟。我们也说过，刻意地不去想吸烟是不可能的，这样做只会导致很多问题。尽管你除此别无选择，但幸好你还可以选择自己的感受和态度。

你可以选择在接下来数天甚至余生之中，一直渴望吸烟，一直忧虑这种渴望何时才会消失。但在你继续心怀渴望的同时，它怎可能消失呢？你会感到缺失和痛苦。最终，你将再次染上烟瘾，感到更加痛苦。

第二种选择是：等待着什么事情发生。这样，你既不会像第一种选择那样痛苦，也不会过于得意。你头顶上会始终笼罩着一团白云，你等待着，却什么事情也没发生。

幸好，你还有一个好得多的选择，就是：当你想起吸烟时，既不要充满渴望，也不要等待什么事情发生，而是感觉到："呵！我是个非烟民。"这完全在于你自己的选择。

打好对抗尼古丁的心理持久战

但我们如何对付那个存留数日的小怪物呢？它导致了"我想吸烟"的感受，不是吗？是的，它将停留一些时日。你必须意识到它的存在，这至关重要。你现在已经理解了这个怪物的真正本质。如果你觉得"我想吸烟"，不要留恋于这种感受，也不要压抑它而导致紧张不安，请稍稍停顿片刻。

你不必惊慌。这种感受本身并没有坏处，烟民们一生中都在体验这种感受。你需要重新调试你的大脑，它原本只将那种感受阐释为"我想吸烟"，因为在此之前，它有充分的理由相信，一根烟就能填补空虚不安的感觉。

但你此时已经明白，吸烟不仅不能消除空虚和不安，反而会引起这种感受。

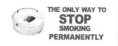

请记住："非烟民没有这些问题。只有烟民才会有这种感受，而且这贯穿了他们的整个烟民生涯。幸好，它很快就将永远消失，永不复还，岂不是很棒！"

如果你采用这种策略，即便你在戒烟时会稍稍感到紧张，但总体上也是愉快的，并非痛苦不堪。有时候，尤其是在戒烟后最初的日子里，你可能忘记自己已经戒烟。这种情况随时可能发生，但它通常是发生在早晨，在你尚处于半梦半醒的时候。你心想："我要起床抽根烟。"但你马上想起自己已经戒烟。这种情景也常会发生在社交场合，你正在与人闲谈，突然一包烟伸到你鼻子下方，你不知不觉地伸手抽出一根，随即却想起自己不能吸烟。这种时刻关乎戒烟的成败，尤其，如果递烟的朋友在你想起戒烟的事实之前，打断你的话，问："你已经戒烟了吧？"

此刻，你站在那里，手悬在半空，十分尴尬。烟民们无法掩饰他们的兴奋，对于他们来说，这件事无疑证明你并没有摆脱烟瘾，他们相信你对香烟欲罢不能。不幸的是，这对你也起到了完全相同的作用。由于出其不意，这就像有人在毫无预警的情况下，猛击你的肚子。你还未缓过气，烟民们又是一阵乱揍。

"哦，我真的很享受吸烟，要是没有这些小快乐，生活会变成什么样子？"

"我知道吸烟对健康没有任何好处，但说到底，有谁能活到 90 岁！即便我不吸烟，我肯定也会在 90 岁之前得胃溃疡死掉。"

"烟当然很贵，但如果你过得无精打采，有钱又有什么用？"

尽管我们很清楚，这些说法错误且不合情理，但在这样的场合，它们却可能显得十分合乎逻辑，也可能非常有毁灭性。几乎在一瞬间，我们所有的心理准备和前期努力能像空中楼阁一样坍塌了。我们开始对自己丧失信心，心想："我在自欺欺人吗？如果真的获取了自由，我为什么还会这样？"此时，怀疑乘虚而入，我们就开始质疑先前作出的决定了。

我们都知道，吃饭不是习惯，而是生存的实际需求。烟瘾不是一种习惯，而是一种假想的慰藉或愉悦。然而，如同大脑和人体经过调适，会有规律地进食以消除饥饿一样，烟民的大脑也会按时地"挠痒痒"。通过吃饭和吸烟，我们学会了将某种气息或场景与消除饥饿感或"挠痒痒"联系在一起。

显然，这些刺激和反应不会在你灭掉最后一根烟的那一刻彻底消失，随后数天内，你的身体会继续"发痒"。尽管这种"痒痒"难以觉察，但它的确存在。即便身体上的痛苦已经消逝，一些相关的记忆也挥之不去，这会摧毁那些凭借意志力戒烟的烟民们的努力。尽管他们的大脑中已经对吸烟积聚了大量的抗拒，任何说法都不支持他们吸烟，然而，仍会有一个微弱的声音说："你想吸烟。"他们不理解这是为什么。于是，水龙头就开始滴水了。

如果你能理解这一点，就无须担心。这是自然反应，我们要预计到它的存在，你也必须提前作好准备，应对这样的情景。无论你刚起床，还是下班或购物后回到空荡荡的家里，无论你是独自一人，还是有其他的烟民陪伴，你可能暂时忘记自己已经戒烟。你要接受事实：这并非坏事，相反，这是个好现象。它无疑证明，你又回到了上瘾之前那种欢乐的生活状态。那时，是否该吸烟的想法尚未占据你的全部存在，唯一的缺憾不是不能吸烟，而是你暂时忘记了自己"再也不需要吸烟"这一事实。

事先预知到这些时刻的出现，并为之作好准备，意味着你不会放松警惕。你甚至无须躲过那些重击，因为你披着牢不可破的盔甲。你无须质疑自己的决定，因为你很清楚它是正确的。此时，你只需提醒自己，重获自由是多么美好的事，暂时的脆弱很快就会转变为力量、平静和无量的喜悦，而选择权全在于你！

由于在这些时刻，其他烟民往往会卷入其中，因此，我们不仅要对自身反应有所预期，也要作好心理准备。理解他们的反应也有助于你应对这些时刻。烟民和前烟民之间进行着一场永恒而炽烈的心理战，事实上，前烟民拥有全部优势。然而，在上述的类似情景中，如果前烟民没有作好应对准备，在烟民的吹嘘下，他们可能认为自己的想法错了。我们在第二十六章中，已经从烟民的角度研究了这种情形。

如果在你自认为已经戒烟几个月甚至几年后，出现了这种"倒退"，就会觉得更加沮丧。就在几个月前，我下意识地从嘴里取烟蒂。如果我当初采用的是意志力戒烟法，这个经历必然会让我非常沮丧。我会想："我已经戒烟近 10 年，但到现在还没有改掉这个习惯！"而我当时的反应是："10 年前我嘴里还叼着脏兮兮的烟蒂，真高兴，我如今不再是烟草的奴隶了！"

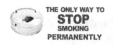

毫无疑问，你会想："我必须等 10 年才会获得这样的心境吗？"不！从我灭掉最后一根烟的那一刻起，我就已经这样，我沉醉于新发现的自由的琼浆之中。说到沉醉，很多烟民曾经在痛饮这种琼浆之后，还是戒烟失败了。他们担心这种剧情会再次上演，当我凭借意志力戒烟时，这样的事情在我身上发生了不止一次。我过去常常声称，我根本没意识到自己在吸烟。然而，我想真正的原因是，我的部分大脑仍然渴望香烟，而这种沉醉的状态变成了复吸的借口。不然，我为何在第二天继续吸烟呢？

让我惊奇的是，在"独立日"之后 6 个月时，我也遭遇了这样的情景。当时，我在朋友家里打台球。突然，我发现手里拿着一根点燃的烟，我不知道它从何而来。就是这个朋友，以前常常将烟圈喷在我脸上。不好意思，我得承认，我怀疑他和往酒里加麻醉药一样，把烟塞到了我手里。如果真是如此，他肯定为我的反应感到非常失望，因为我马上将烟碾灭，丝毫未觉得可惜或沮丧。我为自己的举动感到非常高兴。

你得接受这个事实：大脑和身体需要时间去调适，但不要为此担心。这没任何不好，倒是有奇妙的事情正在发生。无论生活中发生了什么改变，你都需要一段过渡期去适应，即便那种改变是好的。找到更好的工作、更好的学校、更好的房子或邻居，你都需要一个适应过程，或许，你在短时间内会觉得有点茫然，但你不必为此而痛苦。

提前接受这个事实：你会遭遇为难的时刻。关键是你会如何反应，你可以想："我无法吸烟，或我必须不吸烟。"这种想法是不应该的，它具有极大的危害，会带给你痛苦和遗憾；你也可以感到高兴："我忘记了自己已经获得自由！我不再是这种恶心玩意的奴隶了！"一切都在于你个人的选择。我得再次强调，我并非让你透过玫瑰色镜片看待事物，而是要你如实看待它。

在下一章，我们将讨论，我在掐灭最后一根烟时所没有预料到的另一种巨大的痛苦，这就是：终结奴役。

第 32 章 CHAPTER 32

起来，不愿受奴役的烟民们

戒烟的最大益处是不必再受奴役

到目前为止，烟民们给出的最常见的戒烟理由是健康考虑，金钱勉强位居第二。偶尔会有烟民说："我想掌控全局。"这就是在我做烟民时，一直烦恼和困惑的事情。我能控制生活中的其他方面，我讨厌"野草"，却仍由它控制着我。即便如此，我在戒烟几个月之后，才了解到我被烟草奴役的程度。我总能觉察到依赖感，但这只是因为我无法戒烟，才对我形成了困扰。我现在说的是，吸烟往往主导和控制着我们生活的方方面面，包括我们的工作、爱好、饮食习惯，甚至我们的朋友圈。

事实上，我认为，戒烟所带来的最大利益并不是健康和金钱利益，尽管它们的确是促使多数烟民戒烟的主要原因，而我也完全认同健康是最大的财富。

我一会儿说"健康是最大的财富"，一会儿又说"它不是戒烟所带来的最大好处"，似乎有些自相矛盾。问题在于，如果烟民本身已经很健康，而且绝大多数烟民也认为自己很健康，戒烟还对身体健康有何好处呢？

以我自己为例，健康和金钱一直是我戒烟的诱因，其先后顺序也一直没变，但我并未患上肺癌或其他绝症。我从戒烟中得到的好处，只是消除了对患上这些病的恐惧，因此，戒烟带给我的健康利益并不明显。

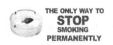

我知道，由于我吸烟，大把钱都打了水漂。然而，只有在你没有足够的钱过上舒适的生活时，金钱对于生活质量才尤为重要。如果你有多余的钱，那它往往会成为一种严重的障碍。很多年轻人没有染上烟瘾，只是因为他们非常"幸运"：在一生中对诱惑的抵抗力最差的时候，没有钱去购买香烟。只要你将香烟视作某种慰藉或愉悦的源泉，你就会认为花钱买烟非常值得。如果你买不起烟，戒烟就能让你摆脱永久性的财政危机，以你的方式过上舒适的生活，偶尔还能奢侈一下。在此情况下，戒烟带来的经济收益才显著而巨大。

我一辈子买烟的钱超过了 10 万英镑，如果我说戒烟并未带来任何经济利益，就显得有些可笑。我显然省了很多钱，但其实我有钱买烟。戒烟后，我的生活方式并没有发生重大改变，然而，我能将买烟的钱用于真正的享受，由于明知吸烟只是花钱害自己而产生的自卑感也消失了，我因此感到非常快乐。因此，我们通过戒烟所获得的真正成就，并非健康得到了多大改善或省了多少钱，而是不必再将自己看作傻瓜或奴隶。

我发现，戒烟最让人不可思议的是，它几乎总是不符合常规逻辑。从逻辑上来讲，我从戒烟中得到的最大利益是健康，其次就是金钱，但可笑的是，真正最大的收获完全出乎我的意料。我就像那个不愿从帝国大厦楼顶跳下的孩子一样，无法说清各种利益各占几分，它们都互相掺杂在一起。戒烟后，我神奇地拥有了更多能量，更大的勇气和信心，也重新拥有了"生活乐趣"。我从二十四五岁开始就觉得自己像个老人，但现在，我已经 50 多岁，却觉得自己像个年轻小伙子。在这些因素的共同作用下，我的生活质量得到了提高。我为何还要对此进行分析呢？或许，这样做的确能带给我一种优越感，但别因此而数落我。这种感觉非常美妙！你试试就知道！

你真的想一辈子被香烟奴役吗？

鸵鸟将头埋进沙子，认为只要自己看不到危险，危险就不存在。还有什么比这更荒唐可笑呢？作为智慧的人类，我们嘲笑鸵鸟愚蠢，同情它们的无知，然而烟民们就和它们一样。我们一心要抗拒所有的劝诫，为"再抽一根"寻找可笑的理由，以至于对吸烟的种种罪恶视而不见，仿佛它们根本不存在。我们无法看到真正的敌人，完全忽视了香烟对我们的彻底奴役，而这大概就是吸烟最大的罪恶。

你注意到了没：当被问到起吸烟的原因时，我们通常都会从反面回答。我们不会讲太多吸烟的原因，往往说的更多的却是为何没有戒烟。例如：

"我有钱买烟。"

"好像对健康没有影响。"

"这是我唯一的恶习。"

"生活中总得有点乐趣。"

现在，假定问题是"为何要踢足球"，你还会给出相似的答案吗？我以前认为，如果能轰掉烟民们继续吸烟的各种可笑理由背后的虚妄，就能激发他们戒烟的愿望。在我的朋友罗尼·斯托克斯戒烟前，有一个周末，他刚从一阵剧烈的咳嗽中缓过气来，他的一个烟民朋友满怀同情地说：

"照这个样子，你会得肺癌的。你为什么不戒烟呢？"

"你也是烟民，你为什么不戒烟？"

"如果我像你那样咳嗽，肯定会戒烟。"

我向这位朋友指出，咳嗽不是病，只是身体将废物排出肺部的一种途径，不咳嗽的烟民往往才会患肺癌。那位朋友脸上露出惊恐的神色，这表明他已经理解了我话里的逻辑。然而，尽管他已经丧失了吸烟的理由，却并未戒烟。不过，他开始咳嗽了。

最极端的一个例子来自我所在的高尔夫俱乐部的一个成员。他是个重度烟民，身心都很强健。尽管他已经60多岁，却仍然是俱乐部里最优秀的球手。我不忍心看着他那样摧残自己，于是旁敲侧击地想让他明白戒烟后生活将多么自由，结果却适得其反。

这是墨菲法则的一个典型表现。就如同追女人一样，你送花，对她体贴入微，彬彬有礼，恭恭敬敬，她却把你当门童对待；当你明白她的心意，不再关注她，她却又来诱惑你。我劝说这个男人戒烟的过程也是如此，无论我多么迂回巧妙，他还是觉察到了我的企图，开始对我的话充耳不闻。但我刚刚放弃，情势就发生了逆转。我每次到俱乐部，他都会逮住我，给我讲吸烟的害处，就好像我才是不知道的那个人！

有一次，他用了足足半个小时，告诉我烟民的烦恼，当时我最不想谈的就是吸烟。此前有几次，我已经告诉他，如果他需要帮助，只需预约看诊时间。尽管如此，我并没有表现得不礼貌，而是仔细聆听他一一列举吸烟的罪恶，同时控制自己，在他讲话的时候只是偶尔点头表示赞同。最终他没话可说了，于是和往常一样，承诺很快来看诊，然后就走开了。

但他刚离开，又转回来，说："最近我在想吸烟的事，你所说的话我都同意。吸烟对我绝对没有任何好处，唯一让我感到安慰的是，我抽的是Truborg&Freyer。虽然这种烟可能比其他香烟要贵，但也是最好的烟！"我说："如果我吸食海洛因，花了半小时时间告诉你海洛因瘾君子的痛苦，最后却说，我唯一的安慰是我购买毒品的价格是其他人的两倍，你肯定更加觉得我是个大傻瓜，不是吗？"他说："你夺走了我最后一根救命稻草。"

我相信了他，但他还是没来见我。故事的结尾喜忧参半，喜的是他从那以后就戒烟了，坏消息是，他一直等到心脏病发作才戒烟，而且此后一直活在以前的阴影中。这个故事说明，只是粉碎烟民们的借口和错误观念，不足以让他们戒烟。他们继续吸烟，并非因为他们所声称的原因，事实恰恰相反，这些原因是他们捏造出来的，只是为了继续吸烟寻找借口。一个虚假的借口被粉碎后，他们会再找一个。粉碎他们所有的借口也只是将他们的衣服脱光了，他们并不会因此戒烟，只会和我以前一样，开始说："我不知道为什么要吸烟！我是个傻子！是个烟鬼！"

有些人如此评价我的戒烟法："亚伦·卡尔从理论上推翻了烟民们的各种借口和托辞。"的确如此，但这本身并不能促使烟民戒烟。只有当烟民意识到，他们无须成为烟草的奴隶，戒烟后不会怀念吸烟，反而会更加享受生活，并更加自如地应对生活压力，而且戒烟过程中没有可怕的痛苦，他们才会想戒烟。

多年来，我一直说："所有烟民都想戒烟。"很多人都表示反对。我已经解释过，尼古丁替代品只会使烟民更难戒烟。然而，在社会对尼古丁贴进行大范围推广时，出现了一个有趣的事：非常多的烟民受到引诱，开始尝试这种替代品。突然之间，他们都从哪里涌了出来？如果在尼古丁贴被发明之前，他们都不想戒烟，为何尼古丁贴激起了如此大的兴趣？毫无疑问，唯一的解释就是：

让那些痛苦的戒烟经历见鬼去吧

他们其实想戒烟，只是在等待某种神奇的药丸面世，并希望通过这种药丸戒除烟瘾。即便尼古丁贴其实并非他们一直在寻找的神奇药丸，很多烟民还是心存侥幸，乐意为此花费上千英镑。

讽刺的是：烟民们所等待的那种神奇药丸已经存在将近10年了。然而，由于他们相信戒烟需要极大的意志力，而且他们都曾经有过戒烟失败的经历，以为自己缺乏戒烟所需的意志力。他们都在寻找某种神奇药丸，希望从中获得必要的激励。

你是否记得，许多年前，当乔治男孩尝试戒掉海洛因时，社会给予了广泛关注？当时，负责治疗的医生发明了一种神奇的盒子，有助于减轻戒毒的痛苦。那位医生后来搬到了美国，我有幸收到她的一封信。在信中她告诉我，她在使用"轻松戒烟方法"帮助烟民戒烟。后来，乔治男孩通过英国电视为《这书能让你戒烟》做宣传，我更是受宠若惊。

我时常会怀疑自己的戒烟方法是否存在问题。对我来说，如果要制造某种电子设备或某种能够神奇地消除戒断反应的、秘方配制的无害药丸，都很容易。我可以申请专利，赚上几百万，比尼古丁贴的发明者赚得还要多，因为我的发明有效，而他们的没有，没有人能和我竞争。

但我没有那样做，原因只有一个。我们每个人都拥有某种神奇药丸或魔盒，它比任何医生或医药公司的发明都更有效。你根本不需要那些玩意儿，还有什么武器比人脑威力更大呢？我的方法加上你的大脑，就成为一种神奇药丸，它比那些玩意儿所声称的威力还有大成千上万倍。

自由万岁！

直到戒烟几个月之后，我才明白，我以前参加别人的婚礼时，从未真正高兴过。这很容易解释：婚礼让人厌烦，这种仪式总是如此。"新娘都漂亮至极，不是吗？"的确是。不管她平常多么普通，多么平凡，但在婚礼那天总会散发出温暖、美丽和独特的气质，而且，她完全掌控着整个局面。在婚礼之前，她完全被母亲控制着。但通过这个仪式，她坚决而委婉地让母亲从此闭嘴，不再

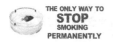

大呼小叫。不可思议地是，她的母亲真的闭嘴了！

由于某种奇怪的原因，婚礼对于新郎来说，似乎有着完全相反的作用。在此之前，新郎给你留下了处世机警的印象，但现在他却显得腼腆、不善辞令、笨手笨脚，活像个愚蠢的懦夫。你不明白那样一个活泼美丽的姑娘到底看上了他哪一点，而你以前为何没注意到他脸上长满了粉刺。当他说出誓词，发誓要爱她和保护她时，你觉得他以后肯定会失言。

但如今，我很喜欢参加婚礼，这是个让人激动的社交场合。是婚礼变了吗？当然没有。唯一改变的是，当我坐在教堂里的时候，我不必再想："这里不能吸烟，我恨不得马上走出去抽根烟。"我再也不必因为不能吸烟而心焦得像猫抓一样，苦苦忍受折磨。

在烟瘾最严重的时候，我由于精力不足，呼吸不畅，已经无法游泳了。我和朋友们一起到了地中海，说："我们潜水吧。"但 5 分钟后，我就说"我们回去吧。"朋友问："急什么？我们才游了 5 分钟。"我无法向他解释，我之所以匆匆忙忙，只是因为需要抽根烟，而在海里吸烟会让我觉得自己很愚蠢。于是，我独自上岸，来不及擦干身子，就赶忙叼上烟，全身湿淋淋的，沾满泥沙。这就是作为烟民的美好享受。

你得记住，这种奴役会愈演愈烈。每个星期，可怜的烟民都会遭到一些攻击，有的只是试图吓唬或羞辱他们，有的是为了禁止他们吸烟。鸵鸟和烟民在害怕的时候都会将头埋进沙里。他们面临着危险，却感到自己无法应对，于是只能假装危险不存在。当鸵鸟将头埋进沙里后，危险就消失了吗？当然没有。进一步来说，这样做真的能消除恐惧吗？我不知道，但我估计答案是否定的。就算它们将头埋进沙子里，也不太可能屏蔽恐惧。根据我的亲身经历，当烟民们将头埋进沙子里时，既不能消除危险，也不能消除恐惧。

也许，鸵鸟并不如我们所想象的那样愚蠢。或许，它们的敌人尽管跑得更快，视力却不好，因而将头埋进沙子里是鸵鸟最好的防御方式。或许，烟民也并不像看起来那样愚蠢。他们之所以对烟瘾的可怕视而不见，很可能不是出于恐惧，而是因为他们相信根本没有解脱之道。尼古丁贴的畅销证明，如果有机会逃脱，烟民们就会去尝试。但他们再次被骗了，真是悲哀。这也使我更加下定决心，要让他们都找到解脱之道。

然而，只要烟民继续逃避现实，就必然继续被囚禁。他们所面临的唯一危险就是无知，如果他们不再逃避，就会消除无知、沉迷和恐惧。请睁开眼睛！你们所面临的问题不是由大众或社会造成的，而是由烟瘾造成的！非烟民无需担心是否还有足够多的烟，飞机是否会晚点，以及他们邂逅的下一个人是否吸烟，只有可怜的烟民才有这些麻烦。

烟民会下意识地以一种奇怪的方式，反抗这种奴役。有关吸烟的一个奇特景观是在机场的香烟免税店，烟民们会高兴地用完最大限额，如果有幸能使用非烟民的份额，他们也不会放过机会。烟民们会沾沾自喜地想："我至少节省了20英镑。"但同时，有个微弱的声音说："你真的要将所有这些脏东西吸进肺里吗？尽管这次节省了20英镑，但以前因为吸烟又花掉了多少钱呢？"你会想："没关系，抽完这些烟，我绝对戒烟。"但这些烟很快就没了，比你想象中快得多。你想："多数都给别人了，我会戒烟的，但现在不是时候。"于是，梦魇就一直持续下去。

如今，很多烟民不会买免税烟。他们希望自己在抽完那么多烟之前，就已经戒烟了。这就是当今社会中正在发生的奇怪事。所有烟民都希望他们从未染上烟瘾，不仅烟民的态度和行为在改变，吸烟的整个烦琐程序也在改变。你留意到了吗？一次性打火机已经取代了镀金的打火机。当我还是小孩子的时候，18岁或21岁生日礼物通常是价格不菲的烟匣，如今这种东西已经极为少见。所有烟民都认为吸烟只是暂时的，他们希望自己在不久后某一天醒来时已经发生了很大变化，希望自己很快就能完全摆脱那个肮脏的恶魔。

每个烟民都会为自己的烟民身份而感到羞耻，都希望自己从未学会吸烟。大众一般认为烟民是意志薄弱的人，但事实恰恰相反：顽固的烟民往往拥有出色的调控能力，不喜欢被他人控制，也不喜欢被他们所厌弃的"野草"控制。摆脱尼古丁的奴役和控制，是件多么美好的事，我无法形容。戒烟后，你将怀着真正的怜悯，而不是羡慕或缺失感，去看待其他烟民。因此，戒烟带来的最大益处不是健康或金钱，而是不再厌弃自己，换而言之，就是获得自由！

此时，我们已经接近目标了。在你抽最后一根烟之前，还有一个更重要的问题需要讨论。这就是：戒烟的时机。

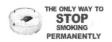

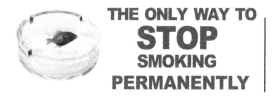

THE ONLY WAY TO
STOP
SMOKING
PERMANENTLY | 第5部分 |

现在，你已经戒烟了

第 33 章　CHAPTER 33

戒烟的时机

"戒烟日"只会让你推迟戒烟

烟民往往会挑选两种时机，尝试戒烟。为了加以区分，我需要回到烟民的"精神分裂"上来，确切地说，就是第三十一章中谈到的"天平"。尽管天平两端往往起伏不定，但对于烟民来说，在大多数情况下，它们都偏向吸烟一边，无论我们的逻辑大脑作出怎样的判断。一种时机是，我们生命中发生某件事情，使天平发生倾斜，从而激发我们尝试戒烟。例如：由于哮喘发作而担心健康，由于失业而无力支付吸烟的花费等。

第二种时机就是我所说的那些"没有意义的"日子，如元旦、生日和全国无烟日。我将它们形容为"无意义"，是因为它们对于我们是否吸烟，没有任何影响。换句话说，它们不影响天平两端的重量。

它们的唯一作用是，让烟民树立一个戒烟的目标日。这有什么不好吗？如果它们真的帮助烟民戒了烟，哪怕只是少数烟民，就没有任何问题。我不否认，很多烟民在这些"无意义"的日子里戒了烟。然而，他们和其他凭借意志力成功戒烟的烟民一样，这些日子对戒烟并没有任何促进作用。事实上，"无意义"的日子让烟民花费了更大气力，才最终戒烟。这些日子导致了巨大的危害，其原因有如下几点：

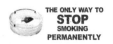

首先，由于"无意义"的日子并不影响天平的平衡，烟民们处于分裂状态的大脑仍然会偏向吸烟一方。任何迫使他们戒烟的尝试，都只会强化香烟所带来的那种虚假的慰藉和愉悦，无论压力源自于他们自己还是他人。全国无烟日就是一个典型的例子。不切实际的社会改良家们往往会使大多数烟民的后颈发凉，结果，多数烟民直截了当地拒绝戒烟，连无烟日当天也不行，更不用说永久戒烟了。由于无烟日当天根本极少有人尝试戒烟，所以其副作用也减弱了。但社会所作出的巨大努力，就这样被浪费，而且使烟民更难以戒烟，真悲催！

　　从目前来看，烟民最常尝试戒烟的"无意义"日是新年。可笑的是，这一天也恰好是戒烟成功率最低的日子。通过一个典型的戒烟尝试案例，我们可以对这种反常现象进行解释。它也能帮助你理解，为什么所有"无意义"日都对戒烟起着反作用。所有"无意义"日本身就不利于戒烟，而新年前后的特殊氛围，使戒烟的尝试一定会失败。

　　烟民最常在新年那天尝试戒烟，并非巧合。这一天历来就是作决定的日子，除此之外，在圣诞节和新年前后，我们通常会参加很多派对，抽很多烟，因此每天起床时嘴里都如同粪坑。到新年前夜时，我们的胸腔已经被堵得死死的，此时我们迫不及待地作出戒烟的承诺。

　　但在禁烟数天之后，胸腔中积聚的废物消失殆尽，最初促使我们决心戒烟的情形快速消失。与此同时，我们体内的小怪物已经数天没有喂食，正在进行垂死挣扎，疯狂地需要尼古丁，这会滋生空虚感。而在节庆之后人们通常会经历低潮期，正好强化了这种空虚感。即便我们挺过了这段时间，也不要高兴得太早，真正的困境尚未到来呢：我们还需要返回工作之中。即便在平时，每到星期一早晨，我们就觉得够难受了，而新年后重返工作岗位的头天工作日，更是其中之最。

　　那些已经打破戒烟承诺的同事，争先恐后地把烟塞到你嘴里。如果我们仅仅接受一根，有谁能责备我们呢？哦，那根烟抽起来真美妙啊。不久，我们又抽了一根，再一根。"无意义"日不可能帮你戒烟，因为他们根本不会对你大脑中的天平产生任何影响。而只要天平仍然倾向吸烟那一边，你就会继续吸烟。"无意义"日迫使我们三心二意地尝试戒烟，因此具有极大的害处。它只是让我们勉强承受了一段时间的苦行，我们因此更加相信：戒烟很难，而世界上最宝贵的东西就是香烟！

任何不成功的戒烟尝试，都只是因为烟民觉得丧失了乐趣。烟民们一直在使用意志力抵抗诱惑，而最后，所有的"库存"都用光了。大约两年后，他们才能积聚起足够的勇气，再次尝试戒烟。这就如同告诉一个在距离终点 100 码处瘫倒的马拉松选手："不要伤心，先休息几个小时，再重新跑。我敢肯定，这次你一定能赢。"在这种情况下，马拉松选手不可能获胜。烟民们再次尝试戒烟时，如果使用我的方法，就能获胜，但你不可能说服他们尝试我的方法！

或许，你认为"无意义"日还有一个好处：至少能促使烟民尝试戒烟。但事实上，这才是它们最大的罪恶。在我们的烟民生涯中，我们一直在拼命寻找借口，推迟戒烟。"无意义"日只是给了我们一个现成的理由，让我们将戒烟日推迟到下一个"无意义"日，而到了那天我们也一定会失败！

如果你脚上扎了一根刺，非常痛，你会决定留到新年或全国拔刺日吗？如果你当时 20 岁，你会等到 40 岁时再拔刺吗？我们之所以一再拖延，是因为我们不想现在戒烟。而真正到了"无意义"日那天，我们试图改变现状时，又会发生什么呢？我们只会感到慌乱不安，觉得丧失了某种乐趣！

因此，我们显然只能在第一种时机下尝试戒烟，也就是某个事件使天平倾斜，促使我们尝试戒烟的时候。通常，这就是我们一直告诉自己，它一旦发生，我们就一定会毫不迟疑地马上戒烟的那种事。比如怀孕，或者因为吸烟，不仅健康受损，连生命也受到威胁的情况。讽刺的是，在这些时刻，我们也觉得难以戒烟。这也是尼古丁陷阱的另一个狡猾之处：无论我们选择在哪天戒烟，似乎总是时机不当。

或许你以为，当失业或生命明显受到威胁时，你就会戒烟。但这些时候不正是我们最需要香烟"慰藉"的时候吗？如果在平时戒烟时，你觉得很难，而且感到很痛苦，你真的认为在失业或即将接受心脏搭桥手术时，会更容易戒烟吗？

有些前来就诊的烟民对我说："我遵循了全部指令，成功戒烟了，我很感激，但我似乎没有像你一样感到激动或快乐。"这是因为我并未遭遇真正的困

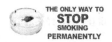

难。以前，我真的以为自己面临很大压力，总等着稍稍缓和后再开始戒烟。年轻时，我努力养家，因此以为全世界的重担都压在我肩上。如果我的孩子做了错事，我就会小题大做，大发雷霆，那时真的觉得自己存在严重的人格缺陷。但如今，我意识到，那不是因为我自己有缺陷，而是因为我的身体渴望尼古丁，让我感到空虚不安。直到今天，我仍然不能向孩子们解释清楚这件事，因为烟民谈论吸烟时，总会说："吸烟能让我冷静，让我放松。"

直到戒烟后，我才意识到，正是因为吸烟严重损害了我的身体和心灵，其他问题才显得如此严重。如果你失业或将接受大手术，那么在戒烟的那一刻，你显然不会欢欣雀跃。但烟民在失业或将要接受手术时会欢欣雀跃吗？当然更不会，非烟民在这种时候也不会。关键在于，如果你不吸烟，此时就不至于那么痛苦。就像我一样，尽管你戒烟后，可能发现这些问题仍然存在，却不会再为此感到焦虑。如果你决定等问题解决后再戒烟，那么，无论问题是经济上的还是身体上的，戒烟的理由都会自动消失。这就是尼古丁陷阱的狡猾之处，但我们会变得更狡猾。

戒烟的最佳时机应是最难戒烟时

几年来，我一直认为自己比世界上其他所有人都更了解吸烟的本质。它本来只是个异常简单的骗局，但由于各种谎言以及包括所谓专家在内的大众的无知和误解，社会将其变成了一个异常复杂和巧妙的骗人的迷宫。

由于我对其简单和复杂性都一清二楚，我能够提供一些有关戒烟的最好最明确的建议。在我写《这书能让你戒烟》时，我对戒烟的时机问题尚有疑问。我曾建议，通过戒烟来放松身心的商人可以在年假期间戒烟。但此刻，我得明确地指出，商人戒烟的最佳时机，是一年中最忙乱、压力最大的时候。同样，主要在社交场合才吸烟的烟民，最好在一年中规模最大、最激动人心的社交活动上戒烟。

尽管我很确定，这些时刻是最佳时机，但我不知道是否应该建议烟民在这些时候戒烟。我将解释我的顾虑所在，以企业主管为例，如果这样一个人在假期戒烟，应该拥有如下优势：

1. 度假时，前烟民感到快乐而轻松，更能应对戒断反应。

2. 如果他真的无法集中注意力，容易发火，至少不会影响公司其他员工的利益和情绪。

3. 戒烟3周之后，戒断反应已经消失，而体内积聚的绝大部分毒物也已经消散。而且，经过3周休整，前烟民再次回到办公室时，精力充沛，自信满满，会忘记自己曾经吸烟这回事。

这是对吸烟和度假的曲解。这种观点以为，烟民经过彻底的休整，在假期结束时，电池又充满了电，可以尽情驰骋商业战场了。但事实上，在假期前几个星期，你就已经像蚁窝被踏平后的蚂蚁一样，四处乱窜了，以确保一切能按时就位，在你度假期间，公司能正常运转。在度假刚开始几天内，你会发现很难放松，总是担心有些事情没安排好。此后，你完全沉浸在度假的气氛当中，忘却了公司里的事。突然之间，你一直担心不已的事情似乎都毫不重要了，你不明白那些细小的事情为何会让你焦虑不安。你决定，等回到公司后，不再将这些事情看得太重。

在3个星期里，一直有人侍奉你，纵容你，把你当皇帝对待。你没有任何问题或责任；你大把花钱，就好像今天就是世界末日；你吃喝无度，畅饮至深夜。而返程的航班延迟了数个小时，当你回到家时，身心都疲惫至极。

事实上，你在假期过得越快乐，假期结束时，你就感觉越糟糕。你发现假期花销超过预算一倍，你根本无力支付。别担心，也许那堆积如山的邮件中，藏着什么好消息呢！事实上，你已经很幸运了，除开日常广告、账单和更让人扫兴的病毒邮件之外，你还收到了3封获奖通知，告诉你赢得了25万英镑的大奖。

你尚未来得及打开行李，就回到了办公室，情绪低落到极点。你的同事毫无同情心，尽管他们没有明说，但他们的态度无疑在说："你倒好，在你享受的时候，我们一直被困在这里，为你卖命。"而事实上，当你检查3个星期中积压

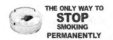

下来的工作时会发现，你不厌其烦地嘱咐员工在你度假期间务必完成的简单任务，他们都没有完成。在这种情形下，如果前烟民忍不住抽根烟，我们完全可以理解。然而，我们的同情对他们无益：他们又上瘾了。

问题是，如果你挑选一个自认为合适的日子去戒烟，在面临真正的考验之前，你就无法知道自己是否已经戒烟成功。"好，我已经证明，不吸烟也能享受假期，但当我回到工作中，当我的车抛锚，或当高尔夫球友或牌友吸烟的时候，我能忍得住吗？参加婚礼，过圣诞节，或参加正式晚宴，有人分发雪茄时，又会如何呢？"你必须在不同的情形和场合下继续证明自己，这表示你仍然心存怀疑，不太确信自己已经戒烟。

然而，如果你在感觉最困难的时候戒烟，无论是在备受压力的时候，社交场合，还是疲累不堪却需要集中注意力的时候，你都能立刻证明，没有烟你也能享受生活或应对压力。于是你知道，在其他情况下你也能做到。换句话说，如果你成功跳过了 2 英尺高的栅栏，你仍然不知道自己是否能跳过 4 英尺或 6 英尺。但如果你一开始就跳过 6 英尺，就无须担心 4 英尺或 2 英尺的栅栏。

现在就是戒烟的唯一时机

那么，既然我能明确地指出，最佳的戒烟时机就是你觉得最难戒烟的时候，我为何还感到为难？我为何不建议烟民此时戒烟呢？好吧，我会建议你这样做。但你有勇气和信心去尝试吗？如果你一开始就想跳过 6 英尺的栅栏，或许你会因失败而丧失信心，而如果你一开始跳过 2 英尺、4 英尺和 5 英尺的栅栏，你就会获得足够的信心并掌握技巧，从而成功跨越 6 英尺。

而且，让你选择在最困难的时候戒烟，还存在一些问题。即便你能够理解此时戒烟其实最容易，而且相信你有勇气这样做，但当那一刻到来时，你真的不会退缩吗？毕竟，作为烟民，我们一生都在临阵脱逃，寻找理由以推迟戒烟那一天的到来，不是吗？

即使你理解其中的道理，相信自己不会退缩，但如果你认为，对你来说，最困难的时期在几个月甚至几年之后，这是否意味着，我建议你等到那时再戒烟呢？当然不是！

至此，你肯定觉得我不仅没有澄清你的疑问，反而在混淆视听。很不幸，这个局面真的很混乱。当你感到恐惧时，几乎不可能判定自己的决定是否理智。幸好，有一个简单的方法，可以帮助你确定戒烟的最佳时机，这就是遵循你给予其他烟民的建议。

假定你的孩子或父母患了慢性病，无法治愈。现在，有一种简单便捷的治疗方法。你会建议他们等待假期过后，或等到生活压力减轻之后，再去治疗吗？你会说："我担心你会就此死去。这种病不会自然减轻，只会越来越严重。请现在就接受治疗！那样你才能真正享受假期，生活也不会再有巨大的压力。"

我已经解释过，你所预定的戒烟日往往都是错误的戒烟时机，无论是"无意义"日还是其他日子。这其中并没有什么奥秘可言，事实上其原因再明显不过了。它们必然是错的，因为唯一正确的戒烟时机就是现在！今天！

我们实在没有必要去确定戒烟的最佳时机。无论怎么说，烟民都没有理由推迟戒烟。"现在"之所以就是戒烟的唯一时机，有几个理由：

1. 至此，你的大脑已经受到全面的准备和调试，使你易于戒烟。就像将要向冠军宝座发起冲刺的拳击手，或即将攀登珠穆朗玛峰的登山员一样，你的士气此刻处在巅峰状态！

2. 你实在没有任何合理的理由，去推迟戒烟。如果你有，这就说明你没有完全理解尼古丁陷阱的本性。请注意，如果你现在不能理解，你就一辈子也无法理解。在你决定推迟戒烟之前，要么重读这本书，要么和朋友进行讨论，要么拨打我们的帮助热线，要么直接到我们的诊所来。

3. 推迟戒烟有什么目的呢？说到底，你为什么想这样做？戒烟后不会发生任何不好的事情，你也没有放弃任何东西。相反，你摆脱了一种可怕的疾病，获得了惊人的收获。而且，在这个过程中，你不会感受到任何痛苦。拳击手和登山者除了要进行周密的计划和准备之外，还必须经历极大的痛苦和艰险，才能达到目标，而你所做的精心计划和准备，就是打造了一把门钥匙，可以打开你自己筑造的监狱。在你掐灭最后一根烟的那一刻，监狱的门就打开了！

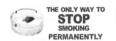

最后一根烟

"最后一根烟"让你慌了吗？

　　光是"最后一根烟"这个说法，就会使大多数烟民感到害怕。或许，它也会在你的心中引起不祥的感觉，让你害怕、担心甚至慌乱？或许，它就像"油漆未干"的标牌一样让你想要避开。或许，即使在经历了所有这些反洗脑之后，你仍然觉得"永远不再吸烟"的想法，让你难以接受。如果的确如此，请不要担心。这只是因为社会洗脑所留下的印记尚未彻底清除。因此，你必须清除它。

　　有些烟民来到诊所的时候，会感到慌乱不安，但我们会逐渐消除这种恐惧，使其转变成一种自信，并在最终想到自己已经脱离陷阱时感到得意洋洋。当我们进行"最后一根烟"仪式时，偶尔会有烟民再次变得慌乱起来。他们往往都聪慧而理智，真正想要戒烟，并彻底地理解了我的戒烟方法。他们似乎根本没意识到自己将再也不能吸烟，而这正是问题所在。他们的确没有。

　　数年来，我们对事实视而不见，拼命地寻找继续吸烟的理由，浑然不顾它多么苍白无力。然而，在开始吸烟之前，我们并不需要吸烟，非烟民看起来也过得非常快乐，连众多的前烟民也是如此。戒烟到底有什么美妙之处？烟民们所假想的快乐和愉悦到底在哪里？后来，我突然明白自己其实不需要吸烟！当我最终接受"自己不再需要吸烟"这个事实时，那种极度快乐，让我难以言说！

你会感到难以置信地轻松，这就好像你心里的一片巨大的暗影被移走了：你再也不必瞧不起自己，担心吸烟浪费钱或损害健康；再不必担心你是否还有足够多的烟，某个场合是否允许吸烟，以及你碰到的下一个人是否非烟民；再也不必感到脆弱、痛苦、肮脏、缺失或愧疚！

很快，你就会抽最后一根烟，并发誓不再吸烟，但你必须打败"再也无法吸烟了"这个让你感到痛苦的妖怪。留着它就等于好不容易走到迷宫门口，却发现某种看不见的障碍挡住了路。就是"吸烟能带来好处"的假象使我们拒绝接受"再也不能吸烟"的事实，当使用意志力戒烟法时，我们会感到痛苦和缺失，从而强化这种抗拒心理。这些我们以为真实存在的东西，让我们建起屏障。我们已经证明，所有的吸烟理由都是假的，但为了成功逃脱，我们还必须移除这道屏障。

如果你觉得，这种"永远不再吸烟"的想法让你难以接受，试着面对你剩下的唯一选择：在余生之中永远不停止吸烟！

这只是简单的选择，但你必须做出选择。或许，你认为这只是"两恶取一轻"，对你没有任何好处。那么，请你问自己如下问题：

1. 你会担心自己再也不患流感吗？当然不会！流感是个坏东西。好吧，让我们试试人们普遍视为美味的东西。

2. 想到自己可能再也吃不到鱼子酱，你会流冷汗吗？

3. 想到自己可能永远不会患艾滋病，或永远不能注射海洛因，你晚上会失眠，或感到慌乱吗？

不会？那么，不再遭受"世界头号杀手病"的折磨，为何会让你感到不安？我已经向你保证，戒烟异常容易，只要你完全遵循我的指令。我的第一条指令是：遵循其他所有指令。第二条就是，别再想"我再也不能吸烟"。你之所以戒烟，是因为你不喜欢被"烟草"奴役。你应该这样想：

这不是很棒吗？我再也不必叼着这种恶心的玩意了！我自由了！

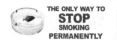

我们需要清除社会灌输给我们的很多观点，就像飞行员在起飞前，进行逐项检查一样，我们也要逐项检查，以确保能成功戒烟。下一条指令是：在落实前一项之前，不要急着进行检查下一项。如果你有任何疑问，请重读相关章节，或拨打求助热线，或直接前来就诊。决定一旦做出，就不可更改。只有一种东西会使你戒烟失败或感到痛苦，那就是：质疑你作出的决定。而会让你产生怀疑的主要有两种因素：

1. 认为戒烟使你作出了某种牺牲。

请记清楚：你完全不必放弃任何东西。我是说，吸烟并不能带给你真正的愉悦、慰藉或好处。尽管看起来如此，但这只是一种假象。关于吸烟有许多可悲之处，其中最显著的是：烟民点燃香烟时所感受到的愉悦或慰藉，使他们对可怕的疾病、金钱、奴役、肮脏和羞辱视而不见。与之相反，非烟民一生中都感受着真正的愉悦和慰藉。

如果你觉得这种说法自相矛盾或让人混乱，那么，让我说得更详细一点。比如说，脱掉挤脚的鞋子，会让人觉得舒服，但我们从中获得的真正愉悦是什么呢？我们只是不再承受穿着挤脚鞋子的痛苦而已，换句话说，就是和不穿挤脚鞋子的人一样感到舒适。在我们开始吸烟之前，我们并不需要吸烟。当尼古丁离开身体，我们会感到空虚和不安。如果我们接着再点燃一根，这种痛苦就会部分地消失。慰藉、愉悦、放松或满足的感受，其实正源于此。因此，我们所感受的真正的愉悦，只是不再承受非烟民不必承受的那种痛苦。

烟民点燃香烟时所感受到的真正的愉悦是：暂时回归和平、自信和宁静的状态，而非烟民一生都处在这种状态之中。由于每根烟都不能消除痛苦，反而会引起更多的痛苦。那种愉悦或慰藉并不是真实的，只是一种假象。而且，由于身体日渐对尼古丁免疫，即便这种虚假的放松感也永远不能使烟民回到吸烟前的那种巅峰状态。幸好，要回到巅峰状态，方法其实很简单，只要戒烟即可。

2. 认为偶尔抽根烟，并不一定会导致上瘾。

请记住，要终生做个非烟民，唯一的关键是永不再吸烟。要一生都做个快乐的非烟民，关键是永远不要渴望吸烟。如果你想抽一根烟，就会想抽第二根和第三根。

这样，你就只有两种选择：要么终其一生渴望吸烟却不能，因而感到痛苦，要么能够吸烟，却因此感到更加痛苦。或许，你为不能"偶尔抽根烟"而感到伤心，但只要你接受了这个事实，就再也不会因此而困扰，就像你不能"偶尔注射海洛因"这一事实不会造成困扰一样。请铭记：你要么上瘾，要么完全不吸烟，没有"偶尔吸烟"这回事。

还有一些因素，会使你质疑你的决定：

1.认为自己是根深蒂固的烟民，拥有上瘾性人格，或在某方面与其他人不同。

2.容易受其他烟民的影响。记住，被剥夺了生活乐趣的人不是你，而是其他烟民！如果你已经看过并理解了这本书的内容，那么，你在吸烟的问题上，绝对比他们懂得更多。因此，请忽略他们的看法。如果你能给予他们一些建议，就更好了。

3.纯粹出于愚蠢！根据经验，我毫不怀疑你们有些人将会因愚蠢而戒烟失败。你们将和其他戒烟失败的人一样感到痛苦。请别让你自己成为其中之一！

为戒烟庄严宣誓

如果你完全同意以上说法，我们就可以继续讨论其他指令。你需要作出一个决定，有些人觉得作任何决定都很难，所有人都会觉得难以作出某些决定。有些情况的确很难抉择，比如选择哪台电视或哪辆汽车。通常，其他产品的价格和质量与之相当，买家几乎不可能分出高下。无论你平时觉得作出决定是简单还是困难，都无关紧要。幸好，此时你需要作出的决定，将是你一生中最容易的决定。这一方面是因为，就其对你的寿命和未来生活质量的影响来说，这

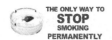

或许是最重要而有益的选择。而且，如果你权衡戒烟的利弊，就会发现，真的是"有百利而无一害"。

戒烟的利弊如此悬殊，什么是正确的决定，完全没有疑问可言。但这并不是说，你无须作出决定。正确的决定一直显而易见，你并没有决定做个终身烟民，只是被诱骗，不知不觉掉进了尼古丁陷阱。但这个陷阱经过精心设计，将要一直囚禁你，不让你轻易觉察。幸好，你可以轻易从中逃出。逃出陷阱的关键之一是：马上抽掉你的最后一根烟，与此同时，对自己庄严起誓，保证无论今后发生什么事，无论遭遇好的或坏的时刻，你将永远不再吸烟！

或许，你感到起誓并没有什么用，因为你曾经在一个或多个场合下起过誓，却违背了誓言。如果是这样，请不要担心，我也曾经这样做过。我们之所以戒烟失败，不是因为我们发过誓，而是由于其他原因。现在，尽管我们已经消除了那些原因，但你仍然有必要进行庄严的宣誓。如我所说，戒烟失败的主要原因是怀疑。你必须作出决定，否则一定会怀疑。

起誓时，不要只是从形式上念出誓词，然后希冀理想的结果会自然随之而至。你无须大声念出誓词，但你必须在起誓的同时，清楚自己在此刻拥有了强大的戒烟理由。过些日子，这些原因就会逐渐消失。日复一日，年复一年，你对于吸烟的记忆会变得模糊不清。将这些想法根植在你心中，让它们保持鲜活，这样，即便绝大部分细节会消失，你不再吸烟的决心却不会。

想象一下，几个月以后，你将难以相信自己曾经必须吸烟，更不用说曾经让香烟主宰你的生活。你将不用害怕再次上瘾，因为这意味着危险！此时，你会很容易受到诱惑。请提前意识到，你将经历一段危险期：你可能喝得醉醺醺，或身处烟民之中，也可能遭遇创痛。在那些时候，你会卸下防御。请现在就预测到这种场合的存在，并将其纳入到你的誓词之中：如果它们真的降临，你已经预先作好准备，因此不会受骗而再次点燃香烟。

警惕危险期的诱惑！

很快，我将要求你抽最后一根烟。吸烟的时候请注意体验。全身心地留意其味道、气味以及你吸进肺部的秽物。抽一口后，看看过滤嘴。你会发现，它已经变色了。用干净的白纸巾包住烟蒂，再吸一口，纸巾上有了烟渍。别忘了，纸巾并没有起到完全过滤的作用。而吸烟时，真正的滤网是你宝贵的肺，它积聚了你无数次吸烟所产生的秽物。也别忘了，你无法更换这个滤网。

问问自己，你从中获得了什么乐趣？试着通过最后一根烟，将奴役你一生的东西铭刻在你心中，想象你体内的尼古丁小怪物。你第一次吸烟时，创造了这个怪物。你日复一日年复一年地喂养它们，因此花掉了辛辛苦苦赚来的大部分钱。这个怪物却一直在毒害你，一直在嘲笑你，此刻也和那些烟草制造商一样满怀信心，认为你在掐灭这根烟后，很快就会再点燃一根。

你记得侏儒怪的故事吗？连续几个星期，它一直在公主面前扬扬自得，自信公主永远无法猜出它的名字。然而，在最后一天，公主发现了它的名字，却假装不知道，去戏弄它。你能想象公主当时的感受吗？他们的地位突然发生了逆转，你能想象公主所感受到的极度愉悦和自信吗？现在，她不再屈服于这个暗中危害的小怪物，而是在它面前扬扬自得。

这正是你在灭掉最后一根烟的那一刻将经历的事情。在那时，阴险的尼古丁小怪物不知道发生了什么事，你的朋友和亲人也不知道，但你对此心知肚明。

在那一刻，你将笃定地切断它的生命线，就像切断深海潜水者的氧气管一样。灭掉香烟时，不要因为再也不能吸烟而感到"前途暗淡"。你已经给了强大的敌人致命一击，你应该为此感到高兴。你已经切断了它的尼古丁供应，再也不需要做任何事情。什么都不能阻止它走向死亡，除了一件事：你因为它的垂死挣扎而感到焦虑。

在一段时日里，尼古丁小怪物都将不停地垂死挣扎，你应该为此欢欣雀跃。这种垂死挣扎会以多种方式呈现，有的自相矛盾：易怒、闹早、不安、茫然、心不在焉、昏昏欲睡、亢奋或焦躁。这让烟民们一直觉得：我手上得做点什么。

这种感受是真实存在的，但它也是虚假的。然而，如果我们详加研究，它有助于我们更好地理解尼古丁陷阱的本质。为何烟民的脚没有同样的需求？为什么非烟民似乎从来没有这样的问题？而烟民在开始吸烟之前，也没有这样的问题。很多烟民坚称，这正是他们开始吸烟的原因。对于这些人，你可以说：

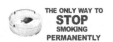

"好吧，我接受你的说法。因此，我们假定这种感受与吸烟无关，而是你基因中有着某种缺陷。如果你手上真的需要做点什么，难道你想不出某种比香烟更温和、便宜而耐用的东西吗？难道铅笔不好吗？如果你的问题真的只是你手上需要做点什么，你为何要点燃它？为何要把那些致命的毒烟吸进肺里？"

尽管"手上需要做点什么"的感觉是真实的，但请注意，这是由上一根烟引起的，而再抽一根也不能消除这种感受。尤其要注意，这只是暂时的，很快就会消失。还需注意，这其中不涉及强烈的身体痛苦。只要你不为此而焦虑或想吸烟，你就不会感到痛苦。事实上，身体痛苦十分微弱，这意味着戒烟很容易。然而，对于一些烟民来说，正是这种微弱的身体反应引起了问题。他们只能将这种感受视为：我需要或想要抽根烟！

如果前烟民严格遵循了所有指令，耐心地吸收和相信我所说的一切，并确保已经清除了社会洗脑所产生的全部影响，这种感受会让他们感到非常沮丧。他们为何仍然需要或想要吸烟呢？

这就是务必完全理解身体和心灵痛苦之间的区别的原因。我需要或想要吸烟的感受，是一种真实的身体感受。因为你的大脑经过多年调适，将这种身体感受阐释为"我想吸烟"，它因此受到愚弄，意味一根烟就能消除这种感受。然而，你此时知道，香烟只会导致这种空虚的感受。在接下来的一段时间，你的身体将继续承受微弱的身体痛苦，这就是我在上文中提到的"尼古丁怪物的垂死挣扎"。你或许还会发现，很快你的大脑就会将那种感受阐释为：这就是烟民所承受的！我自由了！真棒！

然而，这种感受可能自己呈现出来。你接下来要做的是，预期并接受这种感受的存在。它也许与戒烟完全无关，生活中很多其他的事情都会导致易怒、不安和烦躁。另一方面，其部分或全部原因可能是尼古丁戒断反应导致的身体不适。无论如何，都将其归因于戒烟吧。

问问自己，你遭受了什么真实的痛苦吗？请提醒自己，你可能感到的任何不适，都不是由戒烟导致的，而是因为你当初开始吸烟。你还要提醒自己，这种痛苦并非从你掐灭最后一根烟时才开始存在。烟民在整个吸烟生涯中，都承受着这种痛苦。每当他们没有烟或剩下的烟不多时，每当他们前往图书馆、医院、电影院、剧院、博物馆、教堂或画廊时，每当他们乘坐公共交通、拜访非烟民朋友或上班时，甚至当他们晚上睡觉时，即便他们可能没意识到，他们的潜意识中也肯定能感受到这种痛苦。这对他们的身心都会产生影响，并通过梦境或睡眠质量体现出来。尤其请记住，再抽一根远远不能消除这种痛苦，只会确保你在余生之中一直承受这种痛苦。

告诉自己，非烟民不必遭受戒烟引起的身心痛苦，不会感到空虚和不安，而正是这种感受使烟民无视健康风险、金钱损失、终身奴役和耻辱。因此，在戒烟后数天里，如果那种感受降临，你不必感到慌乱或因为不能吸烟而痛苦，对你自己说："真棒！我体内的那个小怪物正在死去。"如此一来，即便你感到有点不安或紧张，也能维持快乐的心境。

请记住，时间会解决一切问题。这有点像丹尼斯·惠特利小说中的描写：黑暗势力会想方设法地说服你，让你离开保护圈，但他们所用的计谋都只是假象。只要你待在保护圈中，就能安全无恙。而只要你明白了这一点，就不必害怕或慌乱。让体内的小怪物饿死吧，在它垂死挣扎的时候，好好享受这段时光。不要因为在它面前洋洋得意而感到愧疚，毕竟它已经在你面前得意了足够多的年头。只有你再吸烟时，它才能再次在你面前耀武扬威。

为什么要进行"最后一根烟"仪式？

在小组治疗时，每当我们进入"抽最后一根烟"环节，通常会有烟民说：我真的不想再吸烟了，真的必须抽最后一根烟吗？你可能有同样的疑虑。考虑到我们的最终目的是使你戒烟，这个仪式可能让你感到奇怪。然而，尽管我不喜欢在任何场合劝他人吸烟，但"最后一根烟"仪式十分重要。这有几个原因，其中不能忽略的一个原因是：这是你人生中的一个重大时刻，或许是你一生中作出的最重要的决定。这个仪式是值得的，请好好享受这个时刻吧！当你的记忆变得模糊时，你会有一些美好的事情可以回想。通过举行这个仪式，你不仅治愈了一种可怕的疾病，而且取得了一种伟大的成就，而所有烟民都想要取得这种成就。烟民和非烟民都将为此而敬重你，而最以此为傲的人就是你自己！

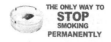

你将要逃离有史以来最为阴险、狡诈的陷阱。我说过，所有烟民都能轻易戒烟，的确如此。但要一丝不苟地经历这个过程，理解你自身以及尼古丁陷阱的本质，让你自己轻松戒烟，并在余生中一直做个快乐的烟民，这需要你坚持不懈，也需要你有勇气敞开心扉。我很享受那些通过《这书能让你戒烟》、视频或看诊而成功戒烟的前烟民给予我的赞扬，我觉得自己是个好的导师，但我始终知道，好老师的最大财富是好学生。不要低估你的成就。

然而，我们之所以需要进行"最后一根烟"仪式，最重要的原因是：戒烟的唯一障碍不是尼古丁戒断所引起的身体痛苦，而是怀疑、不确定及等待变成非烟民。当你起誓时，你承诺自己将变成非烟民。而在你掐灭最后一根烟的那一刻，你就真的变成了非烟民。知道自己何时能带着愤恨和胜利感，挥手扔掉最后一根烟的烟蒂，并在同时消灭尼古丁小怪物，对自己说："耶！现在我是个非烟民了！"这十分重要。

我怎么知道这就是最后一根烟

如果你已经经历了这个仪式，就无须再重复一次。或者，如果你仍然不想再抽一根，也并非必须进行这个仪式。然而，你必须完成同样的心理过程。接受"你将永远不再吸烟"的事实，至关重要。如果只是希望自己再不吸烟，那么你一定会怀疑并最终戒烟失败。但你怎能确定这将是你最后一根烟呢？很简单，你只需遵循其他指令。

1. 意识到在你灭掉最后一根烟的那一刻，已经成为非烟民。通过切断尼古丁供应，你已经完成了成为非烟民所需的最后一项行动，你已经打开了监狱的大门。其余的指令都是为了确保你以非烟民的身份重新开始快乐的生活，并在余生中一直如此。

2. 不要等着变成一个非烟民，不要等待身体痛苦消失，不要等待"启示时刻"的到来。

否则，你就会产生恐惧。除了继续生活之外，还请记住，你不必等待身心健康恢复常态，在你停止摄入毒品的那一刻起，它就在缓缓恢复了。作好准备日后将遭遇好日子和坏日子，就像你戒烟前一样，但要明白：当你的身心健康逐渐恢复，好日子就会更好，而坏日子也不再那么糟糕。用心体会你的身心正在发生的重要变化。

对于所有的变化，我们的身心都需要时间去适应。在随后的一段日子里，你将感到有点异常。这可能是紧张、不安、茫然，也可能是自信和极度亢奋，还可能在瞬息之间转变心境。接受它，不要为之焦虑。否则，你就会感到害怕。或许，你认为在感到紧张和不安的同时，不可能感到快乐。但我保证，当你知道那种紧张和不安源自你正在治疗的疾病时，你就能同时体验到两种相反的感受了。

3. 请记住你戒掉的是烟瘾，而不是生活。不要只是因为戒烟而改变生活方式，为了与戒烟同样的自私原因而改变它，那就是：更好地享受生活。

4. 不要使用香烟替代品。你不需要它！

5. 不要质疑你的决定，不要渴望吸烟！

你已经做出了生命中一个非常重要的决定。如果你曾经理智地权衡过吸烟的利弊，其答案将一直是：不要吸烟。结论明显倾向于戒烟一边，我们甚至不必进行权衡。事实上，结论如此显而易见，烟民们甚至都不敢进行权衡，我们也不必就此继续啰唆。所有烟民在染上烟瘾之前，戒烟之后以及沉溺于尼古丁陷阱期间，都对此心知肚明。我需要告诉你的是：你已经做出了你明知正确的决定，你应该接受这一点，即今后任何事也不可能改变这一事实。因此，在接下来数天里，以至整个余生之中，永远不要质疑或怀疑你的决定，以免让自己受苦。

因为如果你渴望吸烟，或因为无法吸烟而苦闷，你就将自己置于无法解脱的境地之中。如果你不吸烟，就会感到痛苦，那么你抽了烟，则会感到更加痛苦。重要的不仅仅是不再吸烟，最重要的一点是，既然你已经做出了明知正确

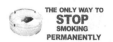

的决定，就别再怀疑或质疑那个决定，永远不要渴望吸烟！

我说过，你起誓时需要预先考虑到，将来，当你对吸烟的记忆模糊之后，可能会再次受到引诱。在你真正点燃香烟之前，总是会先想到香烟。这种诱惑通常是"只抽一根、一包或一次"。想象第一根烟带给你的痛苦和损失，如果你在第一根烟后再不吸烟，抽那一根烟真的有任何意义吗？它真的值得你去冒险吗？当然不。因此，请记清楚，如果你仍然想吸烟，你真正需要考虑的问题是：我真的想，从此以后一直做个烟民吗？

你甚至无需浪费时间，来考虑这件事，这就是不复吸的唯一关键。从一开始就训练你的大脑，并在以后一直这样做，以便当脑子中浮出想抽一根烟的想法时，你能马上将其摧毁。沉溺于这种想法，没有任何好处。很快，你的大脑就会接受事实：这是在闪亮的不锈钢板子上种植烟草籽。你会惊奇于它如此迅速就明白了自己是在浪费时间，于是，抽一口的想法马上就会消散。

6. 不要有意避开烟民或吸烟的场合，但也不要随身携带香烟，或将香烟放在家里、办公室或车里。

很多凭借意志力成功戒烟的烟民，都会建议你随身携带一包烟。事实上，很多前烟民认为这是他们成功戒烟的秘诀。从游艇事件中的男烟民身上，我们可以得出几个有用的结论。你也许会说，当他没带烟时，会感到慌乱，而当他取回烟后，却能很高兴地不去吸烟。这其实恰好证实了我的观点：烟民所面临的问题主要是心理上的。

他后来之所以不吸烟，不是因为他有了烟，而是因为那个非烟民同伴在场。他一离开那个同伴，就点燃了香烟。我承认，如果你使用意志力戒烟法，随身带烟的确有助于消除慌乱的感觉。然而，凭借意志力戒烟极其困难。还记得那个在 6 个月里一直盯着一盒烟的烟民吗？你肯定不想那样痛苦。使用我的戒烟法时，我们会最先消除恐慌，你无须随身带烟。请理智地看待这件事情。

戒烟的唯一障碍就是怀疑和等待。如果你确信自己将不再吸烟，你为何需要随身带着烟呢？如果你真的这样做，说明你一开始就存有怀疑，最后一定会戒烟失败。你会建议前嗜酒者留着一瓶威士忌吗？如果你留着烟，就会一直受到嘲弄和诱惑。只需一个脆弱时刻，或些微的创痛，你就会再次吸烟。反之，即便你感到脆弱，等到你屈尊向另一个烟民要烟，或到烟草售卖店时，那个时刻已经过去了。这能导致成败之别。

因此，如果我建议你不要随身带烟，我为何不建议你避开其他烟民的诱惑呢？因为你一旦如实看待吸烟这件事，它就不再对你具有任何诱惑。你需要随身带着海洛因吗？你当然不会。光是想到这样做，你就觉得难受。但你需要避开海洛因瘾君子，以免受到诱惑而开始注射毒品吗？当然不必。那种场景只会让你感到恶心。当你开始看到烟民的本来面目，你可能想要避开他们，但这是因为你讨厌他们，而不是你会受到诱惑。

7. 不要试图采用小技巧，将注意力从吸烟上转开。最重要的是，不要努力避免想到吸烟。你此刻在想什么？你不可能有意地避免想到某种事物。

即便你只是尝试这样做，就会产生恐惧，让自己感到痛苦。无论如何，在戒烟后数天内，你体内的尼古丁小怪物垂死挣扎，会让你想到吸烟。即使在这个小怪物已经死后，你周围还是会有很多烟民提醒你，从你出生的那天起，他们就一直如此。

无论你喜欢与否，你都不能避开烟民或相关话题。关键是，根本没必要避开烟民，也没有必要刻意不想吸烟。

你的生活正在发生神奇的事情，想到吸烟并不一定让你感到痛苦，我生活中多数时间都在想吸烟相关的事情。你想的是什么才重要，如果你想的是："我必须不再吸烟！"或"什么时候才能不想吸烟？"你当然会感到痛苦。但如果你想的是："我是非烟民了！耶！我自由了！真棒！"你就会感到高兴。如果这些想法连续数天或在余生中一直在你脑海里盘旋不去，你就会像着了魔般感到高兴。

胜利的时刻终于来临。你能想象，当登山员将旗帜插上喜马拉雅山顶时，他们心中有着怎样的感受吗？你将获得类似的成就。此刻，我要请你抽最后一

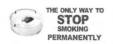

根烟。

有些烟民在就诊结束时，担心不能完全记住我的话。或许你也有着同样的担心，不要着急。我想你并不能记住你读过的所有内容，也不能记住本章中所有详细的指令。幸好，你也不必如此，我将对这些指令进行总结，并给出代码，以帮助你记忆。

我的戒烟指令

我已经反复向你保证，只要你遵循全部指令，就一定能成功戒烟。你可能经不住诱惑，直接跳到了这一节，而没有读完全书。这不能帮你节省时间，只会让你费更多周章。

采访我的人总想找到亚伦戒烟法的秘诀所在，但最终他们常常会说："这真的只是一些简单的常识。"的确如此。然而，所有烟民都知道吸烟是种愚蠢的行为，但他们并未因此而戒烟。我的戒烟法远远不止如此。

如果只是发出一些简单指令，以下两点就够了：

1. 永远别再吸烟。
2. 无论何时你想起吸烟，都这样想："耶！我成了自由烟民！"

你只要遵循这两条指令，从此以后就能做个快乐的烟民。然而，如果你认为吸烟能带给你某种愉悦或慰藉，你虽然还会想："耶！我是个非烟民了！"但却并不相信这一点。相反，你会感到缺失和痛苦，而且迟早会再次吸烟。因此，你不仅要遵循所有的指令，还必须完全理解其背后的理由，最重要的是：你得相信它。

亚伦戒烟法真正的关键在于：首先要彻底理解尼古丁陷阱的本质，明白戒烟后你并没有放弃什么，社会对香烟的一切溢美之词都只是一个大规模的阴谋。了解了这一根本真相之后，我们就有足够的理性，去消除社会灌输给我们的那些观点。

我们唯一想要获得的是一种心境。一旦你获得了这种心境，就不必再心存怀疑了。你不必记得烟民可怜和痛苦的所有原因，在你开始吸烟之前，你就知道烟民是傻瓜，而你的烟民生涯证明了这一事实。我已经解释过，为何平日里聪慧的人会受到诱骗，相信吸烟具有某种真正的好处，而落入尼古丁陷阱。

印证了你原本就知道的结论之后，你就无须再质疑你的决定，就像你无须质疑"世界是圆的"一样。的确，无论你将经历美好的或糟糕的时刻，每当吸烟这件事进入你的脑海，你都只需记住字母 Y。这个字母有两重意义，一是让你想起那个神奇的小单词：why。这会提醒你，你已经回答了有关吸烟的所有"为什么"，继续沉溺于这个话题并没有什么用。但我已经说过，你不可能刻意不去想吸烟，所以除了沉迷于这个问题，你还能做什么呢？这就引入了字母 Y 的第二个作用。它代表 YIPPEE（耶）！它真的就是这么简单。在接下来几个小时、几天甚至将来任何时候，每当想到吸烟，你只需这样想："耶！我戒烟了！我真幸运！"一直这样做，你就能在余生中一直做个快乐的烟民！

第 35 章　CHAPTER 35

戒烟之后

为什么我感受不到"启示时刻"？

至此，你应该已经掐灭了最后一根烟。那你就已经是个非烟民了。从这时起，请把自己当作非烟民来对待。你不必等待什么，只需继续生活。你可能会太过焦虑，不满足于此。请相信我，我和你一样焦虑——我曾经告诉你任何烟民都会觉得戒烟很容易，我最不愿意做的事情就是：让你对此产生怀疑。

如果你没有怀疑，就不必继续读下去。然而，接下来的一些内容可能对你有用。自从我掐灭最后一根烟，已经很多年过去了，但它的残光一直未灭。我以前认为自己永远也不能摆脱"烟草"的奴役，而戒烟的伟大成就，如今仍让我心中充满巨大的喜悦。

逃出尼古丁陷阱给我带来了巨大的好处。我说的不仅是那些显著的好处，如健康状况、幸福、精力、勇气、信心、寿命、财富、自由和自尊等得到提高。戒烟为我的生命带来了全新的意义，它带给我一种全新的人生哲学。然而，在谈到这种人生哲学之前，我需要对两个问题进行讨论，它们可能会给前烟民带来麻烦。

第一个问题是，你可能感受不到"启示时刻"。如果这并没有带给你多大困扰，而你也很高兴做个快乐的非烟民，还担心什么呢？只要继续享受生活就

现在，你已经戒烟了

好！否则，我们就必须做点什么。没有感受到"启示时刻"的前烟民，通常是那些其实无意戒烟，只想走走过场以安抚亲人的人。然而，要确定某个烟民是否属于这种情况，往往并不容易。如我所说："所有烟民都想戒烟，也都想吸烟。"这种矛盾心理贯穿我们的整个烟民生涯。而现实中，每个烟民都有某个朋友或亲人，非常想让他们戒烟，这使整个情形更加复杂。以我自己为例，当我拜访催眠治疗师时，只是为了安慰妻子，并没想到真的会由此戒烟。但由于我潜藏着强烈的戒烟欲望，所以最终获得了自由。

如果你认为，你之所以没感受到"启示时刻"，是因为你的戒烟动机不充分，因而可能受到引诱再次吸烟，那么，请首先想象：那些戒烟动机不充分的烟民通常会找到某种理由，要么不读这本书，要么不读完。如果你并非真正想要戒烟，你不太可能读到这里。如果你仍想着再次吸烟，那么请在将你自己送入死囚监狱之前，尽量坦率地回答如下问题：

"如果医生告诉你，如果你不戒烟，就会失去双腿，你会成功戒烟吗？"

如果你的答案是"是。我相信在那种情形下，我能成功戒烟"，那就意味着你没有理解部分基础要点。如果重读本书也没有用，你可能是在盼望有人发明某种神奇药丸，来帮你戒烟。如果真是这样，请将头从沙子中抬起，这种药丸已经发明出来了。你需要弄清楚的是，你为何不愿意使用这种药丸。尼古丁陷阱的最诡秘之处在于，无论你滑到了瓶子草的哪个位置，你都会被迷惑，以至于想要留在其中。我建议你要么拨打我们的求助热线，要么联系我们的诊所。

烟民到达诊所的时候，常常一点也不想戒烟。他们或许认为，自己是在浪费时间，但我们并不这样看。

我们花费很大一部分时间，帮他们清除那些戒烟的障碍，然后才会解释，戒烟非常容易。当我最初成立雷恩斯公园诊所时，我十分清楚以下两个重要的事实。

1. 尽管烟民本身可能没有意识到，但我知道每个烟民都能轻易戒烟。

2. 我还知道，我能在 10 分钟内说服某些烟民，而对于另外一些烟民，可能需要 10 年。

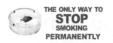

正因为如此，我们对所有烟民固定收费，而不是和多数理疗师或咨询师那样，按小时或就诊次数收费。这有着双重好处。一方面，烟民不必担心自己是否能支付多次诊疗的费用。理论上来说，他们可以看诊一千次，也无须多花一分钱，如果他们最终不能成功戒烟，连固定收费也可以无条件退回。事实上，绝大多数烟民只需一次就能戒烟，而剩下的人中，绝大多数也只需治疗两三次。

加拿大皇家骑警队骄傲地宣称："骑警不会让任何一个坏人逃脱。"我也很想模仿他们的语气说话。我们以100%的成功率为目标，尽管我们知道永远不可能达到完美，但仍然为之努力。经过努力，我们已经非常接近这个目标。偶尔会有烟民放弃继续就诊，但我们可以和加拿大皇家骑警队一样骄傲地宣称："我们从未放弃任何烟民。"而且我向你保证，只要我仍然在管理诊所，就一直会坚持这样做。

我曾经有一辆很讨厌的车，在平常情况下，它都能毫不费劲地启动，但每遇到紧急情况时，它就无法启动。这个制造商的几家颇有声誉的代理商都没能找出问题所在，因为他们在场时，汽车都能轻易发动。绝望之下，我打电话给一位在地方报纸上刊登了广告的兼职修理师。我说："我真的很担心我的车。"他回答说："你不必再担心了。你给我打电话的时候，就已经完成了你该做的。现在是我的问题，而不是你的问题了。"

这是最为振奋人心的话，在帮助烟民时，我也采用了同样的策略。遗憾的是，我不可能将你的吸烟问题完全承担下来。只要你尚未戒烟，你就仍然面临着一个问题，我需要你的帮助，才能将你拯救出来。然而，你还需要明白，在你戒烟之前，我也会将其视为我的问题。这就是我们的收费方式的另一个好处。这也减轻了我们的压力，我们不必担心某个烟民能否支付治疗费，也不必担心有人会赖账。绝大多数烟民能轻易戒烟，抵消了少数人多次就诊的成本。这样我们就能集中精力，治疗每一个烟民，不管他需要就诊几次。

偶尔，会有极想戒烟的前烟民没有感受到"启示时刻"。这是因为他们戒烟的愿望如此强烈，引起了焦虑，而焦虑感反过来让他们无法遵循或理解某些指令。他们最常见的错误是：

1. 等待"启示时刻"降临。

2. 努力不去想吸烟。

3. 仍然认为，戒烟后再也无法享受某些时刻。

4. 认为戒烟在他们的生命中留下了空白。

请记住，如果你遵循所有指令，就一定能成功戒烟。不要认为，你相信并理解了这些指令，自然就表示你遵循了它们。打高尔夫球时，我在击球前告诫自己的最后一件事是："不要抬头！"但我想不必告诉你接下来我做了什么。请一丝不苟地逐一核对每条指令，问问你自己："我真的遵循了这条指令吗？"

最重要的是，你要记住，所有这些指令都服务于一个目的：获得正确的心境！

如果你已经理解并遵循了所有指令，却仍然感到"前景暗淡"，你就像已经拿到通向自由的钥匙，却忘记使用的囚犯。如果这就是你的问题，你绝对没有理由感到"前景暗淡"，你只需转动钥匙。请抛却悲观失望，高兴起来！只要你理解并相信这些指令，就能做到这一点。

如果我心里还有怀疑呢？

除了感受不到"启示时刻"外，唯一可能出现的麻烦是：在你感受到"启示时刻"的某个瞬间，怀疑可能潜入你心中。

我已经强调，最重要的事情是消除怀疑，并完全意识到暗示的力量，我甚至不想让你觉得，有一天你可能产生怀疑。然而，在有些时刻，不管出于何种原因，事情会从一开始就出错，或者最初尚好，后来就发生了问题。如果这样的事情发生在你身上，不要慌乱也不要绝望。最重要的是，不要放弃尝试。任何烟民都能轻易戒烟！

如果你有任何问题，唯一的原因就是，你没有理解或没有遵循某些指令。问问你自己，你是否感受到任何真正的身体痛苦。现在，你已经明白，身体痛

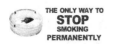

苦要么微不足道，要么根本不存在，你真正的问题是心理上的，而你有能力纠正它。

接下来，让我们逐一核查各项，看看你是否能自己找出问题所在。如果这样做不能解决问题，那就重读我在第二十三章结尾处对那种药丸的描述。如果你服用的是那种药丸，你还会遭遇同样的问题吗？如果答案是肯定的，就意味着你将药丸与香烟联系在了一起。此时，请反其道而行。如果答案是不，试着找出自己认为香烟不同于药丸的原因。有些人很容易联想到脸部疱疹的比喻，以及《这书能让你戒烟》中描述的神奇药膏。

巧合的是，疱疹的比喻有助于消除这种观点，即政府能通过立法或提高香烟的价格，轻易解决社会的吸烟问题。如果你相信那种药膏能治愈疱疹，你会不管合法与否，花 500 英镑买一支吗？这是可以理解的，因为受害者相信自己完全不能离开药膏，尽管这种依赖其实只是一种假象。我们很难借助它认识到尼古丁陷阱，因为多数烟民在尝试戒烟之前，都不认为自己离不开尼古丁。即便他们戒烟失败，多数烟民仍然不愿意接受这个事实，因为他们无法理解。但这并不影响他们依赖于尼古丁，即便这种依赖也和对药膏的依赖一样，都只是假象。如果现在香烟的价格仍然是 50 分一包，你问烟民们："如果价格翻 4 番，你会戒烟吗？"多数人会回答："会。"但如今价格已经翻了 4 番，却仍有 1300 万英国人没有戒烟。

你认为，海洛因瘾君子会担心毒品价格吗？他们当然担心，就像烟民担心香烟的价格一样。但事实上，价格问题并没有阻止海洛因或尼古丁瘾君子摄入毒品。

自然的众多悲悯之一就是：我们往往记住好的事情，而忘记坏的事情。这使人生的苦难不那么难熬。但就吸烟来说，这种悲悯常常会导致灾难。而且，我认为一个人对他人犯下的最大的罪恶，不是羞辱他们，或打断他们的胳膊，而是让他们感到厌倦。因此，如果你认为我在此处说得太多，请务必了解我这样做的原因。

父母们认为孩子染上烟瘾是愚蠢所致，但那些已经逃脱尼古丁陷阱，却又再次上瘾的成人，该愚蠢多少倍呢？然而，很多前烟民无视我的告诫，仍然复吸了。不要低估尼古丁陷阱的巧妙。我说过，我们还需要对两件事情进行讨论，其一就是那些没有感受到"启示时刻"的前烟民，另一件则更加严重，它关于那些获得了"启示时刻"的人。这些人面临很大的危险，戒烟的过程越简单，他们面临的危险就越大。

我已经对这种危险进行了一些详细的讨论。如我所说，真正的关键是，在你做出明知正确的决定之后，永远不要再质疑这种决定。然而，我记得，我在十几岁时读过一本书，第一章的标题是"年轻女性千万不要受邀进入年轻男性的卧室，无论是什么理由"，第二章的标题是"当你进了年轻男性的卧室，该怎么办"。

我们生活在现实世界里，你必须清楚，烟草产业为利润所驱使，加上现有烟民的恐惧和无知，会巧妙地对你施加影响，不停地诱惑你。我已经给出了应对诱惑的相应建议和秘诀。如今我已经对那种危险免疫了，如果你还没做到这一点，就需要在此刻做到。

你听说过核武器大屠杀吗：它毁灭了地球以及当中的一切生物，只有一只公猴幸免于难。多年后的一个冬天，这只猴子全身湿透，饥寒交迫。它一直在大地上四处游荡，寻找其他活着的生物，如今已经不抱希望了。突然，他听到一个声音说："你为什么不到我的岩洞里来，这里温暖舒适，而且我有很多食物。"它抬起脸，看到一只母猴，这是他所见过最为美丽的母猴。它感受到强烈的诱惑，但却奇怪地犹疑着并未走上前去。它看向四周，说："谢谢你，但我想还是不用了。难道我们真的想让这一切重来一次吗？"

问题的关键是，你没有意识到根本不存在"抽一根烟"这回事。如果是，抽一根能有什么问题呢？无论你想到自己或他人吸烟时，别再将其视为孤立或偶尔的状况，请如实地看待它：这是奴役你一生的枷锁。如果你这样做，无论何时想到吸烟，你就只会这样想：我真幸运！我粉碎了那套枷锁！

戒烟后的人生将是崭新的开始

现在，让我们抛开消极和失败，说一说我的人生哲学。由于我的工作是帮

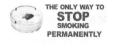

助他人拯救自己，很多人认为这是出于利他或慈善的动机，而我本人并没有公开这样宣称过。如果你希望这就是我人生哲学的前提，很抱歉你肯定会失望。相反，我的人生哲学是建立在利己的信仰之上的，我相信：上帝创造人类的本意，是要我们享受人生，它赋予我们神奇的人体机器，使我们能实现这一点。这种信仰本身的基础不是希望或盲目的信仰，而是观察、经验和事实。

或许此时你已经匆匆得出结论：我的人生哲学远远不是利他的，而是"只要我自己好，谁管你呢"。你错了。我的基本哲学是享受人生。然而，如果你周围都是痛苦的人，你也很难享受人生。

你能在饥民的注视下，享受一顿奢侈的大餐吗？你觉得，是与那个人分享大餐，还是将大餐全部送给饥民，自己挨饿几个小时，更令你感到快乐呢？在圣诞节时，我们绝对有必要给他人赠送礼物，并做一些慈善行为。我们从给予中得到了收获，这让我们感到快乐。只要想一想，如果我们在一生中都坚持这样做，我们会快乐多少倍啊！

你肯定听说过爱因斯坦的相对论，我对它所知不多，它应该是一种很高深的理论。然而，我很乐意告诉你亚伦·卡尔的相对论，其基本要点是：接受生活充满起起伏伏这一事实。如果生活是一条直线，我们活着就会像不能动的植物一样非常无聊。

几年前，我和朋友在一家酒店过圣诞节，圣诞晚宴是典型的八菜大餐。我说："我怎么可能吃完这么多？"有人回答说："开吃吧，这是圣诞节，投入到这种气氛中来吧。"我照做了，但我并不享受那顿大餐。我吃得太饱，以至于随后一个星期，我都不想吃饭。当时，我埋头消灭食物，没有想到这一点，但如果让 10 个饥饿的人来分享这顿大餐，那对他们将是盛宴。

还有一个从巅峰跌落低谷的例子。一个人赌球时赢了 10 万英镑，过了一个星期，他最好的朋友看见他非常沮丧，便问他：

"杰克，你到底怎么了？我听说你上个星期赢了 10 万英镑。"

"对。我的确赢了。"

"那你为什么看起来这么痛苦？"

"因为这个星期我全输了。"

我的人生哲学的关键是，提前接受"起起伏伏是人生的一个重要部分"。当你处于巅峰时，接受它并享受它！有时，巅峰源自于命运中的某些好的机遇，你能理解其原因。而在另外一些时候，你并不知道其背后的原因，你只是感到活着真好，那就不要花时间来分析原因，只是接受它，活在当下，并从中感受每丝每毫的快乐。

当你处于谷底时，应采用相反的策略。不要只是接受它，应该试着分析原因。有时，原因显而易见，只是命运给了你重重一击。但你能采取积极的行动，减轻或完全消除其负面效应，甚至将其转变为优势。无论如何，你已经进入了一个向上的循环。或许你对当前的糟糕处境无能为力，比如你摔断了腿。即便如此，你心里也不必感到沮丧。在你摔断腿的那一刻起，它就开始愈合了，你已经处于上升循环之中。虽然你被迫静卧一段时间，但这不正是读那些你想读已久的书，或学习象棋、桥牌、乐器的大好时机吗？

有时候，你的确不能采取积极的行动，缓解重击带来的影响，但你仍然没有理由感到沮丧。在现代社会，我们常常为之紧张的诸多事情，其实根本不是问题。在你屈服于打击之前，请问问你自己："这真的如此糟糕吗？"在很多情况下，我们因为可能发生的事情而担心。对于这种情况，我们最好假定它真的将发生，并询问自己："假定它真的发生，就是世界末日吗？它最坏的可能是什么？"等待次坏往往比接受最坏更让人害怕。

这是你环顾四周，将自己与那些境遇更加不幸的人进行对比的最佳时机："好吧，尽管我下岗了，但我至少还有自己的家人和朋友，而且不用挨饿。"

有时，我们无法找到沮丧的原因。我们只是在某一天清晨醒来，感到痛苦，却无法理解其原因。此时，你仍然不必接受这种低落的状态，请有意识地清点你的"财富"。尽管这样做或许不能扭转局面，但至少能消除负面情绪。

如果你发现这些都没用，如果你遭遇了我们所有人偶尔都会碰到的日子，心情低落而且似乎无力改变这种处境，那么，请接受它，并对自己说：

"好吧。今天我触底了。从此刻起，只可能发生两件事。我的境遇要么得到改善，这样当然很好；要么会更加糟糕，但明天得到改善的可能性就更大，最终我必然会进入向上的循环。"

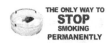

当一切顺利时，享受它们，活在当下，从中摄取每丝每毫的欢乐。如果情势不顺，想象美好的前景，活在未来。运用人类拥有的神奇天赋：想象力！确保你总是设计了某种美好的事物，可以期盼。这种美好的事物不必是奢侈的假期，可能就是会见朋友或下一顿大餐之类的小事情。

假如你找不到可供希冀的积极事物，那就在"厄运必然终结"的期盼中获得享受。

有些人试图逃避问题，这是错误的，必然会导致灾难和痛苦。如果你有问题或潜在问题，首先确定你是否能采取行动，解决或避免这个问题，或减轻其负面影响。如果你可以采取一些正面行动，就去做。否则，担心又有什么用呢？请记住：问题并不会导致焦虑，为之担心才会。

如果你采纳我的人生哲学，就会对人生产生一种全新的看法。巅峰会更高，也出现得更频繁，低谷也将显得不那么糟糕，且更少见。这一半是出于事实，一半是因为你的视角改变了。至此，你已经解决一个主要的问题，即吸烟问题。因此，过一些日子，你将感到身心变得更加强健，这将是你新生的一个好的开始！

为免你产生任何疑问，我得说明：我所说的"巅峰"，并非瘾君子或醉酒者在意识不清醒时体验到的那种感受。真正的"巅峰"只是感到活着真棒。我毫不怀疑，很多人以为酒精或某些毒品能让他们体验到真正的"巅峰"。但这只是一种幻觉，我将在下一章加以解释。事实上，它们只能起到完全相反的作用！

如果你的问题只是尼古丁上瘾，就不必继续往下读。然而，我将介绍有关酒精、海洛因和其他毒品的真相，你会觉得十分有趣。

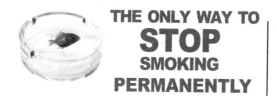

THE ONLY WAY TO
STOP
SMOKING
PERMANENTLY | 第6部分 |

我的戒烟法还能治疗其他瘾症

毒品的真相

所有毒瘾都是化学品营造的幻象陷阱

本书另一个目标就是向你证明，我的疗法不仅能帮你轻松戒掉烟瘾，还对各种毒瘾都同样有效。而当局的那些所谓专家远远没有帮助瘾君子获得自由，恰恰相反，他们实际上让人更难戒掉毒瘾。我知道你会心存怀疑，觉得我又在夸大事实，也知道你会暗地里想："这真是个白痴！他竟然指望我们相信，经过高等培训的医生、精神病专家、社会工作者和药品专家耗费无数时间，花掉大量研究资金，最终都是白费气力？你以为我们真的会相信，有人能在一夜之间，取得那些专家经年累月的研究和努力都没有获得的成就？"

问题在于：我不是白痴，我已经证明了这一点。请记住：那些前海洛因成瘾者和前酗酒者都成功地戒掉了毒瘾，而且他们中大部分人并没有获得那些既定机构的帮助。匿名戒酒协会的创办人死于吸烟，现代心理学之父弗洛伊德也是如此。他俩都花费了多年时间，试图探究尼古丁上瘾的真相。因此，你应该认真地倾听我要说的话。我承认，我的话很难让你相信。但这些话难道比哥伦布突然宣布地球是圆的，或者达尔文放肆地宣称我们是猿猴的后裔，更加骇人听闻吗？他们在一夜之间，彻底颠覆了数个世纪以来被视为常识的事实，在结束本书之前，我会让你心悦诚服地相信，我是对的。

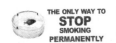

在雷恩斯公园诊所的分组诊疗中，我很快发现，每组中几乎都有 1~2 人曾经是酗酒者。他们通常称自己为改掉恶习的酗酒者，或是十足的酒鬼。但事实上，有的人已经 20 多年滴酒未沾！当我称他们是"前酗酒者"时，他们中间有几个人十分生气，这使我大为惊讶。超过 20 年滴酒未沾的人被称为酗酒者或前酗酒者是否合适，这一点还值得商榷。但我会继续使用"前酗酒者"这个词，请读者不要生气，因为我绝对无意冒犯任何人。

这些前酗酒者中，有很多人同时也是海洛因吸食者，事实上，其中有些人染上过你所能够想象到的各种毒瘾，而且，他们成功地戒掉了所有毒瘾，但烟瘾却是个例外。

我感到这很难理解。社会始终在诱导我，让我相信真正不可能戒掉的是海洛因毒瘾。我曾经听说过很多戒食海洛因的故事，这些故事说：对海洛因上瘾后，如果你突然想要完全停止服用毒品，就有可能丧命。

我会对这些人说："你成功地戒除掉了酒瘾和海洛因瘾，以及诸如此类的其他毒瘾，为什么戒烟却如此困难呢？"他们都无法向我作出合理的解释。我以前始终以为，戒除海洛因时的肉体痛苦几乎是无法忍受的。当我询问戒除海洛因的人戒毒有多痛苦时，他们通常会说："哦！太可怕了，简直就像得了流感。"

虽然患上流感不是件很开心的事情，但大多数人在患严重流感时，并不会眼泪汪汪，也不会难受得要死。依我来看，如果得一场流感就能让你戒掉海洛因，那真是可喜可贺。事实上，如果你对烟民说："你会患上 5 天流感，然后就会戒掉烟瘾。"我想大多数烟民都会欣然接受这个天赐良机。

这些人对我倾诉得越多，他们描述的症状似乎就越符合我靠意志力戒烟时所经历的暗无天日的沮丧和暴躁易怒。我开始猜想，他们真正的问题与烟民们的问题是相同的。我突然想到，倘若果真如此，我的疗法也能帮助酗酒者和海洛因吸食者戒掉毒瘾，而且就像它能帮助烟民戒掉烟瘾那样轻而易举。于是，我开始在酗酒者和海洛因吸食者身上试验。好消息是：如果他们没有参加匿名戒酒协会或匿名戒毒协会，他们就能像烟民那样轻易地痊愈。

所有毒瘾都构造了相同的陷阱，无论是酒瘾、海洛因瘾还是其他毒瘾。它们之间的唯一区别在于，每种毒瘾用来诱骗受害者的化学品的本性不同。但所有这些化学品有一个共性：它们都能营造出一种假象，即带给受害者某种慰藉或益处，但事实恰恰相反。

受害者们发现自己能轻易逃离这些陷阱的过程，是相同的：理解假象产生的原因和方式，意识到其作用完全相反，而上瘾者其实并非离不开它。本书前35章及《这书能让你戒烟》对烟瘾进行了深入的阐释，其中90%的内容适用于所有种类的化学品上瘾。如果我再针对每种化学品，分别复述一遍，实在没有很大意义。然而，我必须澄清，如果你对其他毒品上瘾，你也应该阅读本书前35章以及《这书能让你戒烟》一书，只要将"尼古丁"这个词换成相应的毒品即可。否则，直接阅读后续章节是没用的，因为它们基本上只是针对单独某种化学品的特性进行了讨论。

吸烟是导致其他毒瘾的主要原因

我想，父母对于孩子抽水烟的最大担心，不是水烟本身，而是所谓毒瘾专家所声称的，水烟是罪魁祸首，会导致吸食海洛因之类的烈性毒品。水烟的确可能起到推波助澜的作用，但绝对不是罪魁祸首。

真正的罪魁祸首十有八九是：给孩子买糖。这种做法除了会败坏他们的胃口，损坏他们的牙齿之外，并没有重大的危害，但有一点例外：让孩子们形成固定的思维模式，期望经常性地获得一些小回报。当他们进入青春期后，往往会将吃糖视作幼稚的行为，认为这会导致肥胖，因此，自然会寻找一种替代品。他们已经被洗脑，认为吸烟能带给他们愉悦，而且由于被动吸烟的作用，他们已经部分地染上烟瘾。

现在，吸烟大大填补了他们的空虚。然而，随着烟民逐渐对尼古丁形成免疫，吸烟只能部分消除烟瘾发作时的痛苦。这样一来，烟民体内就会产生永久性的空虚感。为了填补这种空虚感，他们要么和我一样"幸运地"转向过度饮食，要么增加吸烟量，要么转而吸食大众认为更烈性的毒品。这三种途径都会让他们更快地滑向谷底。毋庸置言，他们的尼古丁摄入量也会逐渐增加，而不是降低。那个巨大的恶魔不是水烟，而是尼古丁。

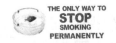

"我已经听你说了一个半小时了，我从来没听过这么多无聊的话。我又想吸烟了。"

在接听烟民来电时，我偶尔会得到这样的反馈。一开始我很受打击。如果烟民和我以前一样，尝试意志力戒烟法十多次都失败，因而最终相信不可能轻易戒烟，那么他们有这样的反应也情有可原，但为何前烟民也会产生这样的反应呢？我实在想不出，我说了什么话，会让前烟民想要重新吸烟。在我看来，我所说的一切在前烟民听来都非常入耳。不幸的是，对方却恼火得语无伦次，但他们都没有解释发火的确切原因，而只是说一些"你在讲废话"之类的笼统的抱怨之词。

难以置信的是，倒是前嗜酒者最终给了我一些线索。在《这书能让你戒烟》中，我写道："现实中的所有嗜酒者或前嗜酒者都是或曾经是重度烟民。"事实上，我在那本书中写道："嗜酒可能其实是吸烟问题而不是喝酒问题。"在当时，我没有足够的证据，以将这个观点阐释得更清楚，但我现在已经有了。

在进行小组治疗时，我总会发现很多前嗜酒者、前海洛因吸食者之类的人。事实上，很多人曾经染上过各种毒瘾，最终他们都戒掉了其他毒瘾，唯独无法戒烟。如今，社会一直教导我们，真正无法解除的毒品是海洛因。但当我在小组治疗中听到那些人聊天时，我开始明白，无论他们说的是哪种毒品，都会让人轻易联想到海洛因。换句话说，所有人的问题似乎都基本相同：

1. 最初，上瘾者服用这种化学品，不是出于根本需求，而是因为无聊、好奇、鲁莽或只是出于压力。而且，他们最初都觉得味道糟糕，或除了玩火的刺激和兴奋之外，没有感受到任何乐趣。

2. 使用者继续摄入毒品，他们相信自己从中得到了真正的愉悦或慰藉，但也认为自己仍然能自我控制，只要有必要，就可以停止摄入。

3. 瘾君子决定戒毒，因为他们意识到，他们再也不能从毒品中获得真正的享受，毒品对他们的身体和经济状况都不利，而且他们现在已经对毒品形成了依赖。

4. 他们无法戒毒的真正原因，不是可怕的身体戒断反应，也不是他们需要毒品所带来的巨大的愉悦感，而是他们没有毒品就感到痛苦和沮丧。

我得提醒你，要从谷糠中滤出粮食，总是不容易的。当一个孩子天真地问"你为什么吸烟"时，烟民就会无言以对。与此类似，我们也有必要对那些危害上瘾者和正常人的陈词滥调提出质疑。电影中的场景让我们形成了一种错误印象，那就是：瘾君子只有在戒毒时，才得忍受梦魇般的幻觉，比如觉得全身爬满蜘蛛等，而事实上，只要是在毒品的控制下，瘾君子就会产生这样的幻觉。

毫无疑问，瘾君子们自身助长了大多数的谬论。我在凭借意志力戒烟时，其实没有感受到任何身体痛苦。我唯一的问题是想吸烟却又不能抽，因此感到痛苦。时间远远没有淡化这个问题，反而使之愈加严重。我的抗拒力早晚会衰退，让我最终屈服，但我找不到任何理由重新开始吸烟。我的理性大脑大叫着："傻子！笨蛋！"于是，为了在家人以及自己面前为我的愚蠢行为辩护，我一般会讲两种谎言：

1. 我承受着可怕的身体痛苦。
2. 吸烟带给我真实的利益。

为什么我的戒烟法也适用其他毒瘾

在进行更深入的讨论之前，我得解释一下，我现在之所以能如此深刻地理解烟瘾陷阱，主要是因为我曾陷入其中长达 1/3 个世纪，而且陷得极深，差点因此死掉。这还不是唯一的原因，但要不是我亲身经历过，我永远也无法弄清其中的奥妙。我并不是说，非烟民不能理解尼古丁陷阱的奥秘，事实上，在我刚开始治疗烟民时，有件事让我很吃惊：向非烟民解释尼古丁陷阱的诡秘，比向烟民解释要容易得多。这是因为，非烟民没有因上瘾而对香烟产生幻觉。

因此，你就有正当理由提出质疑，一个从未吸过毒的人，怎能在海洛因上瘾这个问题上充当权威或重要代言人？这是因为：

1. 我在本章中所写的内容，不仅源自我的亲身体验或观察，也是我接触过的众多前嗜酒者或瘾君子的共同经验和知识。尤其，我在这里所写的内容都得到了我的支持者罗宾·海利的认可。他是一个年轻人，牛津大学毕业生，身心强壮得堪比我所认识的任何人，而且充满活力，适应能力很强。但他告诉我，他不仅曾沉溺于海洛因，而且在年仅13岁时，就因严重超重，不得不向国际体重监视公司寻求帮助，这让我非常惊讶。

2. 我对自己的观点非常自信。我愿意吸食海洛因，以证明自己不会对它或其他任何化学毒品上瘾。每当我这样说时，我的妻子便胆战心惊。如果此前你一直怀疑自己读的是一个疯子的胡言乱语，此刻我说的话也许会使你更加坚定你的怀疑。但我向你保证，我并不是信口开河。

　　以前，我只要听到"海洛因"这个词，就会脊背发凉。就像大多数烟瘾很重的人一样，我一直非常害怕吸食毒品。我认识成千上万试抽过大麻的人，他们中有很多人至今仍然在抽，但我从来没有遇见过对大麻上瘾的人。我也认识几个人，他们认为自己已经上瘾了，或者曾经上瘾过。但事实上，他们只是对大麻烟卷中的尼古丁成分上瘾。我知道，大麻并不像尼古丁或海洛因那样容易使人上瘾。然而，我终生都没有抽过一口大麻，因为我当时顽固而彻底地依赖于尼古丁，而且认为大麻是烈性毒品，我想，如果我试抽了这种东西，不出几个月我就会死掉。我当时全然没意识到，尼古丁才是最厉害的毒品。如果你仍然觉得很难相信，请将脑袋从沙子中探出来，面对现实。你知道那种一度让60%的成人上瘾，并让其中1/4的人致死的毒品是什么吗？是尼古丁。有哪一种毒品会有这么大的危害呢？你或许认为这种态度极其不负责任。但另一方面，这意味着我知道自己在说什么。如果我对相对温和的毒品如"水烟"尚有恐惧，必然不会碰海洛因，除非我非常自信。

　　假定我是发明船只的第一人。如果我在池塘上试航，以证明我的发明可行。你会觉得很神奇，同时却仍然怀疑："这个池塘只有3英尺深，这船能浮在更深的水上吗？能出海吗？能浮在墨水或果汁上吗？"

　　由于我了解这条船的漂浮原理，我无须在不同水上逐一试验，就能保证它一定行。当我发明简易戒烟法时，从未想到它还可以戒除烟瘾以外的其他毒瘾。只有在听到其他上瘾者的陈述之后，我才想到，无论是水还是墨水，对于船来说，都没有什么差别。因此，你真正沉溺的化学物品是什么其实无关紧要，亚伦戒烟法对它们同样有效。

这一切都非常理想，但几乎没有什么科学依据。当今的医疗行业不可能在如此随性的基础上运作。任何新药物或医疗技术在得到推广之前，都必须经过多年试用和检测。他们刚刚宣布，在强化抗癌免疫系统方面获得了一项惊人的突破。这对于无数患有癌症的人来说，真是大快人心的好消息。想象一下，当他们接着宣布，相应疗法要在数年后才能付诸实践时，患者们会感到多么沮丧！医疗专家肯定比其他人更加清楚，快要淹死的人会紧紧抓住最后一根救命稻草。尽管一切努力可能白费，但这是他唯一的生存机会，而且碰巧还很合乎情理。

我如何知道亚伦戒烟法对各种瘾君子都有用呢？因为它显而易见。在其他烟民身上检验我的戒烟法之前，我就已经知道，亚伦戒烟法对所有烟民都有用。但如果未经尝试，我怎能确保这一点呢？我尝试过了，只要患者没有参加过匿名戒酒协会或匿名戒毒协会，就能比烟民更轻易地戒掉。我承认，我还没有时间在同样多的其他瘾君子身上检验亚伦戒毒法，我也承认，在船只的比喻中，我知道海水的浮力更大，波浪会影响船的航行，这是肯定的。

酒精和海洛因会引起一些尼古丁所没有的"波浪"。这些"波浪"就是化学品依赖可能带来的，包括失业、家庭破裂、无家可归等。事实上，采用我的方法戒毒时，这些"波浪"是唯一的障碍。然而这些是能克服的，可以从基本原则中去除。具体内容我们将在后面的章节详细讨论。

现在，让我们看看一些事实。首先从酒精开始。

第 37 章　CHAPTER 37

嗜酒是一种疾病吗

戒酒协会促成戒酒难

由于匿名戒酒协会是被广泛接受的顶尖级戒酒权威机构，所以我们谈到戒酒这个话题，就不可能跳过它。我知道，这本书的读者中，有很多人曾经或仍然在酗酒，感到对不起这个机构的成员。你们会觉得，自己辜负了从匿名戒酒协会获得的那些支持。然而，我在此却要批评匿名戒酒协会。截至目前为止，如果你感到我是个人生失意的老家伙，生活的唯一乐趣就是批评其他的机构，我不会对你耿耿于怀。

其实，匿名戒酒协会也有其赞赏之处。我赞赏它的动机，它给予众人的支持，没有丝毫的社会地位、种族、肤色或宗教歧视。无论谁在会议上发表长篇大论，无论其语言、内容和发言的方式多么冗长而乏味，所有人都体现出尊重的态度。然而，尽管他们的动机值得欣赏，但我对他们居然会鼓励嗜酒者采用与意志力戒烟法类似的方法去戒酒则不敢苟同。我认为，匿名戒酒协会远远不能终结嗜酒者的痛苦，恰恰相反，它是让他们无法戒酒的主要促成因素。

如果你感到后背汗毛倒竖，请别急着将这本书扔进垃圾桶中，而是先想想以下事实：

1.匿名戒酒协会的创办人比尔·威尔逊尽管戒除了酒瘾，却死于吸烟！

2.或许你在匿名戒酒协会的帮助下戒除了酒瘾，但正如很多烟民凭借意志力戒烟法戒掉了烟瘾一样，这对于我或其他无数酒民毫无帮助。匿名戒酒协会自己都承认，它从未治愈过任何嗜酒者。

3.如果你对我有偏见，首先请你考虑这个事实：我所告诉你的有关酒精或类似化学品的所有信息都是好消息。如果你觉得我在胡说八道，你可以不同意我的意见，但请你敞开心扉。你倾听了匿名戒酒协会的意见，也请听听我的话。

为了对匿名戒酒协会彻底公平起见，我觉得有必要指出，我对匿名戒酒协会的印象和评价主要来自3个地方：

1.与匿名戒酒协会过去和现有会员的讨论。

2.在会议上听取匿名戒酒协会会员的发言。

3.匿名戒酒协会寄给我的官方小册子。

根据我自己会诊的经验，烟民个人常常会出于无意或有意，而误解我所说的话。我觉得，像匿名戒酒协会这样的大型组织肯定也会遭遇到同样的曲解。因此，我的所有批评意见仅限于官方手册。然而我想，这些官方手册正是人们对酒瘾形成误解的主要原因。

第一本册子的标题是"新手问答"。第一个问题是："我是嗜酒者吗？"我对此没有意见。我相信，这是任何新成员都会被要求回答的首要问题。我的问题是，和我们所咨询的其他所谓专家一样，他们似乎都不能给任何简单的问题提供简单的答案。我曾经回复过某个征招"独臂会计"的广告。我保证自己纯粹是出于好奇，而不是想抢某个独臂会计的饭碗。我问哪种会计工作只需要一只手完成，我得到的回答是："我不喜欢在我问会计们问题时，得到这样的回答：这只手可以做这些，那只手……"我想我们肯定都经常会遇到这样的问题。

匿名戒酒协会针对第一个问题的答案极其含糊："如果你喝酒的次数超过你打算或想要喝酒的次数，或者你经常喝醉酒后惹麻烦，你就可能是个嗜酒者。

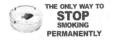

也就是说，你是不是嗜酒者只有你自己才能确定，匿名戒酒协会的任何人都不能告诉你。"

在我看来，这实在不是个良好的开端。这个答案不能给予我任何信心。如果我问医生，我是否患有糖尿病，却得到类似回答，我肯定再也不会去见他。

那本小册子上的第二个问题是："如果我担心自己在酗酒，我该怎么办？"答案是："寻求帮助——匿名戒酒协会可以帮助你。"我想，读者拿到这本册子，应该就像当面咨询过匿名戒酒协会那样，然而，第一个问题的答案却毫无帮助！

第三个问题是："匿名戒酒协会是什么？""我们是个互助会，成员由那些无法控制自身饮酒并发现自身因饮酒而陷入各种麻烦的人所组成。我们力图创造没有酒精的普通生活，大多数人已经做到了这点。为此，我们需要匿名戒酒协会其他嗜酒者的帮助和支持。"

除了让嗜酒者产生怀疑以外，前两个问题并未真正产生负面作用。事实上，得知匿名戒酒协会是由"对饮酒问题失去控制力"，而不是天生就有这种疾病的人组成的互助会，让我感到如释重负。但此时我产生了严重的怀疑。"我们力图"，别忘了我不是要问你某个问题，而是要你作事实陈述。如果我对你说："1932 年，詹姆斯·亨利试图在 20 分钟内，倒立着围绕 Lord 板球场走一圈。"你会相信他成功还是失败了吗？这分明是暗示着，他失败了。如果他真的成功了，我会说："成功地绕场一周。"所以"我们力图"这种说法其实就是暗示着失败。而后面紧接着说"我们多数人都做到了"，这句话的保留态度更是加重了否定意味。好吧，你会说我在咬文嚼字，手册真正要表达的意思是，多数酒民都戒酒成功了。但他们获得了什么？只是某种普通的生活方式吗？难怪他们听起来都无精打采的。这就是他们的全部期盼吗？不再期盼欢乐或激动，也不再期盼巨大的愉悦。这本身已经暗示，你戒酒后就不能指望再享受生活。从此以后，你的最高期望只能是"普通"。他们还告诉你，即便只想达到这个平庸的目标，你也需要匿名戒酒协会的持续帮助和支持！

匿名戒酒协会指出，他们不是专业的治疗师，他们帮助他人戒酒的唯一资格就是，他们自身恢复正常了。当嗜酒者加入时，因为的确看见有人成功戒酒，因而相信自己也能同样如此。

第6部分　PART 6
我的戒烟法还能治疗其他瘾症

这对我来说很棒，酒民终于能获得少许正面的东西了。尽管这并不像帕特里克说的"想念它们？你肯定在开玩笑"那样，让我产生强烈的信心，但至少现在我知道，如果我嗜酒，既然他们多数人都成功戒酒了，那么我恢复正常的概率至少要高于 50%。即便恢复正常只是意味着"没有酒也能过普通的生活"，而且需要在余生中始终得到匿名戒酒协会支持的条件，这也让我略感安慰。

接下来是个十分关键的问题："治愈后为何还要坚持参加匿名戒酒协会聚会？"答："我们匿名戒酒协会成员不相信能够疗愈嗜酒症这件事，我们永远无法恢复到像常人那样饮酒的状态……"等等，什么意思？你能够恢复但永远无法治愈？区别何在？好吧，我承认，完全治愈可能需要很长时间，但当你完全恢复时，不就是痊愈之时吗？"你永远无法恢复到像常人那样饮酒的状态"是什么意思？什么是正常饮酒？我为何要恢复正常饮酒？他们是说我丧失了正常饮酒的乐趣吗？这肯定了我此前的印象，我再也不能指望有比"普通"更好的生活了。就连"普通"这个词，也含有某些令人沮丧的东西。这是成绩单上最常见的评分。你的父母会说："普通？你肯定能做得更好！"你暗暗高兴，因为老师并没有如实评价你的学习情况。这并非因为他们宽宏大量，而是因为他们需要同时评价 500 个脏兮兮的小傻瓜。他们连你是谁都不知道！我无法想象出比"普通"更加无聊而空洞的评价了，如果我无法做到"好"，我宁愿是完完全全的"差"。

根本不存在什么嗜酒症

尽管匿名戒酒协会的标准十分含糊，但如果我仍然确认自己是个嗜酒者，虽然会觉得"新手问答"让人泄气，但它还是留下了一线希望：即便我的嗜酒问题无法治愈，至少它没有证实那些流言，即认为我嗜酒不是养成了喝酒的习惯，而是因为我基因有问题。然而，第二本名叫"我是谁"的小册子却掠走了任何残余的希望。

它在开头就说："世界上最不快乐的人是长期嗜酒者，他始终渴望重新享受以前的生活，却无法想象没有酒的生活。他朝思暮想，希望通过某种神奇的控

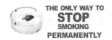

制方法，能够做到这一点。"这种说法本身会让人十分困惑——嗜酒者需要通过神奇的控制方法，才能描摹出没有酒精的生活？如果是这样，它成功的概率就极其渺茫！前一本小册子已经说过，嗜酒症不可能痊愈！因此，这句话的意思肯定是，我会始终是个长期嗜酒者！这也意味着，我注定会始终是世界上最不快乐的人！

"嗜酒症是一种逐渐恶化的疾病，发作通常很缓慢。"

"嗜酒症是一种致命的疾病，目前从医学上尚无法治愈。很多患者都被迫在打一场必输无疑的战役。"

"如果我们喝一点酒，就会产生身心反应……"

至此，我最大的担心得到了证实。嗜酒症不仅是心理上的，也是身体上的。事实上，这本小册子将嗜酒症与心脏病或肺癌归为同类疾病。

我试着想象，我因酒精而不是尼古丁坠入深渊。最后，我绝望至极，只得求助，尽管我认为什么人都帮不了我。我会向匿名戒酒协会求助，认为它是戒酒的顶尖专家。我难以想象，如果匿名戒酒协会对我说下面这些话，我会产生怎样的反应："你患上了一种致命的生理和心理疾病，病情会逐渐恶化，医学上还无法治愈。"考虑到酗酒者在极端沮丧时才会寻求帮助，我毫不奇怪，他们会变成世界上最不快乐的人。如果匿名戒酒协会向我证实了这一点，我实在觉得参加他们的聚会没有任何意义。事实上，我会觉得活着也没多大意义。

此时，别忙着跑去干什么傻事。我保证，世界上现在有一种彻底、简便、立竿见影的治疗手段。我知道有些已经多年滴酒不沾的嗜酒者，会试图说服你相信其他观点。然而，我保证我说的是事实。我能理解，当我说这些话时这些嗜酒者会感到恼怒，而当我声称真的没有嗜酒症这种病时，他们会更加恼羞成怒。

匿名戒酒协会的小册子说到，普通饮酒者能够控制饮酒量，而身心患有疾病的嗜酒者只要嘴唇碰到酒杯，就不得不继续喝下去，直到喝得酩酊大醉为止。这本册子甚至如此描述："这就像过敏那样，继续摄入过敏原，会加剧患者的生理痛苦和隔绝感，使他们的行为更加失去理性，而患者却无法抗拒地渴望这种东西，因而使情况变得更加糟糕。"

我认为这个比喻很奇怪，患有过敏症的人会无可抗拒地渴望远离过敏原，拒之于千里之外，而肯定不想不停地吞下它。嗜酒症似乎与烟瘾或海洛因上瘾更有可比性。不过，过敏的比方的确有助于解释饮酒时的身体异常。如果你仔细想想，这种暗示其实非常可怕。它意味着，酒精其实只是个次要的问题，你即便平生从不喝酒，也可能是个嗜酒者。最近居然有人认为，我们也许有办法确认2岁的幼童是否患有嗜酒症。真是无聊至极！

我们遇到的嗜酒者，都是那些在当时或以前无法控制饮酒量的人。如果你看到有人溺水，你会想"哈，这是个溺水上瘾者，他们之所以溺水，不是因为他们比别人遇到了更大的麻烦，而是因为他们的基因有根本缺陷，他们注定要溺水而亡"吗？人们只会对这种观点嗤之以鼻。

然而，很多嗜酒者就是这样说的，我以前认为烟民也是如此。你肯定没听说过吸烟症，但世界上有个匿名戒烟协会，其基本理论和匿名戒酒协会相同：意志力决定成败。多年来，我真的相信自己与其他烟民不同。他们可以自由控制吸烟的意愿和数量，而我则必须吸烟，彻底离不开香烟。

当我得知自己的心理和生理结构并没有根本问题，与其他烟民无异，我之所以吸烟更多，只是因为我的身体能容纳更多的尼古丁，而且有足够的经济基础，工作也允许时，我感到如释重负。

我错误地以为，嗜酒者在得知自身的生理结构完全正常，没有与生俱来的缺陷时，他们也会非常高兴。然而，当我这样告诉他们时，有些人为何会变得如此不安呢？这是因为，匿名戒酒协会将这种教条深深根植在他们心里，即普通人可以偶尔喝酒，而嗜酒者沾一滴就会致命，就像我凭借意志力戒烟时，即便抽一口烟也关系重大。

因此，为何嗜酒者不能控制饮酒量，而正常人却能做到呢？有两种似是而非的解释："我意志力薄弱、不成熟、愚蠢，只要喝一口酒，就无法像别人那样理智地行事。"或者："我没有这些缺点，但你看，这真不是我的过错，我和其他人不同。我患了一种病，叫作嗜酒症，酒精能在我身上产生与他人不同的反应。"

此时，如果你必须在两者之间作出选择，哪种选择能让你有更多的自尊？很不幸，我作为烟民从来没有这种选择。显而易见，很多嗜酒者因为喝酒而失去工作、家庭和所有自尊，因为他们显然是酒精的奴隶。而吸烟的问题隐蔽得

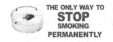

更深，就连重度烟民也始终并仍然被视为社会的栋梁，就连那些烟瘾大到和我相同、不知不觉中正在"自杀"的烟民，也被认为如此。这并非因为他们不能控制自己，而是因为吸烟带来的慰藉或愉悦，远远超过其弊端。

尽管"吸烟症者"这个词并未获得公开的承认，但我知道自己就是这样的人，因为我意志力强大，我的多数家人都是重度烟民，这是唯一合理的解释。因此，我与无数和我相同的吸烟症者，不能躲藏在那个特殊的借口之后。我们维护自尊的唯一方法，就是继续谎称自己吸烟是因为爱好。

很遗憾，"吸烟症"这个术语没被发明出来，这让嗜酒者占了很大便宜。在有件事情上，我完全同意匿名戒酒协会的观点，那就是：治愈的第一步，是接受自己存在问题这个事实。接受自己是个嗜酒者会使你戒酒更加容易，因为大家都知道有这种疾病存在，但你怎能接受自己患上了某种不存在的疾病（即"吸烟症"）呢？

戒酒是为了更好地享受生活

当我提到世界上根本没有嗜酒症这种病时，有些嗜酒者会生气，这是因为，他们从自身的苦难经历中明白，只要喝一口酒就能闯下大祸。对于正常人为何能偶尔喝酒，而他们却不能，他们有了合理的解释。这个解释就是他们的盾牌，警戒他们绝对不要受到诱惑再去沾酒。而现在，我对这个解释提出了质疑，解除了他们的盾牌，他们因此暴露在这种可能之中：他们或许也能控制酒瘾。

既然如此，我何必兴风作浪，让前嗜酒者心生怀疑呢？因为他们虽然得出了正确的结论，解释却是错的。如果我能因此让他们产生怀疑，那些从酒民身上获利的社会势力也同样能够如此。事实上，很多前嗜酒者发现自己戒酒的原因错了，因此再次染上酒瘾。

我知道，只要抽一口烟，就会导致严重的后果，但我仍然抽了第一口。我早晚会再次掉进这个陷阱，直到我了解为何不能抽一口的真实原因。或更确切地说，即便知道自己不会上瘾，世界上任何力量都无法摧毁我的防线，我也不必再抽一口。同时，我不再是个吸烟症患者、前吸烟症患者或正在恢复之中的吸烟症患者。我知道，如果我在余生中都不再吸烟，就会一直快乐地生活，我已经获得了解脱。

我形成了这样一种强烈的印象：尽管匿名戒酒协会拯救了无数酒民的生命和自尊，但对于这些酒民来说，这个过程并不轻松，他们似乎主要依赖于个人意志力和群体的相互支持。我曾经参加匿名戒酒协会聚会，其议程让我大跌眼镜。

对于所有类型的毒品上瘾，大众常常有一种错误的观点：沉溺其中的都是糟粕。我不否认，那些掉落到毒品陷阱之中的人，通常都变成了糟粕，但大体来说，掉进陷阱的都是社会的精英。在参加匿名戒酒协会的聚会之前，我本来以为会看到一些吊儿郎当、口齿不清、穷困潦倒的社会底层贫民，但事实完全相反，他们受过良好的教育，谈吐文雅，是人人倾慕的成功人士。

参加聚会的所有人会轮流发言，发言的前半部分是他们染上酒瘾的具体细节。我的大致印象是，他们之所以染上酒瘾，更多是因为生活的成功，而不是遭遇了什么创痛或失败。每个发言者似乎都比前面发言的人沉溺得更深。聚会给我的印象是：除非你已经沉落到深渊底部，否则你在匿名戒酒协会根本排不上名次。

如果你觉得我有点自以为是，我得赶紧申明，我之所以发现他们非常可怜，是因为如果将话题从酒精换成香烟，那么根据他们每个人所讲述的凭借意志力戒烟的情景，他们都可能是亚伦·卡尔。

然而，让我觉得不安的并非发言的前半部分。你或许会说，亚伦·卡尔声称从没有人比他烟瘾更大，但其实只是在吹牛。尽管我的话的确像在夸大其词，但在尚未戒烟时，我对吸烟这件事无疑感到非常羞愧。如今，我对此既不羞愧也不骄傲，只是认为自己是客观环境下的牺牲品。如果我讲述了有关当时沉溺程度的活生生的细节，其原因也和发言的匿名戒酒协会成员一样：如果你记得当初的惨状，再次上瘾的可能性就变小了。这也能让尚未逃离陷阱的其他同伴知道，他们并非独自一人，还有人沉落到与他们同样的地步，甚至比他们更惨。

"逃出陷阱，重新开始享受生活。"这就是我强烈反对匿名戒酒协会之处！除了一个人之外，其他人在后半段发言中，都是对灾难、忧郁和沮丧的讽刺和谩骂。这些人会详细地讲述酒精多么可恶，如何毁掉了他们的生活，他们根本未从喝酒中得到任何力量或愉悦，而且他们多数人已经多年没沾酒，也无意再碰它一下。

那他们为何仍然还在战斗？他们有些人 10 年没有沾酒，为什么还要每周参加几次匿名戒酒协会聚会？他们为何仍然感到前景暗淡，每天都得努力调整状态？他们的生活不再被酒精毁掉，却为何仍然闷闷不乐？有些人的解释是："我经过多年才沦落到那种地步，当然也需要多年才能恢复。"这听起来合乎情理，但和很多有关酒瘾或毒瘾的陈词滥调一样，只要你用心探究一下，就会发现它们根本经不起推敲。

长期失业是另一种社会灾难，它毁灭了无数人的生活，但如果这些人最终能幸运地找到工作，马上就会眉飞色舞。失业让他们无家可归，妻离子散。可能需要很多年，他们的经济和家庭才能恢复正常。事实上，他们可能从来都不敢期望恢复正常。然而，在他们找到工作的那一刻，他们的问题就解决了，他们的生活再次处于上升阶段，他们就会非常快乐。同理，当嗜酒者的问题得到解决时，也就是他们决定不再沾酒之时，但他们为何不对每一个崭新的、自由的日子充满期待呢？

一部分原因是，找到工作是一种"正面的"行为。一旦找到工作，你的问题就解决了。然而，你可以决定不再沾酒，却不知道何时才能真正戒酒？如何确定自己成功戒酒了呢？当你心存疑问时，你永远都不知道答案。还有部分原因是，如果你在被迫失业一段时间后才找到工作，这虽然是个好的改变，但"永远不能再喝酒"这个想法让他们感到不快。因此，影响前酒民态度的根本因素是：

1. 戒酒是"负面的"。

2. 怀疑和不确定。

3. 我真的愿意变成个滴酒不沾的人吗？

真实问题是，以上三点并非单独产生作用。如果我有可能再也不能拥有自己的房子，然后发现自己并不愿意如此，这就是"负面的"。但如果我得知危险被消除了，我一定会兴高采烈。然而，假如这其中掺杂着不确定因素，那么，直到疑问最终消除，我才会兴高采烈。其实，即便危险最终消除，我也不一定

第6部分　PART 6
我的戒烟法还能治疗其他瘾症

会兴高采烈。如果我压根就讨厌活着，却非得生活在那幢房子里，又有什么好高兴的呢！

　　嗜酒者之所以觉得沮丧不已，是因为以上三者相互作用。如果不确定自己是否愿意滴酒不沾，你怎能消除疑问和不确定呢？如果你喜欢喝酒，因无法喝酒而感到痛苦不堪，你怎能确信自己想彻底戒酒呢？如果你此前曾经发誓不再喝酒，却打破了誓言，你又怎能没有怀疑呢？

　　幸好，你可以轻松地马上戒除酒瘾，但我对匿名戒酒协会的主要怀疑就在于此。他们的教条使其追随者永远无法得到解脱。每个成员在发言时，第一句话都是，"我有酒瘾"，尽管有些人已经 20 多年不沾酒。

　　为了获得解脱，你必须接受自己嗜酒的事实，就像你要越狱，就必须意识到自己被关在监狱中一样。确认了这一点，你至少就拥有了逃出去的可能。嗜酒者就认为自己是被酒精奴役的人，戒除了酒瘾的人还必须知道，自己何时摆脱了这种奴役。

　　如果他们相信自己根本无法逃脱，怎可能真的做到呢？而当匿名戒酒协会告诉酒民嗜酒症无法治疗时，其实就在告诉他们，他们无法逃脱酒精的奴役。

　　他们可能认为酒民从中得到了一些安慰："你不能指望逃出监狱，但只要你接受了这个事实，就会发现，监狱生活也还不错。"但事实上，这是不可能的！任何形式的奴役都不可忍受！

　　这种态度尤其有害，因为你事实上可以得到解脱。当我凭借意志力尝试戒烟时，就遭遇了同样的问题。这就如同你给敌人致命一击，却找不到他的尸体以证明他已经死了。于是你一生之中都惴惴不安，担心有一天，那个怪物会再次昂起它丑陋的头颅。

酒瘾只是心理问题，与生理无关

　　我对匿名戒酒协会的另一点不满是："正常饮酒"这个说法让嗜酒者相信，他们因戒酒而失去了某种乐趣或慰藉，而且自己是不正常的。然而，即便你相信嗜酒是生理而非心理的失调，或使用我更喜欢的说法，如果你相信它是身体

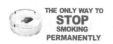

而非心灵的疾病，这仍然不能解释酒民为何要在余生之中一直与酒精搏斗。

再次以我吸烟的事情为例。我以前认为自己有生理缺陷，我知道吸烟会让我丧命，知道抽一口就会让我再次上瘾；我也知道自己不喜欢吸烟，知道当个非烟民要幸福得多，而且也没有人逼迫我吸烟。那我到底为何吸烟呢？很简单，我需要抽根烟。如果我无法吸烟，就会感到丧失了乐趣，觉得痛苦。我们得澄清这一点：嗜酒者的问题不在于他们一喝酒就会出事，而在于他们不可能只喝一次！

你此时可能在想，这就是匿名戒酒协会多年的理念："如果你想喝一口，就会想喝无数口。"的确如此，但匿名戒酒协会并不能帮你解决问题，他们事实上说的是："如果你无法抵抗喝一口的诱惑，就无法抵挡喝一百万口的诱惑。"这是个非常高明的论断，但它没有说到点子上，并没有消除"只喝一口"的欲望。这只是一种休克疗法，它让酒民面临着灾难性的后果，即屈服于诱惑。

匿名戒酒协会的说法听起来合情合理，因为你只需抵挡一口酒的诱惑即可。如果酒精的诱惑就此消除，那样最好，但这是不可能的。抵抗一口酒的诱惑和抵抗一百万口酒的诱惑之间，有什么区别呢？很多酒民终其一生都在抵抗那一口酒的诱惑。我同意匿名戒酒协会的观点，这样总比陷在深渊中强，就像凭借意志力戒除烟瘾比顺其自然肯定好得多。但很多烟民、嗜酒者或其他瘾君子都难以做到这一点，幸好，有种方法能帮助他们。这种方法还能使那些凭借意志力戒食毒品的人，立刻不再感到痛苦，而且永远如此。

或许，你仍然认为嗜酒是个生理问题，那么，让我们暂时假定它的确是。我发现我的身体存在某些缺陷：我绝对不能服用砒霜，否则必死无疑，但这并没有激发我的反叛情绪。很奇怪，我们无畏地藐视"油漆未干"或"远离青草"之类的标示，却一点也不想服用砒霜。为什么呢？或许，这是因为砒霜不是海洛因之类的上瘾性药物。但这有什么关系？如果我服用药物只是为了反抗禁令，这种药物是否让人上瘾又有什么关系呢？海洛因是一种致瘾性毒品，但我也没有尝试海洛因的欲望。烟民、酒民和瘾君子在初次尝试之前，有上瘾症状吗？当然不。这意味着，他们的任何缺陷都不是由基因带来的，而是由这些毒品的本性所致。

我已经解释过，酒瘾只是心理问题，与个人的生理无关。事实上，根本不存在所谓嗜酒者，但既然如此，我为何在前文中频频提到嗜酒者，而且还在继

第6部分　PART 6
我的戒烟法还能治疗其他瘾症

续使用这种称呼？这不是自相矛盾吗？但其实并非如此。有些人认为世界上有鬼，我却不相信，但我会使用"鬼"这个字。我只是用它指代某些令人困惑，而我视为错误的东西。

虽然我尚未证明"世上无嗜酒者"，但我已经解释过了，要证明不存在的事物，是不可能的。我可以请你权衡一下这个证据。我之所以不相信鬼，是因为世世代代的人也没有证明鬼的存在。我相信，如果世上真的有鬼，现在肯定已经有人找到了无可反驳的证据了。

你声称有人多次证明，嗜酒者的生理不同于常人，甚至在他们开始喝酒前就是如此，但你亲眼目睹过任何证据吗？还是那只是道听途说？我与上千个嗜酒者讨论过这件事，但除了传闻或所谓专家说法之外，没有人能提供任何证据。

既然事实尚未得到证明，我们就来细细查看证据，以确认哪一种更可能是事实。如果嗜酒就是身体造成的，我们何不对所有 2 岁的孩子进行检查，如果发现他是嗜酒症患者，就早早告诫他们不要饮酒？如果嗜酒只是身体疾病，为何我们如此难以确认某人是不是嗜酒症患者，为何匿名戒酒协会不能确认你是否嗜酒？下面是一位非常著名的医师的话：

"染上酒瘾的过程需要 2~60 年不等（还有比这更加模糊的说法吗？如果酒瘾是生理决定的，为什么不立刻上瘾？），尽管平均值是 10~15 年（尽管我实在看不出平均值在这里有何意义，但这意味着酒民需要喝酒 10 年以上，他与生俱来的生理缺陷才会显山露水！对蜜蜂叮咬过敏的人，往往在第一次被咬时，就会发现这一点！）。你或许觉得自己对酒免疫，但不要扬扬得意。请自问以下问题，并诚实回答：

"在你遇到问题时，会喝一杯吗？
"你喝酒是为了味道还是效果？
"你会在工作间隙溜走，在午餐前喝一杯吗？
"你会独自喝酒吗？
"喝酒后你会出现失忆吗？
"你觉得其他人喝酒太慢吗？"

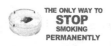

问卷最后写道："如果你的答案中一次或多次出现'是'，这表明你可能喝酒太多。此时，应寻求医疗建议。你可能不必禁酒，但建议你应控制饮酒。"

6 个问题中，我有 5 个回答了"是"。我想，任何并非滴酒不沾的人，如果足够坦诚，答案里至少会有 3 个"是"。结论自然就是：世界上几乎全部酒民都应该寻求医疗建议，其中当然也包括绝大部分医生。假如我们真的都为此去看医生，我不知道他们会给予怎样的帮助或建议？我非常怀疑，其建议会和本书给那些只回答了一个"是"的读者的建议一样，就是：控制饮酒。

但这不正是我们一直在做的事情吗？每当想喝酒时，只要我们能买到而且买得起，我们不就喝了吗？好吧，或许你的喝酒习惯不同于所谓的正常标准，与所谓正常饮酒相比，你喝酒的时间、场合、快慢，酒的种类都不同。但这又如何？这是你的权利。只要你没有强迫他人遵照你的饮酒习惯，他们为何要强迫你呢？我们年轻时，如果能一次喝掉 8 品脱啤酒，就会让朋友们钦羡不已。因此，当有人在饭前喝下整瓶酒时，为何要表现出吃惊不已的样子？

为什么带着酒瓶上班，整天不时地呷一口的人，即便他总共只喝了两大瓶威士忌，也会被认为是严重嗜酒者，而那些一晚上喝掉 8 品脱啤酒或 16 杯威士忌，回到家已经彻底瘫痪的人，却不过是"爱好喝酒"呢？在社会的诱导下，我们相信嗜酒者和非嗜酒者之间的重要区别在于：控制。

嗜酒者必须喝酒，他们控制摄入量的唯一方法是彻底禁酒，而重度酒民仍能控制饮酒。

你见过哪个喝醉的人还能控制自己吗，无论他是否嗜酒症患者？这个说法本身就自相矛盾。世界上不存在"使用毒品"这回事，事实恰恰相反：毒品在使用我们。

第6部分　PART 6
我的戒烟法还能治疗其他瘾症

第38章 CHAPTER 38
酒精陷阱

什么是嗜酒者

无论你是处于陷阱深处的重度瘾君子，还是第一次吸烟和喝香槟酒的青少年，只要你尝试吸烟或喝酒，你就停落到了瓶子草的边缘。在此阶段，瓶子草和毒品的受害者都还拥有选择的余地。第一种选择是飞走或不再摄入毒品，还有一种选择是：继续。飞虫或人类以为自己保留着选择权，但两种陷阱都拥有这种诡秘之处，即它们诱导受害者作出了错误的选择，等到受害者意识到错误时，却已经完全上瘾。瓶子草和毒品陷阱都设计得十分精妙，一旦落入陷阱，受害者们就只能朝着一个方向运动，那就是：向下！

所以，嗜酒症患者和其他酒民的真正区别，不是后者能自我控制而前者不能，而是后者没意识到自己从第二次喝酒开始，就被酒精控制了。吸烟也正是如此，事实上，酒精和尼古丁陷阱有着诸多共同之处。

烟民和酒民从小就开始被洗脑，最终他们相信，吸烟和喝酒是天然而愉悦的社交消遣，能带来真正的好处。尽管近些年来，社会开始将吸烟视为反社会行为，然而，在社交场合不喝酒仍被普遍视为不善交际，除非你有充分的理由，比如开车等。

某种消遣是否反社会，通常不会影响到年轻人，但酒精和尼古丁都仍然被

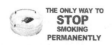

青少年视为"禁果"和成熟的象征。就此而言，它们具有不可抵挡的诱惑力。

最初，尝试者会觉得这两种东西味道糟糕，因此认为自己永远不会上瘾。就这样，他们渐渐被俘获，甚至没有意识到自己已经身处陷阱之中。尽管两者都是毒品，但一开始，我们的吸食量和吸食次数都非常少，从身体和经济方面来说，都不成问题。

但它们最险恶的地方在于，我们从一开始就被诱骗，认为它们的确令人享受。随着大脑和人体对其免疫性越来越强，吸食者就需要增大剂量。在不知不觉之中，我们对它们形成了依赖，无论我们喜欢的是它们的味道还是它们带来的效果，在某些情形下，没有它们我们就觉得痛苦。

我已经说过，我能控制自己的饮酒量。我每次喝酒，都是出于自己的选择，但这不正是我为吸烟找到的辩解之词吗？就连清楚地知道自己会被吸烟害死时，我仍然是这样说的。显然，决定我在某个场合是否选择喝酒的人是我。

我认为，通过一个简单的方法，就可以找到答案，而不必询问自己一大堆问题。以我自己为例，数年前，我首次参加皇家阿斯科特赛马会。这是个非常有趣的场合，我发誓要将它永远纳入自己的社交生活之中，其中有很多亮点，包括香槟和龙虾。如果你对我说："你以后可以到阿斯科特去，不过没有龙虾。"我根本无须考虑就会去。然而，如果你说："那里没有香槟和任何酒精饮料。"那我不仅会犹豫，而且会这样回答："去他的阿斯科特！"

或许你的态度也一样。然而，如果你问我更喜欢龙虾还是香槟，我会再次毫不迟疑地回答："龙虾。"既然如此，为何想到没龙虾吃，不会感到不安，而想到永远不能喝酒却让我心生烦恼呢？

我不认为自己有酗酒问题，而且我不是嗜酒症患者，事实上，我只是个普通的酒民。除了这个龙虾／香槟之谜，我还发现一个不容争辩的事实，让我们无法忽略。就像以前吸烟时，我选择吸烟的场合和数量日渐增加一样，在喝酒的事情上，我也呈现出同样的趋势，但在吃龙虾的事情上，却并非如此。

然而，喝酒对我来说暂时还不是真正的问题，我为何要拒绝一种乐趣呢？尽管我清楚这种乐趣只是假象。这就是酒精和尼古丁陷阱的真正罪恶之处，也是嗜酒者和其他酒民的真正区别所在。当我们尚能应付喝酒的健康和经济危害

我的戒烟法还能治疗其他瘾症

时，我们为何要剥夺自己的一种愉悦和慰藉呢?

当酒精对健康和经济所产生的负面效应开始拖垮你时，你对这种慰藉的依赖程度也增大了。你开始对自己撒谎，试图在亲友和同事面前掩饰这种依赖。但你既骗不了自己，也骗不了他们。他们不想看着你自我毁灭，他们比你看得更清楚：你没有得到任何愉悦或慰藉。

现在你真的遇到了麻烦! 在此之前，你唯一的问题是喝得太多。而现在，你仍然喝得很多，却不仅没有解决先前的问题，而且又多了一个"他们不让你喝那么多"的问题。当你宣称自己已经长大成人时，酒精就不再是禁果，但现在"油漆未干"效应又回来了。当你可以尽兴喝酒时，酒还并不是十分宝贵，然而此时它却成了太阳底下最珍贵的东西，比你的妻子、孩子、朋友、工作和家都更重要，甚至比生存本身还重要。如果你此时处于所有嗜酒者的终极处境，那么你就会同时面临着"喝太多"和"喝太少"两个问题，而且，两个问题都将越来越严重。

这时候，你就面临着两难选择：当你喝酒时，会因为喝得太多而深感愧疚；而不喝酒时，又觉得少了什么东西，痛苦不堪。喝得越多，你自身的负罪感越强，喝酒导致的身体和经济副作用也越严重；而喝得越少，你又会整日里感到缺失和痛苦。此时，就连从喝酒中获得慰藉和好处的假象也消失了，事实就是，你喝酒时痛苦，不喝也痛苦。这就是匿名戒酒协会所说的："一杯太多，千杯不够。"

然而，由于我们相信此前喝酒时真的得到了慰藉或愉悦，也由于"同时喝得太多又太少"显得不合逻辑，我们无法接受这种情形。就这样，我们开始了长达数年的妥协和饮酒控制，以及随戒酒失败而来的自尊丧失、谎言和欺骗。最终，我们明白，这一切都没有任何意义。在不断摸索中，我们和匿名戒酒协会得出了同样的结论：必须完全禁酒。

难怪嗜酒者会觉得难以接受。一个人为了那宝贵的"琼浆玉液"，失去了工作、家庭、朋友和所有自尊，已经沉落谷底，现在却必须接受自己永远不能再沾酒的事实，该有多难啊! 他们觉得戒酒的前景十分暗淡，需要很多年才可能恢复正常也毫不奇怪。但他们能怎样呢? 他们生来就面对着这个问题，这是他们生理组成的一部分。他们什么办法也没有，因为他们是嗜酒症患者。这真是

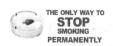

瞎扯！

　　有些事他们可以做到。首先，理解这个怪兽的本质。匿名戒酒协会将"一杯太多"与嗜酒者联系在一起，这句话绝对正确，但匿名戒酒协会应该考虑它和酒精之间的关系，而不是喝酒的人。这是蕴藏在尼古丁、酒精和海洛因等毒品的本性中的，它们是毒药！一剂毒药的毒性可能无足轻重，但这一剂已经太多了，因为毒药也能让人上瘾。当你在心理上对其形成依赖后，身体也对慰藉或愉悦等虚幻的效应产生免疫，摄入量就会稳步上升。这没什么不合情理，因为它是毒品怪兽的本性。

　　毒副作用日渐累计，再加上每日摄入量增加，最终会导致一种相反的欲望：戒除毒瘾，或至少减少摄入量。但这并不能消除你对毒品的"需求"，相反，你越是被它击垮，就越需要它所带来的"好处"。

喝酒是一种享受吗？

　　我一直说世上根本不存在嗜酒症患者，其实是想说明，被社会广泛接受的那个定义是错的。我对于嗜酒，给出了两种定义：

1. 长期饮用大量的酒精饮料。
2. 由此导致的生理失调。

　　科林斯词典对生理的定义是：有关身体器官功能运作的科学分支。一个20年没有沾酒的人显然不符合第一个定义。第二个定义说明，这种失调是由饮酒过多而引起的，而不是某种与生俱来的生理缺陷所致。

　　让我来解释什么是真正的嗜酒者，为此，我得回到瓶子草的比喻。飞虫显然不知道这一事实：重力效应以及大量向下生长的绒毛一起作用，决定了它只能朝下运动。它深深沉醉于花蜜的甜美和芳香，直到完全吃饱试图飞走时，才发现自己不仅受到了黏液的滋养，也被困在其中了。它越慌乱和挣扎，就会沾染越多的黏液，从而更快地滑向瓶子草底部。此时，瓶子草侧壁上不再有茸毛，

第6部分　PART 6
我的戒烟法还能治疗其他瘾症

已经变得异常光滑，因为茸毛只会阻碍下滑的速度。尽管瓶子草容许飞虫采集了花蜜，但和所有陷阱一样，瓶子草没有损失任何东西，便吞噬了飞虫，一滴宝贵的花蜜也没有丢失。

飞虫是在哪个阶段失去控制的？试图逃脱时？不，此时它只是意识到失去了自我控制。从飞虫品尝花蜜的时刻起，它就被瓶子草控制了，只是它暂时没有意识到而已。吸烟、喝酒和吸食其他毒品都是如此。当你意识到自己被控制时，你已经变成了烟鬼、嗜酒者或瘾君子。就像飞虫一样，此时你会挣扎和慌乱，结果会陷得越深。在此之前，你只是个烟民、酒民或药物使用者，无论程度轻重，都没有区别。事实上，在你第一次或第二次尝试时，你就像个探险者，接受着当地人的酒肉款待。你沉浸在兴奋之中，为当年的丰收庆典做准备，最后才发现，你其实并不是节日庆典上的嘉宾，而是主菜！

一旦飞虫意识到自己被困，就已经太晚了，它再也不可能逃脱。幸好，对于嗜酒者或瘾君子来说，还有一种轻易脱逃的办法，只要他们完全理解了陷阱的本质。如果你相信自己已经理解了陷阱的本质，但决定等将来再逃出去，这就意味着你已经错过了时机，十之八九不可能再逃出去。

嗜酒者逃出陷阱的关键之一是：意识到在喝酒的问题上，嗜酒者的生理与普通酒民或滴酒不沾者之间没有任何区别。如果你仍然相信嗜酒是天生的，而不是你与千万酒民不幸落入的陷阱，请重读第十五章中有关上瘾性人格的部分。

我说过，酒精陷阱几乎和尼古丁陷阱相同。然而，它们之间存在一些区别，可能模糊这个问题。为了从森林中看到这棵树，我们有必要首先分析它们之间的区别。我说过，饮酒或吸烟不会带来任何真正的慰藉或愉悦。然而，我很难让烟民相信，即便将毒烟吸进肺部，显然也不能带来愉悦；要让酒民相信喝酒不能带来真正的享受，则更加不易。酒尽管可能有毒，但它碰巧是种液体。液体肯定能止渴，不是吗？怎会有人认为止渴不是一种真正的享受呢？

我同意，几乎没有比在干渴时痛饮更美好的享受了，然而，这就是酒精的众多假象之一。它并不能让你止渴，相反，它会导致脱水，而让你感到干渴。正因如此，你往往会喝掉8品脱啤酒，却很少能喝下1杯水。高尔夫、板球或橄榄球比赛后，喝上1品脱啤酒也不能止渴吗？啤酒并非100%都是酒精，或

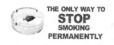

大部分是酒精，事实上，如今有些啤酒根本不含酒精。啤酒或白酒的最主要成分是水。

酒精和尼古丁、海洛因等毒品之间的主要区别是：当酒精离开身体时，身体不会随之感受到空虚和不安。此刻我已经听到了愤怒的吼叫声。你没听说过震颤性谵妄吗？我听说过。我相信它是真实存在的，但我不相信这是由酒精成瘾引起的。相反，我认为这是饮酒过量的毒副作用和不能喝酒所引起的心理慌乱所致。以前，当我没有烟抽时就会发抖，现在我知道，这种身体反应是由心理慌乱所致，而与"痒痒"无关。我并没有说嗜酒者无法喝酒时不会慌乱，他们显然会，但那种慌乱并非由身体戒断反应引起的。他们慌乱的原因与瘾君子或烟民一样：认为自己被剥夺了某种真正的慰藉或愉悦。

烟民之所以错误地以为吸烟能带来慰藉，是因为吸烟似乎减轻了上一根烟引起的"痒痒"；而对于酒民，这种错觉是因为喝酒能让人陶醉。因此，酒民平均需要10~15年时间才会完全对酒精产生依赖；而对于吸烟来说，只要烟民能负担买烟的花销，可以从第一次吸烟起就产生依赖。因此，尽管多数烟民最初只在社交场合吸烟，但通常随身携带着香烟。相反，如果烟民不这样做，反倒会被认为不正常。即使烟民每天第一件事就是点燃香烟，整天不停吸烟后，每晚最后一件事是灭掉香烟，也不会被视为不正常。就算他们半夜起床吸烟，人们也不会觉得奇怪。

没有人会问烟民：在遇到问题时，你是否会点燃香烟？你曾独自抽过烟吗？你觉得其他烟民比你抽得少吗？你是否曾经在午餐前从禁烟的办公室溜出去吸烟？因为每个人都知道，这些行为对烟民来说十分平常。

然而，如果可怜的酒民一直随身携带酒瓶，或醒来后立刻喝威士忌，或每次接电话前都必须呷一口，只要具备其中一种条件，就会被贴上嗜酒者的标签。如我所说，由于烟民会很快上瘾，人们将烟民和烟瘾都视为正常。而酒民多年才会对酒精完全上瘾，他们是少数人，因此被视为异类。

尼古丁和酒精之间的另一个重要区别是：酒精会毁掉人的心神。彻底上瘾的酒民会失去工作、家庭、朋友和亲人。我很幸运，我染上的是烟瘾。你也许会说，即使我染上酒瘾，也能控制住自己，不会因酗酒而失去工作或家庭，但我以前真的认为自己会因为吸烟而丧失性命。无论我沉溺于酒精还是尼古丁，我都是同一个人，都会无法控制自己，迅速滑向不幸的深渊之中。最终的结果不取决于人，而取决于这些毒瘾的本性。你或许认为，酒精和尼古丁之间的差异非常大，既然我从未对酒精产生依赖，并声称世界上不存在嗜酒症患者，我怎能自称这方面的专家呢？

的确，我从来不是嗜酒症患者，但我是个酒民，有时还是重度酒民。我还知道，要不是上帝怜悯，我本来可能变成人们所说的嗜酒症患者。酒精和尼古丁、海洛因之间，的确存在着重大的差异，但这又如何？不同的瓶子草之间也有很多差异。你或许还会说，不同的瓶子草是用来诱捕不同的昆虫的。幸好，就补救措施的效果来说，这些差异不会造成任何影响。一棵树和一间房子之间有着天壤之别，但通过同一架梯子，你不仅能自己爬上去，还能让体格、品质和个性不同的其他人爬上去。

"美酒飘香"的错觉

就疗愈方法来说，尼古丁和酒精是一样的：

1. 在我们沾染它们之前，我们的生活都完整无缺。

2. 从刚出生起，我们就经受着大规模的洗脑，因而被诱骗到陷阱之中。

3. 我们相信，两者都能带来真正的慰藉或愉悦，然而与此同时，我们也知道，它们对我们的身体和经济状况都具有负面影响。

4. 我们将那种慰藉或愉悦与生活中的很多场合联系起来，并相信，没有尼古丁或酒精，这些场合就失去了乐趣。因此，当我们尝试戒除时，会产生缺失感，感到痛苦，这反过来印证了"慰藉或愉悦是真实的"。

真正重要的一点是：它们都会囚禁心灵。一旦你意识到，你不必放弃任何东西，它们对你根本没有任何益处，没有它们你不仅会同样快乐，而且一定会更加快乐，缺失感就会消失，你再也不会感到前景暗淡，唯有喜悦！因此，我

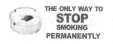

们现在所做的一切，都是为了让你意识到：酒精对你毫无益处，只会给你带来苦难，喝酒根本没有慰藉或愉悦可言。

我们已经消除了"喝酒止渴"的神话，但我肯定不会愚蠢地声称"没有人喜欢酒的味道"吧？但这正是我要说的。如果你不相信，试着喝一点纯酒精。你会说，纯酒精肯定难喝，但兑入其他的饮品，味道就变好了吧？你错了，酒精是一种毒药，和所有毒药一样味道糟糕，冲兑的唯一目的就是掩盖酒精的味道。然而，很多产业都完全建立在味道美妙的酒精饮料之上。为什么会有"真麦酒协会"？那些品酒专家又从何而来？

现在，你能坦白地对自己说：当你喝着最爱的酒，根本不是为了社交、止渴或买醉，你喝了一品脱又一品脱，干了一杯又一杯，只是因为你无法抗拒那种味道？或者你和我一样，最喜欢的酒不太甜，不太干，没有太多果味，也没有不好的味道。事实上，你是否发现，你最喜欢的是那种含有适量酒精、尽可能便宜、不会让人太难受的酒，它并非比其他酒的味道好很多，而是其他的酒更难喝，更难以忍受。相信我，如果味道很重要，那么没有人会第二次喝酒，就像吸烟一样。如果你仍然相信，喝酒是因为其味道迷人，试着坚持喝纯酒精！

既然我们喝酒不是为了止渴，也不是因为酒的味道极佳，那我们一定是因为它神奇的效果。这不好吗？只要饮酒适量，又不影响他人，喝酒会使社交聚会更加快乐，这是一个公认的事实。真的如此吗？还是和吸烟一样，因为我们从小就被洗脑而相信如此？因为我们认为这是成熟的标志？因为我们往往只在社交场合，在那些本身就非常快乐的场合才喝酒？

匿名戒酒协会说得很对，长期嗜酒者总是渴望享受喝酒以前的生活，但他是否和前烟民一样，渴望的只是一个神话，一个某种并不真实存在的事物呢？让我们仔细查看事实。

你能坦率地说，在开始喝酒之前，你在社交场合、生日、派对、婚礼、圣诞节从未觉得享受吗？想想生日派对上的孩子们。他们穿着最好的衣服，刚来的时候害羞而拘谨，但5分钟后就把场子弄得一团糟。他们处于完全而彻底的"兴奋"之中，但他们不需要吸烟、喝酒或吸食任何毒品。真正的"兴奋"只是感到聚会本身让人很开心。

第6部分　PART 6
我的戒烟法还能治疗其他瘾症

你或许认为，喝酒大大地促进了社交场合的气氛，因为它让人们感到高兴。其实，酒精是一种抑制剂。请不要盲信我的话，你可以自己加以检测。试着一个人坐在房间里，什么也不做，只是喝下你通常在派对上会喝下的酒，看看你是否会感到快乐。

我记得，自己最初开始喝酒时，总想赶上那些号称一口气能喝下多少品脱啤酒的傻瓜。当时，我醉得很严重，已达到飘飘欲仙的阶段。此时，我已吐得稀里哗啦。当我最终躺上温暖的床，闭上眼睛时，我感到房间开始旋转，十分难受。终止眩晕的方法只能是睁开眼躺着，但此时我已经精疲力竭，根本无法睁开眼睛。当眼睛勉强闭上时，眩晕又会继续，直到最终失去知觉。

接下来的一天往往就报销了，其间我会发誓，再也不喝酒过量，这种糟糕的记忆会让我自我约束大约一年。好吧，或许我记得的只是最极端的情况。显然没有人喜欢喝醉，但普通的社交饮酒肯定没问题吧？我只能说，你可以在社交场合中，在你完全没饮酒的情况下观察酒民。你会发现，酒民要么情绪过度激动，要么会咯咯地笑个不停，要么做出一些其他的愚蠢举动。你会说，这有什么不好？这不就证明喝酒让人开心吗？但是，他们真的快乐吗？

如果有人咯咯笑个不停，或做出一些愚蠢的举动，那可能意味着他们喝醉了，头脑不清醒，并不表示他们很快乐，非常享受。你注意到了吗？那种傻笑的状态多么脆弱，一句简单的话，一个无辜的眼神，就会使他们产生误解，在一瞬间由傻笑转变成恶毒的攻击。

真的是"酒壮英雄胆"吗？

尼古丁和酒精还有一个共同点：它们都会造成激励勇气的假象。然而，它们导致这种效果的途径是不同的。就吸烟来说，烟民抽完一根烟后会产生恐惧，再次点燃香烟，恐惧感得到部分缓解，此时就产生了假象。而喝酒之所以产生假象，是因为它能让人醉倒，由此消除恐惧和压抑。那么，我为何声称喝酒和吸烟一样，没有任何好处呢？因为勇气与消除恐惧和压抑是两回事。事实上，一种行动本身如果未伴随着恐惧，就无所谓勇敢无畏。我相信，重度烟民变成

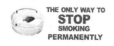

重度酒民的一个主要原因是，尼古丁会引起恐惧，而酒精让人失去意识，从而忘掉这种恐惧。

其实，酒精最大的罪恶就在于：醉酒能消除恐惧和压抑，而那种恐惧和压抑是一种必不可少的保护，对于我们的生存至关重要。或许，你曾经看到男孩子发生口角时，不会立刻动手，必然会先做出互相威胁、耀武扬威、拍胸脯之类的举动。这非常自然，因为自然的首要法则就是生存。所有生物都有拒战的自然本能，打架有可能导致受伤或丧命，而不利于两者的生存。

我毫不怀疑，你能想到很多似乎天生具有攻击性的动物和人类。然而，如果你研究当时的具体场景，就会发现，动物只有在生存受到威胁时，才会具有攻击性。在多数情况下，人类也会出于同样的原因而体现出攻击性。正因为如此，我才说所有的痛苦都源于恐惧。

然而，如果这些男孩子喝了酒，丧失保护性的恐惧，就会发生可怕的事。双方都不再害怕受到严重的伤害或丧失性命，准备开战，而更严重的是，双方都不再控制自己的行动，从而可能给对方造成十分严重的伤害。在普通的争斗中，一旦一方获得明显优势，争斗就会终之。而在无数种场合，喝了酒的年轻人却使对方丧失性命，这并非因为严重的意见分歧或原则问题，唯一的原因就是他们喝了酒。

驾车也是如此。有些驾驶员愚蠢地认为，喝一点酒会让他们发挥得更好，而事实上，喝酒会使人体反应迟钝，同时又会消除他们对车祸的恐惧，以及可能对他们或乘客、行人造成的健康威胁。可以说，酒精会使一个有责任心的驾驶员变成一个杀手！

我想不出一个社交场合，当出席者回想起来的时候，会将其成功归因于他们喝了好酒或喝了很多酒。我能想到，在很多社交聚会中，尽管人们可以无限制地喝很多好酒，但整个聚会仍然无聊透顶。我记得在无数场合，由于某个人或某些人喝酒太多，使本来十分美妙的婚礼或派对被完全毁掉了。

或许，你仍然觉得喝酒有利于消除害羞或压抑。请再次仔细探究事实，每个人都有一个大脑和一张嘴，多数人在大脑和嘴巴之间有一个检查站，但少数人没有。他们的大脑和嘴巴直接相连，嘴巴失控。他们脑子里只要想到什么，无论内容多么无聊、俗气、琐碎、荒谬，多么具有侮辱性或攻击性，都只是直接从嘴里喷出来。这些人往往招人讨厌，不受欢迎。

我很幸运。我的大脑和嘴巴之间设有检查站，但只有一个，这有时会给我带来麻烦。偶尔，本来应该过滤掉的话会到我嘴里。有些人拥有两个或多个检查站，可以拦截任何愚蠢或冒犯性的话，酒精能使这些检查站形同虚设。我们都见过这样的人：他们清醒的时候，根本不愿和笨蛋讲话，但两杯酒下肚，却会跟他们聊个不停！

有人被愚弄过吗？我们会看着他们，说"我从来不知道泰德是这样一种喜欢控制别人的人"，还是觉得"这只是酒后的胡言乱语"？如果你腼腆而压抑，并觉得这是一种麻烦，喝酒也没用，就像鸵鸟把头埋进沙里也不会消除危险一样。

酒精只会让你醉倒，除了让你变得晕乎乎，暂时忘记面临的问题外，并不能解决任何问题。你不会喜欢那种晕乎乎的状态，因为这意味着你连感觉都丧失了，无论美妙的还是糟糕的感觉。当你处于那种状态时，说明你十分脆弱，没有任何防护，头埋在沙子里。

在那种脆弱的状态下，你可能非常幸运，只是侮辱或冒犯了某个亲密的亲人或朋友，也有可能幸运程度稍低，将车撞毁了，或车只是稍稍受损，或被吊销驾照数年。我为何将其形容为幸运呢？这肯定是不幸，不是吗？不，我认为是幸运，因为如果你喝醉了，这些事情早晚要发生。醉酒的时候你其实和那些又聋又盲的人一样，事实上，你比他们糟糕得多。又聋又盲的人知道自己身带残疾，其恐惧感、触觉、嗅觉、敏感程度和同情心变强，也更加谨慎，更关照自己，这可以弥补身体上的缺陷。酒精使你的大脑僵死，因此丧失所有的感官能力。

只要想想你所见过的由酒精引起的一切罪恶。你能想象有哪一次，酒精起到了好作用吗？当你喝醉时，你就会丧失全部知觉，没有任何防御，脆弱不堪。你真的认为，在这样的情况下，你快乐吗？你真的相信将头埋在沙子中的鸵鸟是快乐的吗？

曾经，我认为喝酒能让我暂时忘记伤痛。如果你被女朋友抛弃，最好寻欢

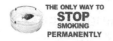

作乐一段时间，而不是去参加外籍兵团。如果你要做的事情堆积如山，不能脱身，而你又非常需要休息，何妨在晚上出去喝几杯，暂时不去想这个问题呢？

然而，醉酒不能帮你解决问题。如果它能让你好好睡一觉，也算不错。尽管这样并不能解决问题，但至少你可以更有精神去解决问题。然而，一旦酒精的作用退去，问题其实会更严重，因为宿醉会让你的身心、经济和社交状况比以前更加糟糕。此时，你更有理由买醉，而喝酒就和吸烟一样，你喝得越多，你的大脑和身体对酒精形成免疫，你就需要得越多，副作用也越大，你就更摆脱不了喝酒。你会不可避免地滑向瓶子草的底部。这就是酒精怪兽的本性。

但如果只在社交场合喝酒，肯定没什么坏处吧？这就如同说："只要不发展成艾滋病，HIV 阳性也没什么害处。"当然，HIV 阳性是有害的，因为它本来就会发展成艾滋病。如果你纯粹出于社交原因开始喝酒，酒精怪兽的本性会使你最终因为各种原因而喝酒。而无论如何，我们真的只是出于社交需要而喝酒吗？我们可能最初只在社交场合喝酒，但我们不是认为那杯酒有助于解决问题吗？我们喝酒是因为我们感到自己不成熟、腼腆或压抑，或因为我们想要被众人接受，不是吗？如果你因为社交需求而开始喝酒，你就无可避免地开始下滑，并将最终变成匿名戒酒协会所说的长期嗜酒者。这就是酒精怪兽的本性！

第 39 章　CHAPTER 39
怎样戒除酒瘾

戒酒的关键是消除对酒精的渴望

有些人一生喝酒、吸烟，甚至吸食海洛因，却没有变成嗜酒者或瘾君子。的确如此，但那只是因为这些毒品的本性使得多数受害者需要多年才会意识到自己已经上瘾。就吸烟来说，个人滑向深渊底部的速度取决于很多因素，如他们的身体对毒品的抵抗力，他们的经济状况，他们的生活压力大小，以及他们的交际圈。的确，即使你住在贫民窟、鸟不生蛋的地方，瘾君子也能找到购买毒品的钱，但如同很多年轻人没学会吸烟只是因为没有钱买烟一样，相当多酒民始终只是偶尔喝酒，也只是因为他们没钱买更多酒。显然，很多飞虫在抵达瓶子草底部之前就已经死去。很多烟民、酒民或其他瘾君子，在变得一贫如洗之前，就已经戒瘾或死去了。

很多毒品有滞后效应，但不要因此而混淆事实。耗子在啃咬奶酪和被金属架砸中鼻子或颈部之前，会感到无比幸福，但你肯定不会羡慕它。你会羡慕刚刚停落在瓶子草边缘吸食花蜜的飞虫吗？如果你知道一个人将因为一次性爱而染上梅毒，尽管梅毒在 20 年后才会发作，你还会羡慕他射精时所体验到的兴奋吗？

匿名戒酒协会和社会大众就是在这一点上错了。他们认为，正常饮酒能带

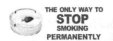

来某些真正的愉悦。

当嗜酒者发誓戒酒时，他们所遭遇的真正创痛，不是身体上的，而是他们认为自己不正常并被剥夺了某种乐趣，他们其实很羡慕所谓的正常酒民。如果你有酗酒问题，无论你是否认为自己是嗜酒者，请回想你自视为正常酒民的时候。你觉得，当个正常酒民有任何神奇之处吗？在你意识到自己有酗酒问题之前，或者当你能喝得很少或控制饮酒量时，你会羡慕那些比你喝得更少的人吗？你会羡慕那些比你喝得多的人吗？还是只有当喝酒变成一个问题时，你才开始羡慕正常酒民？

你会说，这又如何？我不羡慕其他人会呼吸，但如果我自己因故突然无法呼吸，我肯定会羡慕别人。的确如此，但这有一个重大的区别，我们必须呼吸。呼吸对于我们的生存至关重要，而且一直都是。尽管我们将其视作理所当然，但这并没有改变事实。然而，酒精从来都不是我们的生存所必需的。真是遗憾，我们将正常饮酒也视为理所当然。如果我们进一步探究就会发现：它对于我们没有任何好处！

只有当我们无法喝酒并感到缺失时，酒精才显得如此珍贵，而我们无法喝酒的时间越长，就越觉得酒之珍贵。当然，如果你被禁止尝试某物，也就很难确认某物不够有趣。即便你真的知道，也会处于无望的境地，匿名戒酒协会对这种困境进行了恰如其分的描述："这就像过敏一样，继续摄入过敏原，会加剧患者的生理痛苦和隔绝感，使他们的行为更加失去理性，而患者却会对这种东西有着无法抗拒的渴望，因而使情况更加糟糕。"

嗜酒者有这种无法抗拒的渴望，因为他们很愚蠢或"基因中有着神秘的缺陷"。他们喝酒的原因与烟民一模一样，社会从他们出生起就开始对他们进行洗脑，直到他们最终相信自己从毒品中真正获得了某种好处。而毒品的本性，会使这种幻觉得到证实。社会还对烟民和重度酒民洗脑，使之相信：即便能够戒除烟瘾或酒瘾，也十分困难。事实上，被公认为嗜酒症治疗顶尖权威的匿名戒酒协会，也明确地告诉那些寻求帮助的人们：嗜酒从医学上无法疗愈。

嗜酒者们像麻风病人一样凑在一起，因为大众甚至匿名戒酒协会都让他们

第6部分　PART 6
我的戒烟法还能治疗其他瘾症

相信，他们患上了一种无法治愈的疾病。讽刺的是，嗜酒者在停止喝酒的那一刻，就不再患有这种疾病。有病的是那些正常酒民，只要你不喝进去，酒精就与氰化物一样，没有任何害处！

然而，社会在喝酒的人身上耍了一个残酷的诡计，而匿名戒酒协会更是使之一直延续，这就是：让人们对酒精这种邪恶的事物怀着不可抗拒的渴望。

我在第三十一章中已经解释，渴望并非身体上的，而只可能是心理上的。幸好，渴望是个人可以控制的，就如吸烟一样，你可以在抽完最后一根烟之前，消除那种渴望。

消除的方法非常快捷便利。首先你得理解那种假象的本质，意识到酒精对你根本没有任何益处。不要羡慕其他酒民，无论是第一次喝酒的年轻人，还是你认为成熟老练、能够控制酒量的酒民，要看清自己的真实处境：酒民就相当于陷入瓶子草中的飞虫。

显然，他们自己不会这样看，除非他们已经陷落得足够深，开始意识到饮酒产生的问题。如果你认为无知是福，他们肯定永远也不会意识到自己的酗酒问题，那么请你记住他们的无知对他们并非福气。就如你多年来将正常饮酒视为理所当然一样，他们也是。他们没有得到任何愉悦或好处。无论是否意识到，他们已经体验到喝酒对身心、经济和社交所产生的负面影响。

尽管酒精和尼古丁对我们的身心能产生不同的影响，却导致了同样的问题：对我们的身心和经济状况产生了巨大的危害。它们其实对我们没有任何好处，却让我们产生错觉。当我们被迫戒酒时，就会因这种错觉而感到缺失和痛苦。

幸好，两者的解决途径完全一样，即理解这种错觉产生的原因和过程，明白没有什么需要放弃，并为不想或不必吸烟或喝酒而高兴，而不是因为无法吸烟喝酒而感到痛苦。

只要你明白酒精对你无益，而且意识到酒瘾是心理而非生理上的，那么，你就只需读完本书余下部分，并重读第33~35章，将文字中的"吸烟"或"尼古丁"分别替换成"喝酒"或"酒精"即可。如果你需要参考前面的章节，请做同样的替换。

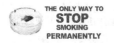

要戒酒瘾，先戒烟瘾

在匿名戒酒协会聚会上，触动我的另一个事实是，大多数会员不仅吸烟，而且烟瘾十分严重。我并不觉得奇怪，相反，这只是证明了我的怀疑。我解释过很多人之所以从正常酒民沦为重度酒民，是因为他们对尼古丁形成了免疫，因而形成了一种永恒的空虚感，而有意或无意地试图用酒精填补这种空虚。

如果你因为某种原因无法控制饮酒量，那么，饮酒正在毁灭你的生活就是显而易见的事实，最终你自己也会明白这一点。因此，通过戒酒来解决这个问题就是非常自然而合理之选。然而，如果嗜酒者发现难以信守诺言，那么当你对嗜酒者说"只戒酒没用，并须同时戒烟"时，戒酒就变得困难得多。

我之所以喜欢做个非烟民，不是因为健康得到了很大改善，而只是因为感到活着真好。这两者不是同一回事吗？对我来说，这是因为吸烟是我身体糟糕的唯一原因，但对于戒酒后继续吸烟的人来说，这就相当于将溺水的人拎到水面以下两英寸的地方。显然，前酒民会因为戒酒而感到更健康，但由于继续吸烟，他们并不能体验到"活着真好"的感受。我相信，很多匿名戒酒协会会员永远觉得自己没有完全恢复正常的原因之一是，当初使他们变成重度酒民的那种空虚感仍然存在。他们会一直易于受到诱惑，重新掉进酒精陷阱。

我能想象，当一个人多年与酒精艰苦作战，结果却发现无法戒酒时，会感到多么绝望。我也能想象得到，当我告诉他，他必须在戒酒的同时戒除烟瘾时，他一定觉得面临崩溃边缘。这是因为他们仍然错误地认为，他们将放弃某种慰藉或愉悦。然而，请想象，如果我强迫你服用砒霜和氰化钾，剂量足以毁掉你的健康，但尚不致命，而我又向你要一大笔钱，以作为购买毒品的费用。如果我不再强迫你，你会想要继续服用这些毒品吗？或许你觉得这个比喻不太贴切，但我要说的是它不仅贴切，而且是酒民和烟民的真实处境！

要说两者之间的一个重大区别就是：强迫他们摄入酒精和尼古丁的唯一的人，就是他们自己。他们之所以强迫自己服用那些药物，唯一的原因是，社会和这些毒品对他们进行洗脑，使他们相信自己从中获得了真正的慰藉或愉悦，而且要戒除烟瘾或酒瘾也并非易事。

然而，一旦清除了社会灌输给他们的那些观点，戒酒不仅异常容易，而且令人愉快。想象你忽然发现原来你被确诊的不治之症其实可以疗愈，将是一件多么振奋人心的事啊！如果你同时还患有另一种不治之症，那么这种愉悦就几乎不存在。幸好，有一种简单有效的方法，对尼古丁和酒精依赖都有疗愈作用。这种疗法就是：

1. 明白这种依赖只是假象。

2. 不再强迫自己摄入这些毒药。

3. 明白你什么也未放弃，反倒获得了很多惊人的好处。

拥有正确的心态之后，同时戒除烟瘾和酒瘾就比分别戒除更加简单好受。然而，如果你无法同时解除两种瘾，那么建议你首先戒烟。如果你已经戒酒相当长一段时间，那么无论你是否感到已经完全恢复正常，请千万不要再开始喝酒，以便能在戒酒之前先戒烟。你只需尝试戒除烟瘾，很快两种瘾症就都会消失了。

压力越大，戒酒越难

我听到一些正在戒酒的人说，因为不能喝酒精饮料，他们只能喝很多橙汁。请消除"在社交场合，必须不停喝东西"的想法。请记住，在这些场合，快乐源自于那些让人快乐的同伴，而不是饮品。和戒烟一样，戒酒时不必使用替代品。尤其要注意的是，不要喝那些不含酒精的啤酒，他们相当于草烟。想一想，社会多年来对我们进行洗脑，让我们不顾啤酒味道糟糕，去体验醉酒的感觉，然后却试图说服我们这种感觉并不好受，并剥夺了酒精，只留给我们那种糟糕的味道。真是不可思议！如果你仍觉得，喝非酒精啤酒比喝水或其他软饮料显得更有男人气概，那我就认为你不是一个成熟的人。事实上，就是这种愚蠢的想法让你染上了酒瘾。

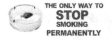

关于酒精，还有其他一些怪谈需要澄清。我说过，我们为喝酒寻找的各种借口，如止渴、喜欢酒的味道、喜欢喝酒后的状态、有助于社交等等都是假的。你也许会说，单独的各种化学成分不能制造出不锈钢，但合在一起就可以。或许，喝酒之所以如此愉快，是由于止渴、美味和迷醉等共同作用的结果。毕竟，所有的数学家都会告诉你"负负得正"。然而，这些说法只是顾左右而言他。如果你将砒霜和氰化钾混在一起喝下去，你认为它们的毒性会相互抵消，还是会让你死得更快？当我们融合各种化学成分以制造不锈钢时，我们选择的不是这些成分各自的优点，而只是为了得到一种好的产品。而对于饮酒，我们总是因为某个原因而肯定它，却不是因为其总体效果。但当我们发现每个原因都只是谬论时，我们又会继续找理由："或许，这些作用合在一起，能真正对人有益？"——事实并非如此：我们已经知道，这些作用合在一起只会导致痛苦和毁灭！

那么，美国为何最终撤销了禁酒法令？在回答这个问题之前，我得先回答另外一个相关问题：美国为何颁布禁酒法令？为何一些禁酒拥护者的观点如此激烈？很多人从未沾过酒，他们有什么权利对禁酒表现得这样狂热？他们为何要将自己的偏见强加于人，剥夺其他人的快乐？

美国制定禁酒法令，因为喝酒有害是显而易见的事实。有些滴酒不沾的人之所以热烈拥护禁酒法令，是因为他们的童年就毁于酒精。他们亲眼看到自己的母亲被殴打，家庭破裂，兄弟姐妹忍饥挨饿，被送进福利院，而这一切都是因喝酒而起。

那么，为何禁酒令会失败呢？其原因和意志力戒酒法一样，也是匿名戒酒协会使嗜酒者更难戒酒的原因所在。瘾君子们无法强迫自己戒毒，社会越强迫他们，他们就越决然地寻求自己的拐杖，也就越不可能意识到，那拐杖才是他们真正的敌人。

现在，让我们看看其他的毒品，尤其是让我脊背发凉的海洛因。

第6部分　PART 6
我的戒烟法还能治疗其他瘾症

怎样戒除海洛因和其他毒品

吸食海洛因真的有快感吗？

在我遇见海洛因吸食者以前，我对他们有两种不同的看法，但两者主要来自于好莱坞电影中的模糊印象。

影片中那些吸鸦片者似乎从未因为戒毒而忍受过可怕的肉体痛苦，而妓女们似乎也没有获得极大的快感。但两者都很清楚地表明，对海洛因上瘾以后，就几乎不可能戒掉毒瘾了。我始终好奇地想要知道其中的原委：是因为戒毒的痛苦很强烈，而且持续时间很长，因而难以忍受吗？这似乎不太可能，因为我相信，为了摆脱那种可怕的梦魇，无论这些症状有多么痛苦而持久，我都能忍受。那么，是因为吸毒的幻觉所产生的快乐很诱人吗？毫无疑问，正是这种看法导致了我对海洛因的恐惧，我误以为：试着吸食过海洛因以后，就绝对无法抗拒那种快感了。或者，还是两者兼而有之呢？

我非常庆幸自己有机会来调查那些曾经吸食过海洛因的人们。然而，无论他们在这个问题上多么博见多闻或侃侃而谈，似乎都无法掩饰对自己的上瘾行为的无知。最开始，我怀疑他们当初是否真有瘾，或者猜想他们不想谈论这个话题，后来我知道，他们中很多人毒瘾都非常大，谈论这个话题时都极为兴奋，但他们似乎和我相似，都对这个话题十分含糊，而且，似乎没有人获得极大的

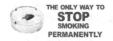

快感。有些人说，戒毒所产生的肉体痛苦很强烈，然而，如果你问他们哪个部位感到痛苦，他们通常都会意味深长地停顿片刻，然后说些不着边际的话。

我逐渐意识到，他们的回答听起来就像烟民：

"你为什么吸烟？"

"因为我从中能获得极大的乐趣。"

"我始终在观察你吸烟时的情景。你似乎并没有意识到自己在吸烟，既然如此，是什么让你如此满足呢？"

"除非你也吸烟，否则我很难向你讲明白。"

"我也吸烟，那么，请告诉我吧。"

"如果你也吸烟，你应该知道我的意思。"

"我并不知道，对此缺乏了解。但是，如果你很享受这个过程，为什么还想戒烟呢？"

"因为它会影响我的健康状况，葬送我的前程。"

"那你以前为何不戒烟呢？"

"因为戒烟很痛苦。"

"——说给我听听。"

如果你和某个烟民开始进行这种谈话，他很快就会借故离开你。然而，如果你问高尔夫球爱好者为何会喜欢玩球，那就要轮到你借故离开了。假如你乐意聆听，他会花上整个晚上的时间来告诉你原因。

我最近关注过函授学校举办的研究海洛因吸食者的项目。医师们和专家们努力分析海洛因的化学效应，将它与"条件反应"联系起来。首席医师承认，他始终无法理解这些吸毒者为何继续上瘾，忍受着这种丢脸的行为。出人意料的是，参与这个项目的大多数人都是吸烟者。他们能够向他们的病人或孩子解释，自己为何可耻地成为了尼古丁的奴隶吗？

许多曾经吸食过海洛因的人都告诉我，他们刚开始吸食时，根本没有得到任何快感，这让我十分惊讶。事实上，就像吸烟那样，他们发现最初吸食海洛因时很恶心，同时，也会陷入和吸烟相同的陷阱里面："我绝对不会对这种东西上瘾的。"由此可见，如果海洛因真的能给人带来快感，为什么在最开始时，吸食者会不喜欢它呢?

我知道,有些海洛因吸食者相信他们在最开始吸食时,就享受到了真实的快感。然而,如果你问他们这种快感的实质是什么,你就会意识到,就像他们抽的第1根香烟一样,这种快感就是兴奋、新奇、反叛和冒险,而不是真正的肉体快感。他们就如同安徒生童话中围观皇帝新衣的人,不是看见他一丝不挂,而是看见他穿着最美妙的绸缎。

快感是假的,上瘾才是真的

快感这个词的含义比较混乱,对不同的人意义也各不相同。年轻人对我说:

"我觉得自己就要错过那种快感了。"

"你的意思是说——"

"那种令人眩晕的感受。"

"你是说你喜欢眩晕感? 我无法想象出比它更坏的东西了。"

在学校读书时,我记得成群的男孩子会嗅装在瓶子中的除污剂。我很好奇,也亲自嗅了嗅。嗅了几下之后,我感到有点眩晕。这绝对谈不上是愉快的体验,但我很着迷于这种感受。我记得当我嗅碳酸铵时自己清楚地体验到了相同的蛊惑,而那种味道绝对很不好闻。当时,人们还没有听说过"吸胶毒"这个概念。我喜欢玩具飞机组件上的胶水气味,但我并没有成为吸胶毒患者,不过,我知道人们是怎样开始对这些东西上瘾的。

我们摄取、接触或吸入的任何化学物质都必然会对我们产生某种影响,这种影响有好有坏,轻重不等。海洛因是强效麻醉剂,因此能够放松你的身体,然而,除非你相信拆除汽车上的油表警告灯就能够修好汽车故障,否则,海洛因的这种影响就是有害的。无论是警告灯还是海洛因,都远远不能解决问题,而只会让问题更加恶化。事实上,将海洛因的麻醉效果称为"快感"是不恰当的,因为它不是兴奋剂,而是镇定剂。

稍后我将解释,无论我们对毒品的最初体验愉快与否,这丝毫都不会决定我们是否会上瘾。但差别在于,如果我们对毒品的最初体验很不愉快,影响不大，我们就会消除对上瘾的恐惧。换句话说，为了让诡计能够得逞，获得受难者的信任是必不可少的。但我们既然知道这些危险，为什么还会尝试尼古丁、大麻、海洛因或其他毒品呢？我认为十有八九是出于好奇心、反叛的本能，以及同龄人的压力或者纯粹是无聊。我还认为，最初尝试毒品通常都是在酒精的怂恿下发生的，但吸烟是个例外。

其可怕之处在于，我们最初尝试毒品并不是在生命中特别重要的场合下发生的。我们几乎很少会猜想到，这个看似无足轻重的举动，很快就会支配和毁掉我们的余生，这就像某些驾车出门旅行的人，压根儿就没想到自己会成为致命的交通事故的受害者。只有在我们上瘾以后，或者更确切地说，意识到自己上瘾以后，最初的经历才呈现出其意义。现在，吸毒者感到自己很愚蠢，怀着悔恨之心回顾自己最初的体验。如果他们不得不承认"它很不好受，但我还是想继续尝试毒品"，他们往往会觉得自己更加愚蠢；而如果说"我从中获得了某种快感，否则，我为什么要继续吸食毒品呢"，则心理上会感觉好受得多。因此，任何吸毒者对最初吸毒体验的回顾，我们都只能姑妄听之，不能尽信。

大多数吸烟者都相信，他们只有在每天吸 1~2 根香烟的时候，才能体验到真正的乐趣。但事实上，他们从中享受不到任何乐趣。偶尔，我们在诊所中接待的吸烟者相信他们从每支香烟中都能享受到真正的快感，然而，只有当我们坚持要他们有意识地吸烟，并要求他们解释自己感受到的真正乐趣的时候，他们才会意识到吸烟毫无乐趣可言。

毫无疑问，我相信并不是那种奇妙的快感让海洛因吸食者毒瘾缠身的，同样，也不是这种奇妙的快感让烟民们上瘾的。鸦片无疑也能产生与酒精相似的效果。我完全赞成牙医或麻醉师利用止痛剂来暂时缓解身体的疼痛，但就长期甚至中期而言，它们不能改变意志消沉，只会适得其反，让意志更加消沉。

也许，海洛因的真正力量在于它兼具酒精和尼古丁的特征，它既让人陶醉，又让身体更加难以戒除。也许，你仍然将陶醉视为某种优点，但是，为什么有人想要这样呢？这岂不意味着他们有所不满吗？他们的生命中有所欠缺吗？陶醉仅仅能让人暂时麻木，而绝不能解决任何问题，恰恰相反，它使得问题更加恶化。如果你确实能暂时忘却痛苦，享受到乐趣，这倒也不算太坏。但是，当你无知无觉时，你怎么可能享受到乐趣呢？你认为酗酒者生活幸福吗？如果你这样想，那么，就去看看匿名戒酒协会的现状吧。

如果海洛因的确兼有酒精和尼古丁的双重特征，那就意味着它危害极大，我们就有双倍的理由万万不能沾上海洛因。但我们在此处关注的是：让瘾君子上瘾的东西是什么？如何戒掉毒瘾？吸毒果真能带来美妙的快感吗？或者戒毒的痛苦非常强烈吗？

我不相信吸食海洛因能产生强烈的快感，但我们暂且假定是这样。生命中有些奇妙的欢乐：孩童时代的圣诞节、美好的假日，与好友久别相逢，观看重要的体育赛事、电影或戏剧，或者听你最喜欢的音乐。你在生命中可以享受所有这些东西，并喜悦地期待着它们的到来，在事后回味它们。但是，当你无法实现这些愿望时，你感受到打击了吗？如果你无法在每天或每刻做这些事情，你感到被剥夺了生命的乐趣了吗？这就是试金石，拥有真正的欢乐时光当然是美妙的事情，但是，如果你必须拥有它，那就不是真正的喜悦，而是上瘾。非吸毒者不需要海洛因，只有吸毒者才需要海洛因，同样，只有吸烟者才需要尼古丁，他们以此来终结最近的困境所产生的不安和空虚感。

戒毒时为什么那么痛苦？

促使吸毒者上瘾的原因并不是奇妙的快感，而是戒毒的可怕痛苦。现在，我们在审视这些痛苦的部分真相。

在这个资讯发达的时代，对海洛因上瘾的重大误解仍然存在，这种误解就是：戒毒产生的肉体痛苦如此剧烈，那些毒瘾很大的吸毒者如果试图突然戒毒的话，他们将会因此而死去。然而，这些前吸毒者描述戒毒的最痛苦感受是："酷似得了流感。"如果你问上千个人："你人生中体验到的最痛苦经历是什么？"你认为他们中有人会说"我可以毫不犹豫地说，是流感"吗？如果你向上百万人问"你有两个选择：要么患上流感，要么余生都要吸食海洛因"，你觉得他们中会有人选择海洛因吗？

也许你仍然心怀异议，那我们就来观察更多的证据吧。我前文曾经谈到的

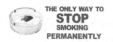

函授大学的科研项目，也解释了海洛因和其他毒品的吸食者被判长期徒刑后，在被强制戒毒时并没有表现出任何显著而强烈的身体痛苦。然而，当他们离开监狱，回到熟悉的旧环境时，很快又会故态复萌。

更引人注目的是，他们讲述了美国警察如何乔装打扮成吸毒者，潜入贩毒集团。他们发现自己买的毒品中仅仅只有少许海洛因，有时甚至根本没有。然而，那些资深吸毒者在买这些赝品时，似乎完全忘记了这个事实。如果戒毒完全是生理上的痛苦，这些赝品怎么能缓解他们的痛苦呢？

这个科研项目也简单地提到了以前治疗海洛因吸食者的项目，后者在曼谷的某家寺院中取得了罕见的成功。我以前了解过这个项目的详尽细节，在每天的不同时间段，吸毒者必须喝下某种特制的混合物。为首的僧侣声称，这种酿制物能够消除吸毒者身上全部的海洛因气味。事实上，这种酿制物让吸毒者极其难受，对它进行化学分析，我们就会发现，它的主要成分就是我们的老相识：尼古丁。尼古丁似乎始终与其他毒品有着藕断丝连的关系，这难道不令人吃惊吗？

在那个项目中，吸毒者忍受的痛苦是非常巨大的，当他们没有摆脱毒瘾时，只会躺在床上，内心感到非常愧疚。然而，成功率却出人意料地高，我相信这是真实的。西方的专家花了大量时间，来研究这种混合物的神奇配料，对这种疗法如此成功的原因感到迷惑不解。这种疗法的确粉碎了吸毒老手不能突然戒掉毒瘾的神话，在治疗中，那些吸毒者不仅不能吸食海洛因，同时还吃得半饥半饱，并被迫喝下正常剂量的酿制物。然而，他们不仅活下来了，而且大部分人都戒毒成功了。

认为吸毒老手不可能忍受突然戒毒所产生的生理痛苦的误解，导致所谓的戒毒专家们在谈到海洛因时，尤其提倡渐进戒毒的策略，并采用相关的替代品。我已经解释过，对戒烟来说，这种策略即便不是根本不可能奏效的话，取得成功也很困难。同样的原则适用于所有的毒品。

我很难想象到比永远失明更可怕的痛苦，但那些天生的盲人却对他们自己的处境习以为常。瘾君子的可怕之处在于：这种沉沦和毁灭的过程非常缓慢，瘾君子对此毫无觉察。非吸毒者会怀着极大的恐惧，来看待老酒鬼、静脉注射海洛因者或长久咳嗽和哮喘的烟民。然而，在瘾君子眼中，他们的处境是正常的。甚至，即使那些资深的瘾君子也无法确信自己的确需要戒掉毒瘾。然而，事实上，他们既没有从毒品中享受到任何乐趣，在戒毒时也没有忍受到可怕的生理痛苦。

使他们难以戒除毒瘾的全部原因，就是他们相信自己将会被剥夺真正的快感或乐趣。他们迟早都断定，成为瘾君子的痛苦比不上被剥夺乐趣后感受到的痛苦，毕竟，他们在心中认为，问题不在于他们在吸食毒品，而在于他们不能控制自己的嗜好程度。事实上，他们无法理解，自己永远无法控制嗜好程度，而且，任何这种尝试只会让他们感到糟糕透顶，觉得自己既上瘾了，又被剥夺了这种乐趣。

戒毒其实可以很轻松

戒掉各种毒品其实非常容易。那些所谓的专家以为，瘾君子的真正问题在于无法远离各种毒品。他们所依据的事实是：曾经的瘾君子会重返相同的环境，回到吸毒的同伴当中去，在同伴们的影响下，他们迟早会故态复萌。这就好比说，烟民们再次吸烟是因为他走到了烟草商店并愉快地与店主聊天。而事实上，无数前烟民再次落入香烟陷阱的原因是：当他们仅仅只在克制自己但并没有戒掉毒瘾之时，无论对香烟的渴望多么微弱，他们始终是脆弱的。由于他们对香烟缺乏强烈的恐惧，最终就会屈服于它。为了得到香烟，他们回到旧环境当中，找到旧日的同伴。瘾君子返回到他们所厌恶的人群当中并与之交往的原因只可能是：得到那种毒品！

而僧侣们的方法完全与休克疗法相反。无论上瘾的后果多么可怕，瘾君子都不相信它会发生，因此，休克疗法通常是无效的。当瘾君子真正感受时这种后果时，已经为时太晚了。然而，任何遵从僧侣疗法的瘾君子所感受到的痛苦，要比毒瘾本身可怕10倍以上。因此，他们绝对不会再次上瘾，因为他们绝对不想再忍受那种治疗了。

在服兵役期间，我在看到那些可怕的性病电影以后，体验到了类似的感受。

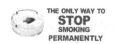

这些电影非常有效,因为我不仅不想逛妓院,而且至今为止,我都不会坐在公共洗手间的坐便器上。我对那些疾病本身已经忘得干干净净,但那些疗法显得极为可怕。想到导尿管时,我如今仍然会感到脊背发凉。

我并非在鼓吹僧侣们的疗法,而是在解释这种疗法有效的原因,但它有三个主要缺点:

1. 瘾君子必须忍受可怕的痛苦。

2. 它无法真正地解决根本问题——消除瘾君子们对毒品的渴求,因此那些前瘾君子感到自己被剥夺了乐趣,变得非常脆弱,因此他们中有些人会再次上瘾,而且还得再次忍受这种可怕的疗法。

3. 它远远没有解答上瘾之谜,只是让上瘾行为变得更加令人困惑。

幸运的是,我们不必求助于如此夸张的办法。令人欣慰的真相是:当你确信它对你毫无益处之时,你就能很轻松地戒掉任何毒品了。当你阅读本书时,你可以将尼古丁替代成任何其他毒品,这书能让你戒烟都行之有效。我怎么可能将如今市场上出售的各种毒品,比如酒、大麻、尼古丁、海洛因、可卡因以及其他毒品按照它们对身心的不同影响来分门别类呢?而我现在鼓励人们戒掉它们,只是出于这个原因,即:它们的确会影响身心的成长。

我已经列举过大量例子,谈论身心因吸毒所遭受的后果尽管从表面上看似乎有好处,但它其实只会导致灾难。如果青年人这样想:"服用兴奋剂有什么害处呢?它能赋予我活力,服用2~3片兴奋剂,我就能通宵跳舞。"我们能够谴责他们吗?但事实上,那个青年人并不打算通宵跳舞。疲倦就如同饥饿或口渴,并不是疾病,而是闪烁的警告灯,它的意思是:你需要休息。

疲倦也许是疾病的后果,也可能是身体的正常机能,告诉你现在应该休息了。无论是哪种情况,那个服用药丸的年轻人都完全违背了造物主的旨意。那种药丸远远不能解决问题,而只会拆掉那个重要的警告灯。你当真相信药丸能够代替休息吗?如果是这样的话,我们就永远不再需要睡眠或休息了,只需要不断服用药丸即可。不幸的是,太多的青少年和成人都相信药丸的神效,如果合格的医生开出了这种药丸，谁能谴责这些服用者呢？但是，我们要知道，过度频繁地服用药丸最终会导致受害者永远地安睡过去。分清疾病和它的症状是非常重要的，太多的现代医疗手段都是在消除或抑制症状，而不是治疗疾病本身。当然，症状不仅是重要的警告灯，也通常是治疗的重要内容。

所有这些毒品不仅会背离你服用它们的初衷，而且，都会产生负面效应，会影响到你的身体、心灵、经济和社交关系。此外，这些负效应也会累积起来。

那么，使你感到更安全的毒品究竟有什么害处呢？这就是：你的不安成了你的护身符和保护伞，毒品会颠倒黑白，让你将平安视为险境，却将险境视为平安。

除此以外，我在治疗海洛因吸食者时遭遇的主要难题，就是让他们相信，如果他们继续吸烟，就不可能完全痊愈。我这样说并不是要故弄玄虚。海洛因吸食者在服用毒品以寻求快感时，通常也会吸烟，这似乎能增加他们的快感。它真正能够起到的作用就是在再次开始戒毒以前，部分缓解意志消沉。我只见过一个可以称得上是酒鬼但不吸烟的人，但迄今为止，我还没有遇到不吸烟的海洛因吸食者。然而，正和酗酒的情况相似，在理想状况下，最好同时戒掉香烟和海洛因。如果无法做到这样，那么，首先戒烟则是明智的做法。正是戒烟产生的空虚感，才使人渴求其他毒品，如果这种空虚感存在，这种渴求也就如影随形。

第 41 章　CHAPTER 41
结 论

毒品的"波浪"效应

虽说尼古丁以其独特的方式摧残着身体，但是，即便是老烟民，在心理、经济和社交问题上也与常人无异。而长期酗酒者和海洛因吸食者通常会失去工作、住房、家人和自尊，甚至失去活下去的欲望。通常来说，他们所拥有的朋友，仅仅与他们同病相怜，丝毫不肯帮助他们戒掉毒瘾。我将这种觉得自己离不开毒品的幻觉所产生的负面效应称为"波浪"。

许多曾经备受尊敬的精英人物，因为毒瘾产生的幻觉或经济压力而成为了盗贼，甚至杀害他人。但事实上，毒瘾本身很容易戒掉。大多数人都能充分想象并意识到，如果他们远离毒瘾，他们的生活将会多么幸福。然而，如果人们没有工作、住房、家人、朋友、自尊和生活的欲望，他们怎么可能生活得幸福呢？

除非你能消除这些"波浪"或部分解决它们，否则，试图说服长期酗酒者或其他瘾君子戒掉毒瘾完全是徒费口舌。事实上，有些人相信，与其说喝酒和吸毒会扰乱人们的生活，毋宁说生活混乱的人往往会染上毒瘾。

许多专家对此提出异议，他们反驳说大多数酗酒者与可卡因、海洛因吸食者都具有坚强的意志力，并曾经事业有成。但是，我们往往会用物质财富

　第6部分　PART 6
我的戒烟法还能治疗其他瘾症

来衡量成功。物质财富真的能够带来幸福吗？如果他们很幸福，为何还要抛弃自己拥有的全部东西，成为酗酒者和吸毒者呢？酗酒和吸毒真的能令人如此开心吗？

有种理论认为，在失业率很高的萧条地区，许多缺乏人生目标的瘾君子继续吸毒，只是因为毒品能赋予他们目标。它让你每天有理由从床上起来，乞讨和偷窃足够的钱财来获得每天的毒品。为了维持这种上瘾的习惯，成群的朋友会聚集起来，讨论如何挣钱的事情。

令人啼笑皆非的是，毒瘾让他们的人生具备了双重目标：为了维持这种毒瘾而反抗社会，同时，也反抗这种毒瘾本身。但问题在于，如果他们戒掉毒品，消除了毒瘾，他们就会失去这种目标，生活会感到空虚无聊，毫无意义。因此，他们迟早会受到诱惑，故态复萌，这并不令人感到奇怪。

我相信这种理论中有许多合理的成分。事实上，我也认识到，首先是存在的无意义感让他们开始吸食毒品。我认为，工业革命所导致的人类生活方式的迅速变化，让大多数人都会感到空虚。换句话说，如果没有尼古丁、酒精或其他毒品，我们也同样会发明其他东西。事实上，我们也正在制造着这些东西，市场上频频出现的各种各样的新毒品便是证明。正如你吸入尼古丁时香烟的品牌并不重要一样，我从如今的青少年身上获得的印象是：是哪种毒品并不要紧，只要能上瘾就行！

那么，到底是消沉沮丧的生活方式让人渴求毒品呢，还是毒品导致了消沉沮丧的生活方式？我认为，罪魁祸首必然是消沉沮丧的生活方式。即便这种处境极其短暂，仅仅只有数秒钟的时间，比如青少年在社交场合中需要鼓舞信心的时候，或者缺乏力量来抗拒同龄人施加的压力的时候，都会产生对毒品的渴求。

当我们停下来思考这个问题时，会感到难以置信。地球上的所有其他物种都极其满足于造物主供给它们的基本生活必需品。然而，地球上最有智慧的物种却给自己创造了依赖于毒品这个复杂而普遍的问题。

我们能做些什么呢？在许多人的案例中，我们是可以有所作为的。通常，失去家庭、朋友和工作并不是无法弥补的，与其说瘾君子的家人、朋友或雇主

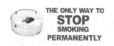

与他们断绝关系，毋宁说瘾君子自己逐渐失去了斗志，不愿意抗拒毒品，而是接受了他们的命运。因此，他们的家人和朋友也不再相信瘾君子能够戒掉毒瘾。他们讨厌谎言和欺骗，最终，他们不仅接受了瘾君子的失败，也接受了自己的失败。

人们始终无法意识到，在这些情况中，最痛苦的人不是老练的瘾君子本人。正如前文所述，上瘾的后果就是让瘾君子部分地自我麻痹，意识不到自身处境的真正危险，同时，他们相信自己无法摆脱这种处境，因此对之充耳不闻。然而，关爱他们的人们却不能对其处境的险恶视而不见，我们很难坐视自己真心关爱的人离开人世。看到一个乐观、可爱、温柔而贴心的朋友蜕变成了一个自私、好斗而可鄙的怪物，这必然是很痛苦的事情。蜕变的原因对你来说极其明显，但你似乎无力使他意识到，他所离不开的毒品正是导致他悲惨处境的元凶时，这种痛苦显得尤其强烈。

正如药物本身会使瘾君子对于他们无法解决的问题视而不见一样，家人和朋友应对这个问题的唯一方法，就是最终与吸毒者断绝来往，无论这样的举动对他们来说有多痛苦。然而，如果你能将毒瘾的真面目解释清楚，使瘾君子和他人的家人意识到，的确存在着简单的永久性疗法，朋友们通常就会很高兴伸出援手，帮助他们本以为已经永远失去的亲人重新站起来。

然而，我们如何帮助那些只是因为生活单调乏味而染上毒瘾的人们，或者其亲友拒绝提供帮助的人们呢？答案并不简单，但我相信，通过共识和合作，这个问题肯定能得到解决。

解决毒品问题要靠全球合作

截至目前为止，我们还无法遏制烟民人数不断增长的趋势。但我们至今已找到 6 种戒烟的基本方法：

1. 休克疗法。这种方法就是用大量的公开宣传活动来告诉烟民：他们是傻瓜。然而烟民本人对这个事实比那些试图教育他们的人了解得更加清楚，因此，

我的戒烟法还能治疗其他瘾症

这种方法不仅无法治愈大多数烟民，甚至也无法阻止非烟民成为烟民。

2.寻找合适的替代品。在第二十三章，我解释了我们为何不可能找到合适替代品的原因，同时，徒然地寻找它们只会促使吸烟者觉得他们被剥夺了余生的乐趣。

3.改变促使人们吸食毒品的社会和环境因素。我完全赞成这样做，但就目前状况来讲，我们还无法创造阻碍人们吸食毒品的社会或环境的条件。拿戒烟来说，这得消除每个人生活中的各种压力，而事实上这是根本不可能的。因此，这个想法虽然很好，但毫不现实。

4.烟民互戒协会法。我觉得这种方法最无效，因为它意味着吸烟的过错在于烟民自己，而不是烟草公司。

5.禁止做烟草广告。我觉得这种方法与禁止香烟生产具有相同的缺陷。我知道，在那些禁止做烟草广告的国家，人们列出统计数据，表明烟草的消费量降低了。但我知道，那些权威机构很有可能是在误导人们。因为我是个注册会计师，完全知道统计数据是怎么回事。

6.彻底断除烟草的供应。我们每周都听说官方摧毁掉了大型贩毒团伙，以及官方在打击毒品交易的活动中取得了多大的成果。但与此同时，毒品消费量却与日俱增。难道我们不能从历史中汲取到教训吗？这其实是在告诉我们：如果公众需要某种商品，就必然有相应的供应者，而不会考虑这种商品是否合法。

很显然，我们无法消除任何个体全部生命中的压力或沮丧，更不要说整个人类了。同样明显的是，当人们相信毒品能解决或者仅仅缓解他们的问题时，他们就会服用这些毒品，而不管它们合法与否，有害与否，或者是否做过广告。唯一的解决之道，就是在最近10年内，将我宣扬和证明有效的解决方法推广开去。

我们需要进行大量的反洗脑训练，来教育公众，不是让他们意识到毒瘾的负面效果，而是意识到毒品的两个不为常人所知的特征：

1.服用毒品不仅无法实现我们的期望，而且很有可能与我们的期望相反。

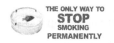

2. 我们其实根本不需要毒品，因为我们既能应对生活的压力，又能享受到它的乐趣。

如果我们能实现那个目标，我们就解决了那个问题，消除了吸食毒品的欲望。任何生意人都会告诉你，只有某种商品的需求枯竭之时，他才会停止生产这种商品。即便真的发生这种情况，他也会继续进行广告宣传，直到无力起死回生，仍然不愿放弃。

当战争、暴力、饥饿、环境污染和危险等问题所产生的焦虑持续存在时，滋生毒品的土壤就会始终很肥沃，吸毒的种子就能茁壮成长。尽管这些问题的解决方案很简单，即停止这些行为，但无论个人或群体如何努力，都无法彻底解决这些问题。

这些问题是全球性问题，只有通过国际间的合作才能解决。或许你认为这很难实现，但我认为实现起来却异常简单。毕竟，如果你对这个星球上的每个人说"我可以让你、你的子女和孙子孙女都不再遭受毒品、战争、暴力、饥饿、环境污染和危险的困扰"，有多少人会拒绝这样的生活呢？记住，这没有任何附带条件。

也许你认为我失去了理智，但请你想想，如果现实问题的答案简单而明白，而我们都想解决这些问题，那么，合作究竟有困难的呢？

我欢迎你对本书的批评、建议或指正。请不要吝惜你的意见。谢谢！

ALLEN CARR'S CLINICS

With a success rate of over 90% Allen Carr guarantees you will find it easy to stop at his clinics or your money back

ALLEN CARR UK

Helpline: 0906 604 0220

Website: www.allencarrs easyway.com

LONDON
1c Amity Grove
Raynes Park
London SW20 0LQ
Tel. & Fax: 020 8944 7761
Therapists: John Dicey,
Sue Bolshaw, Crispin
Hay, Colleen Dwyer
E-mail: postmaster@
allencarr.demon.co.uk

BIRMINGHAM
415 Hagley Road West
Quinton
Birmingham B32 2AD
Tel. & Fax: 0121 423 1227
Therapist: John Dicey
E-mail: postmaster@
allencarr.demon.co.uk

BOURNEMOUTH &
SOUTHAMPTON
Tel.: 01425 272757
Therapist: John Dicey,
Colleen Dwyer

BRISTOL & SWINDON
Tel.: 0117 908 1106
Therapist: Charles
Holdsworth-Hunt

BRIGHTON
Tel.: 01425 272757
Therapists: John Dicey,
Colleen Dwyer

EDINBURGH
48 Eastfield
Joppa
Edinburgh EH15 2PN
Tel.: 0131 660 6688
Fax: 0131 660 3203
Therapist: Derek McGuff
E-mail:
easyway@clara.co.uk

GLASGOW
Tel.: 0131 466 2268

Therapist: Joe Bergin
E-mail: bergin@
napieruni.fsnet.co.uk

KENT
Clinics held:
Canterbury
Maidstone
Whitstable
Tel.: 01622 832 554
Therapist: Angela
Jouanneau
(smoking and weight)
E-mail: easywaykent@
yahoo.co.uk

MANCHESTER
14 The Circuit
Alderley Edge
Manchester SK9 7LT
Tel.: 01625 590 994
Fax: 01625 590 989
Therapist: Rob Groves
Therapist: Eva Groves
(weight)
E-mail: stopsmoking@
easywaymanchester.co.uk
Website: www.easyway
manchester.co.uk

NORTH EAST
10 Dale Terrace
Dalton-le-Dale
Seaham
County Durham SR7 8QP
Tel. & Fax: 0191 581 0449
Therapist: Tony Attrill

READING
Tel.: 01425 272757
Therapists: John Dicey,
Colleen Dwyer

YORKSHIRE
Clinics held in Leeds
Tel.: 0700 900 0305 or
01423 525556
Fax: 01423 523320
Mobile: 07931 597 588
Therapist: Diana Evans
E-mail: diana_york@
yahoo.co.uk

Website: www.dianaevans.
co.uk

ALLEN CARR REPUBLIC OF
IRELAND

DUBLIN
44 Beverly Heights
Knocklyon
Dublin 16
Tel.: 01 494 1644
Fax: 01 495 2757
Therapist: Brenda Sweeney
E-mail: seansw@iol.ie

MUNSTER
Tel. and Fax: 056 54911
Therapist: Catherine
Power Hernandez
E-mail: powerhernandez@
eircom.net

CONNAUGHT
Tel. and Fax: 094 67925
Therapist: Pat Melody
Dunne

ALLEN CARR AUSTRALIA

MELBOURNE
148 Central Road
Nunawading
Victoria 3131
Tel. & Fax: 03 9894 8866
Therapist: Trudy Ward
E-mail: tw.easyway@
bigpond.com

ALLEN CARR AUSTRIA

Website: www.allen-carr.at

SESSIONS ALL OVER AUSTRIA

Free line telephone for
Information and Booking:
Tel.: 0800 RAUCHEN (0800
7282436)
Sonnenring 21
A-8724 Spielberg
Tel.: 00 43 3512 44755
Fax: 00 43 3512 44768

Therapists: Erich
  Kellermann and team
E-mail: info@allen-carr.at

ALLEN CARR BELGIUM

Website: www.allencarr.be
ANTWERP
Koningen Astridplein 27
B-9150 Bazel
Tel.: 03 281 6255
Fax: 03 744 0608
Therapist: Dirk Nielandt
E-mail: easyway@online.be
Therapist: Valerie Popowski
Tel.: 03 288 8082
E-mail: poppyval@iway.be

ALLEN CARR CANADA

VANCOUVER
412–2150 W. Broadway
Vancouver, B.C. V6K 4L9
Tel.: 604 737 1113
Fax: 604 737 1116
Mobile: 604 785 1717
Therapist: Damian O'Hara
E-mail: damiano@telus.net

TORONTO
Suite 700
2 Bloor Street West
Toronto ON. M4W 3RI
Tel.: 416 737 9683
E-mail: damiano@telus.net

ALLEN CARR CARIBBEAN

11 Lot du Moulin
97190 Gosier
Guadeloupe
Antilles
Tel.: 05 90 84 95 21
Fax: 05 90 84 60 87
Therapist: Fabiana de
  Oliveira
E-mail: allencaraibes@
  wanadoo.fr

ALLEN CARR DENMARK

Website:
  www.easywaydk.dk
COPENHAGEN
Asger Rygsgade 16, 1th
1727 Copenhagen V
Tel.: 45 3331 0476
Mobile: 5190 3536
Therapist: Mette Fonss
E-mail: mettef@image.dk

ALLEN CARR ECUADOR

QUITO
Gaspar de Villarroel
E9–59y Av. Shyris
Quito
Tel. & Fax: 00593 2 2820
  920
Therapist: Ingrid Wittich
E-mail: toisan@pi.pro.ec

ALLEN CARR FRANCE

Website: www.allencarr.fr
MARSEILLE
70 Rue St Ferreol
13006 Marseille
Freephone: 0800 15 57 40
Tel.: 04 91 33 54 55
Fax: 04 91 33 32 77
Therapist: Erick Serre
E-mail: info@allencarr.fr

PARIS
125 Boulevard
  Montparnasse
75006 Paris
Freephone: 0800 15 57 40
Tel.: 04 91 33 54 55
Therapist: Erick Serre

LANGUEDOC
1051 Rue de Las Sorbes
34070 Montpellier
Tel.: 0467 412960
Therapist: Dominique
  Hertogh

ROUSSILLON
1 Rue Pierre Curie
66000 Perpignan
Tel.: 04 68 34 40 68
Therapist: Eugene Salas
E-mail: eugenesalas@
  minitel.net

TOULOUSE
54 Avenue Crampel
31400 Toulouse
Tel.: 0800 15 57 40

ALLEN CARR GERMANY

Website: www.allen-carr.de
E-mail: info@allen-carr.de

Free line telephone for
  Information:
0800 RAUCHEN (0800
  7282436)
Central Booking Line:
  01803 201717

Aussere Munchener Str.
34B
D-83026 Rosenheim
Tel.: 0049 8031 463067
Fax: 0049 8031 463068
Therapists: Erich
  Kellermann and team

ALLEN CARR HOLLAND

Website: www.allencarr.nl
E-mail: amsterdam@
  allencarr.nl

AMSTERDAM
Pythagorasstraat 22
1098 GC Amsterdam
Tel.: 020 465 4665
Fax: 020 465 6682
Therapist: Eveline de
  Mooij
E-mail: amsterdam@
  allencarr.nl

UTRECHT
De Beaufortlaan 22B
3768 MJ Soestduinen
  (gem. Soest)
Tel.: 035 602 94 58
Therapist: Paula Rooduijn
E-mail: soest@allencarr.nl

ROTTERDAM
Mathenesserlaan 290
3021 HV Rotterdam
Tel.: 010 244 0709
Fax: 010 244 0710
Therapist: Kitty van't Hof
E-mail: rotterdam@
  allencarr.nl

NIJMEGEN
Dominicanenstraat 4
6521 KD Nijmegen
Tel.: 024 360 33 05
Therapist: Jacqueline van
  den Bosch
E-mail: nijmegen@
  allencarr.nl

ALLEN CARR ICELAND

REYKJAVIK
Ljosheimar 4
104 Reykjavik
Tel.: 354 553 9590
Fax: 354 588 7060
Therapists: Petur Einarsson
  & Valgeir Skagfjord
E-mail: easyway@simnet.is

ALLEN CARR ITALY

Website: www.easyway
italia.com

MILAN
Studio Pavanello
Piazza Argentina 4
20124 Milan
Mobile: 0348 354 7774 or
0322 980 350
Therapist: Francesca
Cesati
E-mail: fcesati@
cableinet.co.uk
info@easywayitalia.com

ALLEN CARR NEW ZEALAND

AUCKLAND
472 Blockhouse Bay Road
Auckland 1007
Tel.: 09 626 5390
Mobile: 027 4177077
Therapist: Vickie Macrae
E-mail: macrazies@
xtra.co.nz

ALLEN CARR PORTUGAL

OPORTO
Rua Fernandes Tomas
424–2° Sala 5
4000–210 Porto
Tel.: 351 225 102840

Fax: 351 229 407234
Therapist: Fatima Helder
(weight clinic only)
E-mail: easyweigh@
mail.telepac.pt
www.fatimahelder.com

Rua dos Castanheiros 97
4455–089 Lavra–
Matosinhos
Tel.: 229 958698
Fax: 229 955507
Therapist: Ria Montèiro
E-mail: slofmont@
mail.telepac.pt

ALLEN CARR SOUTH AFRICA

CAPETOWN
PO Box 5269
Helderberg
Somerset West 7135
Tel.: 083 8 600 5555
Fax: 083 8 600 5555
Therapist: Dr Charles Nel
E-mail: easyway@
allencarr.co.za

ALLEN CARR SOUTH
AMERICA

COLOMBIA
Cra. 9 No. 77–19
Bogota

Tel.: 571 313 3030 and
571 211 7662
Therapists: Felipe
Calderon, Jose Manuel
Duran
E-mail: positron@cc-net.net

ALLEN CARR SPAIN

MADRID AND BARCELONA
Tel.: 902 10 28 10
Fax: 942 83 25 84
Therapists: Geoffrey
Molloy, Rhea Sivi
E-mail: easyway@
comodejardefumar.com

ALLEN CARR
SWITZERLAND

Free line telephone
for Information and
Booking:
0800 RAUCHEN (0800
7282426)
Schontalstrasse 30
Ch-8486 Zürich–Rikon
Tel.: 00 41 52 383 3773
Fax: 00 41 52 383 3774
Therapist: Cyrill Argast
and team
E-mail: info@allen-carr.ch
Website: www.allen-carr.ch

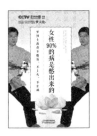

《女性 90% 的病是憋出来的》

罗大伦著 定价：48.00 元

罗博士教你不憋屈，不上火，不生病

本书不仅介绍了身体内的六种郁结，告诉大家如何诊断，如何用相应的方子和方法及时进行调理。还有就是希望通过帮助大家改变认知，来调整内心情绪。当认知改变后，情绪就会变好，而情绪变好后，就能做到不憋屈，不上火，不生病。

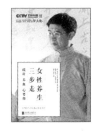

《女性养生三步走：疏肝，养血，心要修》

罗大伦著 定价：48.00 元

女性 90% 的病都是憋出来的
罗博士专为女性打造的养生经

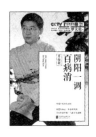

《阴阳一调百病消（升级版）》

罗大伦著 定价：36.00 元

罗博士的养生真经！

要想寿命长，全靠调阴阳。只有阴阳平衡，气血才会通畅。中医新生代的领军人物罗大伦博士，为您揭开健康养生的秘密——阴阳一调百病消。

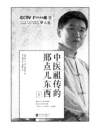

《中医祖传的那点儿东西 1》

罗大伦著 定价：35.00 元

中央电视台《百家讲坛》主讲人、北京电视台《养生堂》节目前主编重磅推出的经典力作！

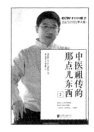

《中医祖传的那点儿东西 2》

罗大伦著 定价：35.00 元

感动无数人的中医故事，惠及大众的养生智慧；
一读知中医，两读悟医道，三读获健康！

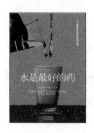

《水是最好的药》

[美]巴特曼著 定价：35.00元

一个震惊世界的医学发现！你不是病了，而是渴了！

F.巴特曼博士发现了一个震惊世界的医学秘密：身体缺水是许多慢性疾病——哮喘病、过敏症、高血压、超重、糖尿病以及包括抑郁症在内的某些精神疾病的根源。

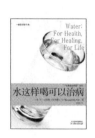

《水这样喝可以治病》

[美]巴特曼著 定价：35.00元

《水是最好的药》续篇！

《水是最好的药》阐述了一个震惊世界的医学发现：身体缺水是许多慢性疾病的根源。《水这样喝可以治病》在继续深入解析这一医学发现的同时，更多地介绍了用水治病的具体方法。

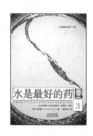

《水是最好的药3》

[美]巴特曼著 定价：35.00元

《水是最好的药》系列之三！

本书是F.巴特曼博士继《水是最好的药》《水这样喝可以治病》之后又一轰动全球的力作。在这本书中，他进一步向大家展示了健康饮水习惯对疾病的缓解和消除作用，让你不得不对水的疗效刮目相看。

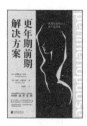

《更年期前期解决方案》

[英]沙赫扎迪·哈珀 艾玛·巴德韦尔 著 定价：58.00元

做荷尔蒙的主人，而不是奴隶！

作者结合了近30年的临床医学经验，解答了所有关于更年期和更年期前期的困惑，并为女性量身定制了一套更年期前期解决方案，其中既有激素替代疗法、认知行为疗法、情绪释放法等专业性指导意见，也包括饮食调理和生活改善方式等易操作的实践方法。

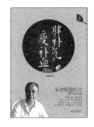

《胖补气　瘦补血（升级版）》

胡维勤著　定价：39.80 元

朱德保健医生的气血养生法！

在本书中，前中南海保健医生胡维勤教授深入浅出地讲述了一眼知健康的诀窍——胖则气虚，要补气；瘦则血虚，要补血。而胖瘦又有不同——人有四胖，气有四虚；人各有瘦，因各不同。

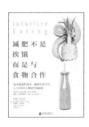

《减肥不是挨饿，而是与食物合作》

[美] 伊芙琳·特里弗雷　埃利斯·莱斯驰 著 定价：38.00 元

这本颠覆性的书，畅销美国 22 年

肥胖不仅是身体问题，更是心理问题。

减肥不止是减掉赘肉，更是一次心灵之旅。

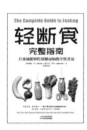

《轻断食完整指南》

[加]杰森·冯 [美]吉米·摩尔 著 定价：49.80 元

有效减肥和控制糖尿病的全饮食法

营养学家、医学博士、生物学教授都在用的健康瘦身法。这样断食，让激素听你的话，帮你减肥。

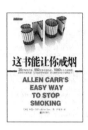

《这书能让你戒烟》

[英]亚伦·卡尔著 定价：36.00 元

爱她请为她戒烟！宝贝他请帮他戒烟！别让烟把你们的幸福烧光了！

用一本书就可以戒烟？别开玩笑了！如果你读了这本书，就不会这么说了。"这书能让你戒烟"，不仅仅是一个或几个烟民的体会，而是上千万成功告别烟瘾的人的共同心声。

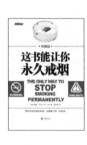

《这书能让你永久戒烟（终极版）》

[英]亚伦·卡尔著 定价：52.00 元

揭开永久戒烟的秘密！戒烟像开锁一样轻松！

继畅销书《这书能让你戒烟》大获成功之后，亚伦·卡尔又推出了戒烟力作《这书能让你永久戒烟》，为烟民彻底挣脱烟瘾的陷阱带来了希望和动力。

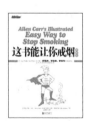

《这书能让你戒烟（图解版）》

[英]亚伦·卡尔 著 [英]贝弗·艾斯贝特 绘 定价：32.80 元

比《这书能让你戒烟》文字版，更简单、更有趣、更有效的戒烟书，让你笑着轻松把烟戒掉。

什么？看一本漫画就可以戒烟？

没错！这不是开玩笑，而是上千万烟民成功戒烟后的共同心声。

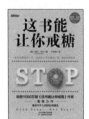

《这书能让你戒糖》

[英]亚伦·卡尔著 定价：45.00 元

销售 1500 万册《这书能让你戒烟》作者重磅力作，惠及千万人的轻松戒糖法

亚伦·卡尔更总结出 12 条戒糖指示，带你洞察糖瘾的真相，通过饮食调整与心理调节，轻松让血糖回归正常水平，并拥有期望的外形。